关节镜
手术护理

主编　高　远　王姝南　朱娟丽

清華大学出版社
北　京

内容简介

本书以图文并茂的形式详细介绍了关节镜手术护理的配合。全书分为上、下两篇。上篇主要就关节镜手术护理管理进行介绍，内容涵盖关节镜手术室建设、关节镜手术专用设备及其保养维护、关节镜手术器械与耗材管理、关节镜围手术期护理等。下篇主要内容为关节镜在各关节和关节外手术应用中的护理配合，从解剖、体位、麻醉、物品准备、常见疾病及手术护理配合、支具的应用等方面进行了详细介绍，尤其在专科手术配合方面，以文字为基础，配以图表，逐步详细讲解手术过程及护理配合要点，并在部分章节最后，分享了笔者团队的护理经验。

本书具有实用性和可借鉴性，可作为关节镜手术护士的培训教材和参考用书。

图书在版编目（CIP）数据

关节镜手术护理 / 高远，王姝南，朱娟丽主编. —北京：清华大学出版社，2021.10
ISBN 978-7-302-59331-7

Ⅰ. ①关… Ⅱ. ①高… ②王… ③朱… Ⅲ. ①关节镜－外科手术 ②关节疾病－护理
Ⅳ. ①R684 ②R473.6

中国版本图书馆CIP数据核字（2021）第208340号

责任编辑：周婷婷
封面设计：傅瑞学
责任校对：李建庄
责任印制：曹婉颖

出版发行：清华大学出版社
网　　址：http://www.tup.com.cn http://www. wqbook. com
地　　址：北京清华大学学研大厦A座　**邮　　编**：100084
社 总 机：010-62770175　**邮　　购**：010-62786544
投稿与读者服务：010-62776969，c-service@tup.tsinghua.edu.cn
质量反馈：010-62772015，zhiliang@tup.tsinghua.edu.cn
印 刷 者：北京博海升彩色印刷有限公司
经　　销：全国新华书店
开　　本：185mm×260mm　**印　　张**：16.75　**字　　数**：395千字
版　　次：2021年10月第1版　**印　　次**：2021年10月第1次印刷
定　　价：158.00元

产品编号：086483-01

序　一 FOREWORD

随着诊疗技术的发展和医学分科的不断细化，提高护理专业技术水平是培养高素质专科护理人才和促进护理专业发展的重要策略。手术室护理作为我国首批纳入培训的五个专科护理领域之一，于2007年开始培养了一大批专科护理人才，并用丰富的专科知识与临床经验以及熟练的技能，为患者提供了高质量的服务。

国家卫生健康委员会在《全国护理事业发展规划（2016—2020年）》中再次提出要加大发展专科护士的力度、提高专科护理服务水平，专科护士的培训势必更加精细化。关节镜手术室护士作为手术室亚专科分支之一，进行专科精细培训是非常必要的。解放军总医院骨科运动医学病区王姝南护士长敏锐地认识到这一点，利用病区内独立关节镜手术室的优势，组织所属护理团队总结工作经验，将关节镜专科护士需要掌握的关节常见疾病及手术护理配合、关节镜室的环境与物资管理、质量控制及感染管理等知识编写成书，及时地为手术室亚专科护理培训提供了一本参考书，填补了该领域护理专业图书的空白。

该书内容翔实、图文并茂、细节严谨，充分展示了编者团队细致的工作作风和扎实的专业基本功，部分章节后的护理经验更是体现了他们在工作中善于思考、不断改进的工作态度。在此，衷心地祝贺该书的出版，希望读者能够借助本书的学习，成为专业基础扎实、业务能力强的关节镜专科护理人才，共同推进我国关节镜手术护理向规范化、标准化、科学化发展！

2021年6月

序 二 FOREWORD

微创外科起源于19世纪初，是外科领域的一项重大技术革新，也是现代外科的发展趋势。关节镜作为骨科微创技术的典范，具有损伤小、出血少等特点，可应用于全身大小关节的检查、诊断和治疗，患者术后卧床时间短、恢复快，充分体现了现代外科微创技术的优势，被认为是20世纪骨科里程碑式的成就之一。

关节镜手术对医师技术要求很高，医师需要利用高精尖的图像系统及微型器械高度精准地进行操作，并将创伤降低到最小。但是一台成功的手术，仅仅依靠医师的技术是不够的，还需要关节镜手术室护士提供高质量的护理配合。另外，关节镜设备精密贵重，器械种类繁多，日常仪器设备的维护、器械的洗消及耗材的管理也需要关节镜手术室护士完成。所以，培养专业的关节镜手术室护士是学科发展的需要。

解放军总医院骨科运动医学中心在成立之初，就建立了专科手术室，成为国内首家含有关节镜手术室的护理单元。护理团队与医疗团队十几年如一日地密切配合，积累了上万台关节镜手术的经验，使他们锻炼成长为行业精英。如今，在王姝南护士长的带领下，关节镜手术室护理团队回溯积累、沉淀精华，将多年经验凝结笔下，著成此书。该书内容丰富，既介绍了关节镜手术室管理方面的内容，又涵盖了现有术式的手术配合流程，思路清晰明了，可以让读者按图索骥，快速地掌握各类关节镜手术配合方法，是一本非常实用的学习参考书。

希望越来越多的关节镜手术室护士看到这本书，并在该书的指导下不断提高，真正成为骨科医师的好帮手，也感谢编者们为传播关节镜手术护理技能做出的努力！

唐佩福　刘玉杰　李众利

2021年6月

前　言 PREFACE

实践是打开理论宝库的钥匙，尤其对于生命科学的重要分支——临床医学。医疗护理的每一项技术操作都需要在紧密结合理论的前提下，通过不断的实践总结提高。其中关节镜诊疗技术作为镜下完成的微创操作，不仅对专科医师的技能要求高，还需要护士的精准配合和完善的护理工作流程管理。解放军总医院骨科作为国内最早成立运动医学病房的单位之一，早在2002年就建立了关节镜专科手术室，截至目前已完成关节镜手术两万余例。护理团队多年来对护理管理规范、护理配合流程不断完善和修改与创新，积累了大量的实践经验，协助培训千余名专科医师，多次配合国际手术演示。随着关节镜技术在国内各级医院的迅速普及，帮助专科护理人员更好地掌握关节镜手术护理配合与管理的相关内容，是我们组织编写本书的主要目的。

考虑到关节镜手术室作为专科手术室，除了手术配合外，整体建设和质量控制也是非常重要的内容，因此，我们将全书分为上、下两篇。上篇主要内容为关节镜手术护理管理，包含关节镜手术室建设规范与质量控制标准、关节镜手术专用设备介绍及保养维护方法、关节镜手术器械与耗材管理要求、关节镜手术患者交接访视流程，囊括了专科手术室管理的全部要素；下篇主要内容为关节镜手术现有术式的护理配合，包括膝关节镜、肩关节镜、踝关节镜、髋关节镜、肘关节镜、腕关节镜以及关节镜在关节外手术应用技术，每一项技术都从基础理论讲解开始，到实操环节介绍，同时配以高清图片，使初学者可以对照完成手术配合。另外，我们基于十余年专科工作经验的积累，在部分章节后，以“解放军总医院护理经验分享”的方式阐述精华，这也是本书的亮点，值得读者关注。

本书在编写和审校的过程中，得到了解放军总医院第一医学中心护理部高远主任和解放军总医院骨科医学部唐佩福主任、刘玉杰教授、李众利教授、王志刚教授、魏民副教授、张强副教授、李春宝副教授、李海鹏副主任医师、齐玮博士、张卓博士、李冀博士，空军特色医学中心骨科薛静副主任医师及北京同仁医院骨科曲峰副主任医师的热情指导和帮助，向他们致以诚挚的感谢与敬意；感谢团队全体编写人员为本书的出版付出的辛勤劳动。由于编者水平有限，内容难免存在疏漏与欠缺，敬请读者批评指正。

2021年3月

目　录 CONTENTS

上篇　关节镜手术护理管理

下篇 关节镜手术护理配合

上　篇

关节镜手术护理管理

第1章 关节镜手术室护理质量管理

第1节 关节镜手术室布局与环境管理

手术室是为患者提供手术的重要场所，高质量的手术环境是保证手术顺利进行、提高手术质量、防止术后感染、保证患者安全的先决条件。手术室布局应合理，设备要齐全，管理需严格，人流和物流应合理、流畅，充分发挥手术室的功能，尽可能降低交叉感染的风险，全过程控制感染，因此，手术室的布局和环境管理尤为重要。

一、关节镜手术室布局

关节镜手术室的布局符合卫生学和医学流程的要求，遵循无菌原则，有明确的人流、物流通道，并应洁、污分开。关节镜手术室包括手术区和非手术区两部分。

手术室内设置要求如下：

（1）门、窗、墙壁和地面要求：手术室采用感应式自动门；窗户密封严实；墙壁隔音良好，涂淡蓝或淡绿色；地面采用抗静电胶地板，墙壁及吊顶应光滑、无缝、耐湿、保暖、防火，墙面呈弧形。室内设有空调及空气净化设备等。

（2）温度、湿度：室内温度为22～24℃，相对湿度为40%～60%。

（3）关节镜手术室内通道设置：设有4条通道，即工作人员通道、手术患者通道、物品供应通道、污物通道。4条通道应分区明确，避免交叉污染。工作人员通道入口设置清洁及污染鞋柜，可直接通达更衣室。

（4）刷手间：刷手间是手术室必不可少的基础设施，每间洁净手术间设立1间刷手间，刷手间不设门，每个刷手间设有2个水龙头，配备抗菌洗手液和手消毒液以及标准外科刷手流程图。刷手间邻近手术间，确保刷手后10 s内可进入手术间。

（5）其他：关节镜手术室内设有专用水电供应设备、消防应急设备、排风系统等设施。

二、关节镜手术室环境管理

（一）洁净手术室的自净与净化标准

洁净手术室是指通过采用净化空调系统，有效控制室内温度、湿度和尘埃含量，实现理想的手术环境，降低手术感染率，提高手术质量。关节镜手术室是为患者进行关节微创手术治疗的场所，为洁净手术室。

（1）洁净手术室的自净：每日手术开始前，提前开启净化空调系统称为洁净手术室的自净。通过净化空调系统处理的洁净空气不断置换室内的污染空气达到手术室净化效果。如果不提前开启净化空调系统，短时间内手术室尚未达到所需要的洁净度，很难达到手术的洁净要求（表1-1-1）。

表1-1-1　不同手术间的自净要求

手术间级别	自净时间/min
特别洁净手术室（Ⅰ级）	10
标准洁净手术室（Ⅱ级）	20
一般洁净手术室（Ⅲ级）	20
准洁净手术室（Ⅳ级）	30

（2）洁净手术室的净化标准：洁净手术室内空气洁净的程度是以含尘浓度来衡量的，含尘浓度越高则洁净度越低，反之则越高（表1-1-2）。

表1-1-2　洁净手术室净化标准

级别	用途	静态空气洁净度级别		浮游菌浓度/（个/m^3）	沉降菌（ϕ90 mm · 30 min）/（个/皿）
		级别	≥0.5 μm微粒数/（粒/m^3）		
Ⅰ	特别洁净手术室	100	≤3500	≤5	≤1
Ⅱ	标准洁净手术室	1000	≤3.1万	≤25	≤1
				≤75	≤2
Ⅲ	一般洁净手术室	10万	≤35万	≤150	≤4
Ⅳ	准洁净手术室和辅助用房	30万	≤350万	≤175	≤5

注：①浮游菌是指经过培养得出的单位体积空气中的菌落数；②沉降菌是指用直径90 mm培养皿静置室内30 min，然后培养得出的每个皿的菌落数。

（3）洁净手术室细菌菌落总数卫生标准：见表1-1-3。

表1-1-3　洁净手术室细菌菌落总数卫生标准

环境级别	菌落总数卫生标准		
	空气/（cfu/m^3）	物体表面/（cfu/cm^2）	手/（cfu/cm^2）
Ⅰ	≤10	≤5	≤5
Ⅱ	≤200	≤5	≤5
Ⅲ	≤200	≤10	≤10
Ⅳ	≤200	≤200	≤200

（二）关节镜手术室分区

关节镜手术室分区旨在控制无菌手术区域的洁净度，减少各区之间的相互干扰，使手术区域空气质量达到手术室空气净化标准，防止医院内感染。关节镜手术室分为洁净区、准洁净区和非洁净区。洁净区为洁净手术间、无菌物品存储间、无菌器械存储间、刷手间。准洁净区为手术间外走廊、器械消毒间。非洁净区为更衣室、器械清洗间、办公室、资料室、污洗间、家属谈话室。

（三）关节镜手术室环境管理要求

（1）健全感染监控领导小组：领导小组由科室主任、护士长、感染控制医师及感染控制护士组成，做到管理有章可循、质量评价有量化标准。感染控制护士负责手术环境、物品表面及手术人员手卫生的监测、结果分析、资料储存及信息上报工作。

（2）严格分区要求，做好洁污分离：关节镜手术室内实行各区分通道通行，互不干扰。

（3）严格控制手术间人员进出：手术室护士严格控制手术参观人员，外来参观人员需凭参观证明征得同意后方可入室参观。手术中避免人员频繁走动、高声喧哗、打喷嚏等。手术中通往外走廊的门禁止打开。

（4）严格人员着装管理：关节镜手术室内所有人员均须更换清洁洗手衣、穿清洁手术拖鞋、戴手术帽及口罩。

（5）严格控制物流：各类仪器及设备进入手术区时，均须打开外包装。所有一次性物品进入洁净区前，应打开外包装箱，方可分配到无菌储存间和各个手术间以备使用。

（6）严格空气净化：空气净化空调系统在手术开始之前半小时务必开机，在手术结束半小时后方可关机并定期进行空气净化空调系统的清理及维护。

（7）严格手术室各区域卫生管理：关节镜手术室环境的清洁是保证空气质量的前提。每日进行各区域及仪器设备表面的清洁与擦拭，定期进行感染控制的检查与监测。接台手术时，物体表面被体液、血液污染的区域须先消毒后清洁，清洁物体表面及地面以后再行下一台手术。患者转运车每天清洁一次，如果污染，应及时消毒。接触患者身体的被套、床单须一人一换，传染病患者应使用一次性被套、床单。

（8）严格人员的卫生管理：严格落实医护人员、保洁员的手卫生要求，定期进行手卫生达标率抽查与手卫生知识的教育。

（9）手术间终末处理：每日手术结束后对手术间的物品表面、地面进行彻底清洁，对被体液、血液污染的区域使用相应浓度的消毒液进行消毒，严格垃圾分类，并做好职业防护。

第 2 节　关节镜手术室人员配置与岗位职责

合理配置手术室人员，可以提高工作效率，提升医护人员工作质量。根据手术室护士人力资源配置与手术床位之比3∶1（不含技术工勤人员），并依照专业及管理特点，合理设置护理岗位，明确各类人员的岗位职责，从而提高关节镜手术的精准配合，达到科学化、专业化、精细化管理的目标。

一、关节镜手术室人员配置

1. 护理人员配置

（1）关节镜手术室组长。

（2）巡回护士。

（3）洗手护士。

（4）药品管理员。

（5）库房管理员。

（6）感染控制护士。

2. 辅助人员配置

（1）信息化管理员。

（2）器械工人。

（3）保洁员。

二、关节镜手术室人员岗位职责

1. 关节镜手术室组长岗位职责

（1）在科室主任及护士长的领导下，负责关节镜手术室全面管理工作，管理内容包括手术室护理质量、教学培训、科研工作、后勤保障及对外交流和协调等。

（2）定期检查护理工作质量，检查各级护理人员的工作情况、各岗位人员履职情况，并及时反馈检查结果，检查质量持续改进落实情况。

（3）定期检查各类物资的管理情况，有计划地申领各类耗材，保障手术供应。

（4）根据每日手术情况，有计划地进行科学分工，协调安排人员，确保手术安全及工作效率。

（5）负责教学管理工作。根据护理部的“四生”（实习生、进修生、研究生、规培生）教学目标，制订关节镜手术室的教学计划及考核方案，并检查带教老师的教学工作。

（6）负责手术计价工作，严格执行各部门下发的有关医疗服务收费标准的文件、规定，掌握收费原则，及时接收并执行医院相关部门下发的收费通知，确保手术收费合理准确。

2. 巡回护士岗位职责

（1）手术前一日查看手术通知单，了解次日手术安排情况，完成手术准备工作。详细了解患者的病历资料，做好术前访视。

（2）手术当日按照《手术患者交接制度》执行，依据手术患者交接记录单与病房护士正确交接患者各项事宜及物品，发现异常情况及时联系主管医师，给予处理；做好麻醉前患者的心理护理，满足患者的合理需求，从而提高患者的安全感、舒适度和满意度。

（3）遵循“一间、一人、一病历”原则，每个手术间只能安置一位患者，并只能存放该患者的病历及影像资料。

（4）采用两种以上方法核对患者身份，根据患者手术部位及术中需要，选择合适部位建立静脉通路，按要求完成导尿术等操作，配合麻醉医师完成麻醉。

（5）严格执行护理文件书写规定，完成各类手术记录单。

（6）严格按《手术患者安全查对制度》执行，在麻醉前、手术开始前及患者离室前与手术医师、麻醉医师共同核对患者信息及手术部位标识，填写《手术安全核对表》，确保患者信息、手术部位和手术方式均正确。

（7）与手术医师、麻醉医师共同摆放手术体位，保证肢体处于功能位，保护患者受压部位皮肤，系好约束带，防止患者坠床。

（8）协助洗手护士开台，严格按照《手术物品查对制度》执行，与洗手护士共同唱点台上所有物品的数量和完整性，并准确记录。手术中添加物品，由两人清点后及时记录，术中掉落的物品应集中放于固定位置，以便手术结束时清点。

（9）手术中对手术间内各类人员进行管理，及时通知各类人员就位，限制参观人员的数量，并监督各类人员正确执行无菌技术操作。

（10）监督关节镜手术室手术间环境，包括空调系统、照明系统以及层流系统是否正常运行等，发现异常情况及时报修。

（11）做好术中患者的病情观察，包括生命体征变化、出入量、用药、输液情况等，发现异常及时通知麻醉医师和手术医师，确保患者安全。

（12）术中定时检查患者体位情况，避免长时间持续受压，预防发生手术相关性压力性损伤。

（13）手术过程中，减少患者不必要的暴露，保护其隐私权，确保患者安全、舒适、保暖。

（14）按照“三查八对”的原则核对术中带药，给药前要与手术医师核对，并征求麻醉医师同意，执行临时医嘱。术中抢救协助麻醉医师给药，执行口头医嘱时，必须复述一遍，避免发生给药差错，保留空安瓿，抢救结束后与麻醉医师核对，并及时记录。

（15）手术后搬运患者应在麻醉医师指挥下进行，至少由4名医务人员共同完成，避免各类管路脱出，保证患者安全。转移患者时，应先确认手术床和手术平车固定，并做必要的告知，保证患者安全，防止发生坠床。

（16）手术医师需在手术前填写病理单的各项内容，病理标本产生后，巡回护士依照病理单逐项与洗手护士、手术医师进行核对，确认无误后处理病理标本，并在护理记录单上签名记录。

（17）协助手术医师包扎伤口，及时检查受压部位皮肤情况，如有异常记录于护理记录单上。

（18）负责术中使用药品、耗材等的记录工作，完成各项护理文书的书写及录入。

（19）检查手术间各仪器和设备的运转情况，怀疑或发现仪器有故障时，及时向相关部门报修，并做好记录。

（20）每日手术结束后，清洁、整理手术间，补充手术间内物品，各类物品定位放置，备齐次日第一台手术器械敷料。

（21）如为感染手术，手术应在感染手术间进行，术后按感染类别执行相应的处理规定。

（22）术中原则上不更换巡回护士，必须更换时，应严格按照交接班制度，现场交接。

3. 洗手护士岗位职责

（1）手术前一天查看手术通知单，了解次日手术安排，在手术前熟悉手术步骤，备齐手术所需用物、仪器设备等。

（2）术前检查手术所需无菌物品及器械的灭菌标识和有效期，协助巡回护士安置患者。

（3）提前15～30 min，严格按外科手消毒规定进行术前手消毒。

（4）严格执行《手术物品查对制度》原位清点的规定，与巡回护士共同唱点台上的手术用物，检查器械的完整性及性能，并请术者确认签字。

（5）按无菌技术操作规范整理无菌台并协助完成消毒、铺单，协助各位手术医师穿手术衣、戴无菌手套。

（6）对正在使用的纱布、纱垫、缝针等各类物品做到心中有数，用后及时收回。

（7）术中随时监督台上人员的无菌技术操作，及时指出错误的操作，并监督其立即纠正。

（8）病理标本产生后，与手术医师核对标本来源，及时与巡回护士核对并交其妥善处理。手术结束后在病理核对表上签字确认病理标本处理情况。

（9）手术结束后将器械整理好放在指定位置，若器械回收人员清点核对有误时，应尽快配合查找。如为感染手术，按感染类别执行相应处理规定。

（10）术中原则上不更换洗手护士，必须更换时，严格按照交接班制度，现场交接。

（11）协助手术医师包扎伤口，清洁术区皮肤，正确佩戴支具。

（12）做好器械整理，及时与器械工人交接。

4. 药品管理员岗位职责

（1）负责各类药品的申领及管理工作，严格执行医院及科室的药品管理制度。

（2）根据医院药品管理规定，按照药品的使用途径、药品类别、储存条件的不同分类摆放，标识清晰规范；定期核对检查药品数量和有效期，按有效期的先后顺序摆放，防止药品积压、变质。

（3）随时保持药品间及药柜清洁整齐。

5. 库房管理员岗位职责

（1）负责手术室高值耗材库和普通耗材库的管理。

（2）每日检查无菌物品间各物品基数，根据当日及次日手术情况及时添加，确保供应充足。定期检查物品的名称、有效期、包装完整性及外包装灭菌标识，确保物品合格。

（3）摆放无菌物品时，应遵循先进先出的原则，根据物品的有效期，从上至下、从左至右顺序摆放，避免过期失效。

（4）定期核查高值物品的基数和有效期，保证基数正确和无过期，并登记签字，每月进行彻底检查、清理库存并记录。

6. 感染控制护士岗位职责

（1）在科主任、护士长、关节镜手术室组长的领导下负责关节镜手术室感染控制管理工作。

（2）根据感染控制科的规定，结合手术室特点，开展医院感染目标性监测。

（3）按时完成对空气、物品表面、无菌物品、使用中的消毒剂和医务人员外科刷手后的细菌培养。

（4）对需要进行隔离的患者，督促其他人员严格执行隔离制度，并做好记录。

（5）及时将感染监测结果归档，必要时随时实施监测。

7. 信息化管理员岗位职责

（1）负责病历资料的录入与保存。

（2）负责手术资料采集，术中图像捕捉、处理，保留术中原始资料。

（3）整理术中图片资料，完成术中图谱的书写，及时发放并给患者讲解。

（4）分类整理并统计术中资料，为临床查房、科研工作提供有效保障。

（5）负责手术室本地、远程直播及演示转播。

（6）定期对图像信息数字化管理系统进行维护。

8. 器械工人岗位职责

（1）在关节镜手术室组长的指导下，负责所有关节镜手术器械及关节镜设备的清点、清洗和保养工作。

（2）执行消毒隔离制度，各区域间不得随意穿行。进入清洗消毒区之前应按规定穿戴防护衣和防护用具。

（3）按器械种类和清洗要求进行分类清洗，正确配制清洗酶，添加除锈剂。

（4）正确使用清洗消毒机，严格执行操作流程，选择正确的机械清洗消毒程序，保证器械清洗质量，填写清洗消毒机的运行记录。

（5）每日定时巡视，清点无误后及时回收手术器械，并根据后续手术需要安排清洗顺序，保证手术供应。清点器械时若有疑问应及时联系洗手护士，确保器械的数量和完整性与器械清单一致。

（6）金属手术器械喷洒保湿剂后及时送往消毒供应中心消毒。

（7）与消毒供应中心密切协作，做好无菌物品的交接工作。

（8）在关节镜各类导线包装前，严格检查其数量和完整性，确保其处于功能状态。

（9）按规定位置码放关节镜各类导线，将包内指示卡放置于指定位置，经两人检查无误后打包。

（10）保持器械清洗间、消毒间工作环境整洁。

9. 保洁员岗位职责

（1）在护士长、关节镜手术室组长和护士的指导下进行工作。

（2）负责关节镜手术室各个分区的卫生管理工作。

（3）负责被服的清点、查对工作。

（4）定期参加相关消毒隔离知识的培训。

第3节 关节镜手术室物资管理

关节镜手术室物资是指关节镜手术过程中和手术患者治疗中必备的物品，是保证手术成功和患者安全的先决条件。科学规范的物资管理有利于提高各类物资的使用效率，更好地满足手术需求。

物资管理是对手术所需的各种物品、设备进行计划、采购、使用和维护等的组织和管理，是以最大限度地减少管理所占用的资源和降低管理成本为主要目的的管理方式。

一、物资的分类

物资涵盖的种类繁多，可分为医用耗材、手术医疗设备、手术器械、药品等。医用耗材可分为普通耗材和高值耗材。

二、物资的申购审批

1. 医用耗材的申购审批

医用耗材的申购审批，严格按照《医疗机构医用耗材管理办法》进行采购、管理。

医用耗材的申购审批流程可分为两类：一类是医院共用的耗材，可直接进入医院物资申领平台进行申请，由专人送达手术室，无须特殊的申购审批流程；另一类是只有手术室使用的耗材，如高值耗材等，需由科室提出申请并填写申请表，由医院医务部门和器材部门审批后，交由医院采购部门采购并送达手术室，手术室人员需审核耗材的消毒灭菌及包装是否符合国家相关规范。

2. 手术器械的申购审批

手术器械属于特殊的消耗品，手术室应设有一定的基数，保证手术的及时供应，其申购审批流程同医用耗材。

3. 手术医疗设备的申购审批

医疗设备的申购审批，需科室每年向医院提交医疗设备的需求申请及预算，使申购科学有序，由医院医务部门和器材部门等组织招标，采购使用。

4. 手术药品的申购审批

所有药品应在医院药剂科获批使用的范围之内，并按照使用常规设定药品基数。申请使用新药时需向药剂科提出申请，并提交医院论证，获批后方可申领使用。

三、物资的管理

关节镜手术室物资的管理涉及物资的存放、使用、不良反应监测等各个环节。其中医用耗材、药品、无菌手术器械等无菌物品的存放位置，需要安排合理，符合存放要求，即存放于清洁干燥、通风良好的库房，温度保持在18～22℃，湿度保持在50%～70%；灭菌物品存放在不锈钢专架上，离墙5 cm、离地25 cm、离天花板50 cm，由专人保管和检验，排列整齐，以保证物品先到先用，防止过期和外包装材料的破损。无菌物品存放不可与其他物品混放，对进入手术室内的一次性物品严格把关，如包装、产品质量和消毒灭菌情况等。

1. 医用耗材的管理

（1）普通耗材：普通耗材库房储物设置应符合无菌物品存放管理要求，制定库房管理规范，实行专人专库管理，做到耗材“四定”（定位置、定种类、定基数、定期检查）管理，每周进行检查监督。

（2）高值耗材：高值耗材实行后付制、零库存的管理模式，专人专库管理，同时应用医院耗材管理系统进行管理，覆盖高值耗材遴选、采购、验收、入库、储存、盘点、申领、出库、临床使用、质量安全事件报告、不良反应监测、重点监控、超常预警、点评等各环节，实现每一件高值耗材的全生命周期可溯源。制定高值耗材库房管理规范，管理人员做到高值耗材“四定”管理，每月进行检查监督。

每一件高值耗材都有唯一的耗材码，这些耗材码即耗材的身份证号码，唯一且永久地被保存。临床确定使用后，将耗材码粘贴于患者耗材使用登记单上，护理人员进行扫码并与医院手术计费系统相关联，直接计费并存档。

2. 手术器械的管理

手术室护士负责基础手术器械及专科精密器械的管理，负责定期保养、登记，制定具体操作流程及注意事项，并对相关人员进行培训。

无菌器械库房由专人管理，无菌器械按照手术部位的不同进行分类放置，每周进行无菌器械包装的检查，包括有效期及包装完整性。专人负责器械的清洗、消毒、保养、存放、有效期检查，对毁损器械进行登记及更换，制定手术室专用器械登记表，做到每件器械进入手术室后的全程管理与追溯，每月进行检查和监督。

3. 医疗设备的管理

专人负责医疗设备的管理，每周检查仪器设备的性能、数量、定点位置、使用维修、清洁消毒等情况，并记录在册。重要仪器设备做到班班清点，保持清洁、干燥、性能良好。需要维修的仪器有标识并及时送修，且需交接班，准备替代品。

建立医疗设备登记档案册，内容包括：原始的使用说明书及有关资料、原始操作方法的依据、操作程序、仪器使用情况、记录维修维护情况，并对医疗设备的管理做到“四定”，即定数量、定位放置、定人负责、定期检查。

4. 药品的管理

药品管理严格遵循医院各项药品管理制度，由药品管理员专人负责申领、存放、检查。手术室设立专门的药品间，进行药品的储存。

药品的存放应按内服、外用、注射等分类放置，定期按基数申领药品，按失效期先后顺序摆放，药品柜上锁保管，班班交接。

第4节 关节镜手术室图像信息数字化管理

随着电子计算机技术的推广普及，传统图像信息管理模式已经逐渐被数字化技术所替代。数字化手术室是在洁净手术室（层流手术室或层流洁净手术室）的基础上，综合运用计算机、网络、通信、自动控制、图像信号处理、多媒体及综合布线等技术，将手术进程相关的各个系统，如医疗设备、环境控制、医院信息系统（hospital information system，HIS）、影像存储与传输系统（picture archiving and communication system，PACS）和远程医学等多个系统进行有机整合，并进行智能化集中管理，为外科手术提供便捷、高效、安全、舒适的操控系统，是医院管理医疗资源与设备，如CT、MRI等医学影像存储与传输的信息系统。该系统将医院各科室之间甚至医院之间的影像资料统一，建立一整套医疗信息网络平台（图1-4-1）。

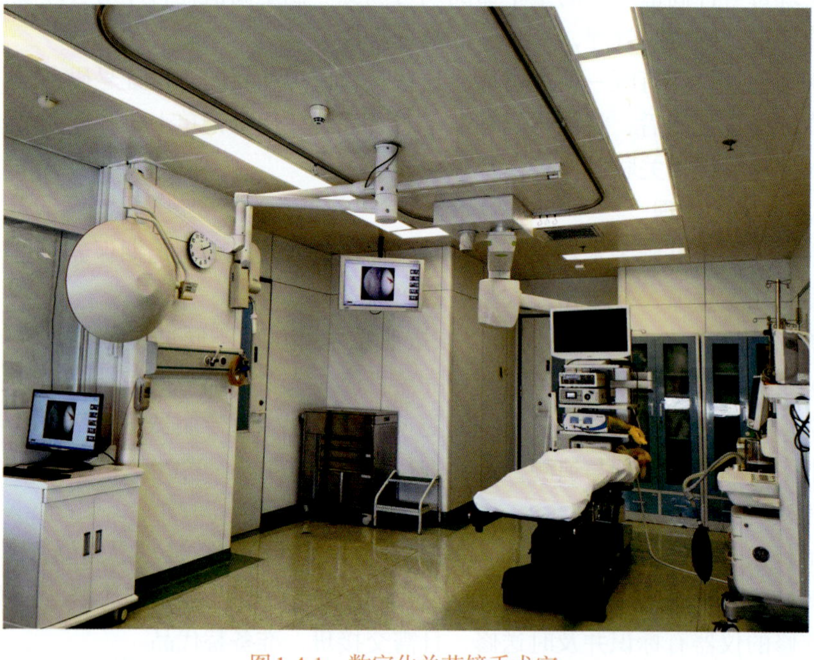

图1-4-1 数字化关节镜手术室

（1）图像的传统管理：关节镜手术的特殊性在于其全部操作均在关节腔隙内完成，肉眼无法直视，临床教学难度大、要求高。传统方法采用照相机或录像机进行图像采集，目前医院应用较多的简易关节镜图像采集软件，均存在操作不便、图像质量低、资料管理与处理烦琐、教学难以实施等问题。因此，对关节镜图像的实时采集、传输（局域网/广域网）、存储、编辑、管理进行集成，进而提高关节镜手术的临床效率和教学质量。

（2）图像的数字化管理：关节镜手术室图像数字化管理系统是以患者信息化管理为核心，以网络技术为中心，以标准化、规范化管理为基础，以信息管理为手段，实现患者完整信息搜集，同时兼顾统计功能，最终实现图像的数字化管理（图 1-4-2）。该管理系统可对资料进行采集、处理、存储、量化评分和书写手术报告，采用服务器主机与各工作站分机联网传输的方式，将影像资料信息系统设为工作站、服务器和打印机，实现功能一体化，具有操作便捷、系统稳定、功能强大等特点，为医疗、科研、教学和法律取证提供了翔实的信息（图 1-4-3）。

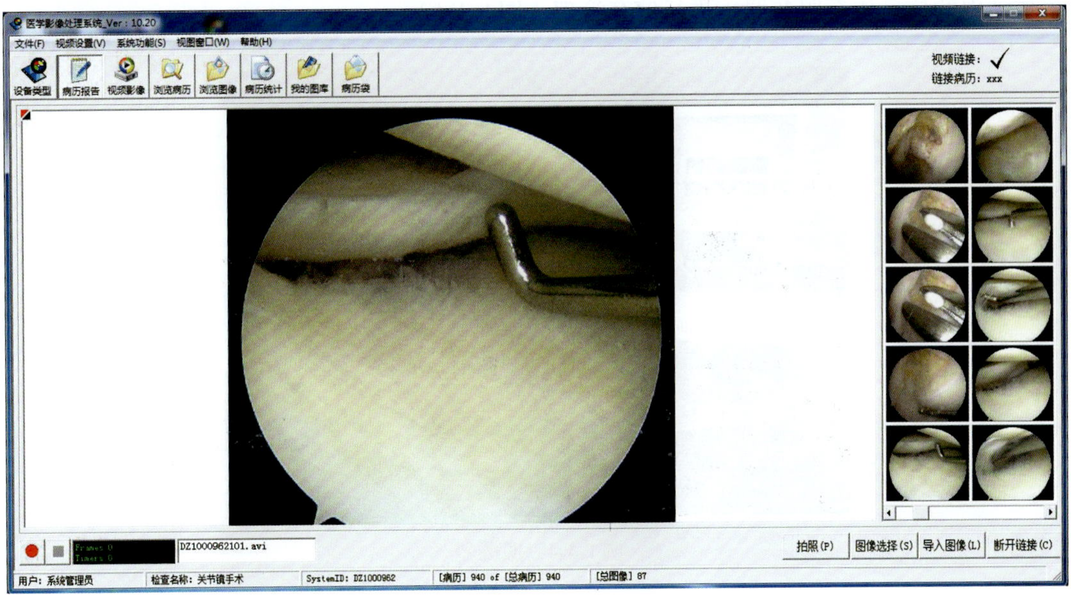

图 1-4-2 信息管理系统

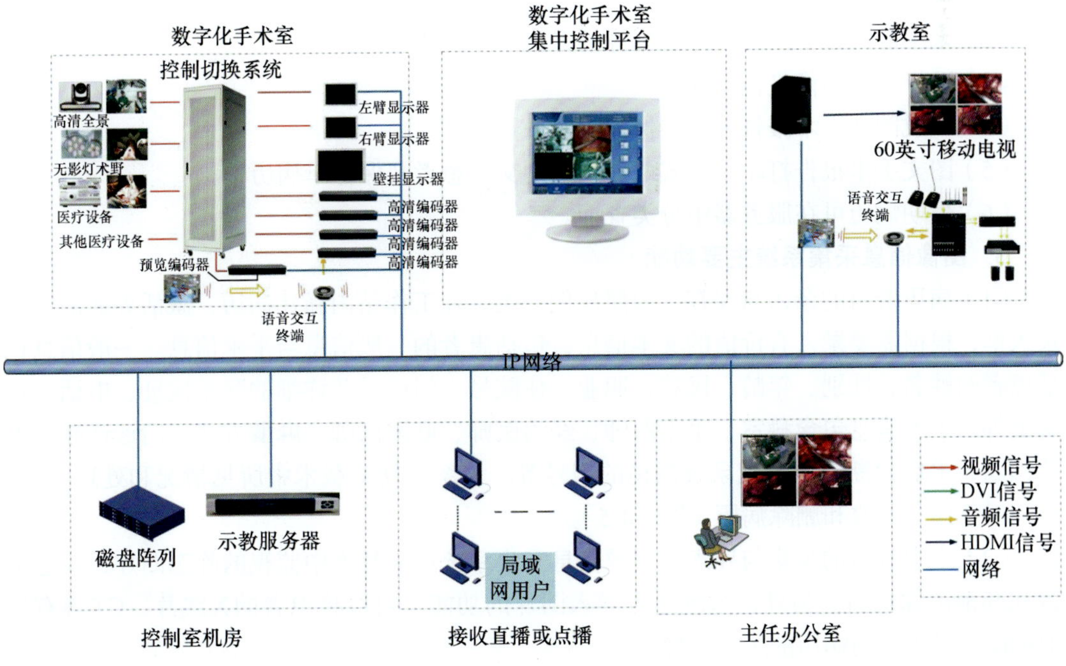

图 1-4-3 局域网

一、图像信息采集系统

1. 图像信息采集系统构架

图像信息采集系统由工作站、服务器和打印机组成。系统采用网络传输的方式，将各工作站内的信息传至服务器，进行储存管理（图1-4-4）。

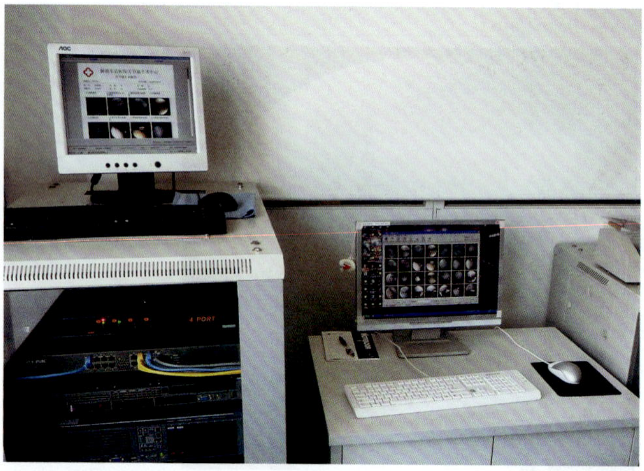

图1-4-4　服务器

2. 图像信息采集系统工作流程

（1）病历资料的录入。

（2）术中静态镜下图片和动态影像的采集。

（3）选择所需图像进行注解。

（4）生成图文手术报告并上传保存至服务器。

（5）图文手术报告打印，一式两份，分别交给患者及保存于病历中。

（6）后期病历可在服务器中分类查询。

3. 图像信息采集系统主要功能

（1）病历资料的录入与保存。依照病例分类，在工作站内新建病历，激活界面的文字录入框，根据需要录入有价值的文本信息，包括患者的一般信息与手术信息。一般信息包括患者的姓名、性别、年龄、民族、职业、住院号、门诊号及详细的联系地址、电话、现病史等。手术信息包含科室、手术医师、经治医师、麻醉医师、麻醉方式、门诊诊断、术前诊断、术后诊断、手术记录及内镜的型号等。该系统能记载术中所见情况和处理方法，可随时新建、修改和删除病历（图1-4-5）。

（2）术中资料的采集与导入。图像信息采集系统可采集术中监视的静态图片、动态影像和其他图像资料。另外，系统还有导入图片的功能，可以将患者的X线片、CT等有价值的图片导入当前病历的采集图像中。

（3）对采集的图像进行选择、编辑。手术结束后，影像资料管理员可根据需要进行图

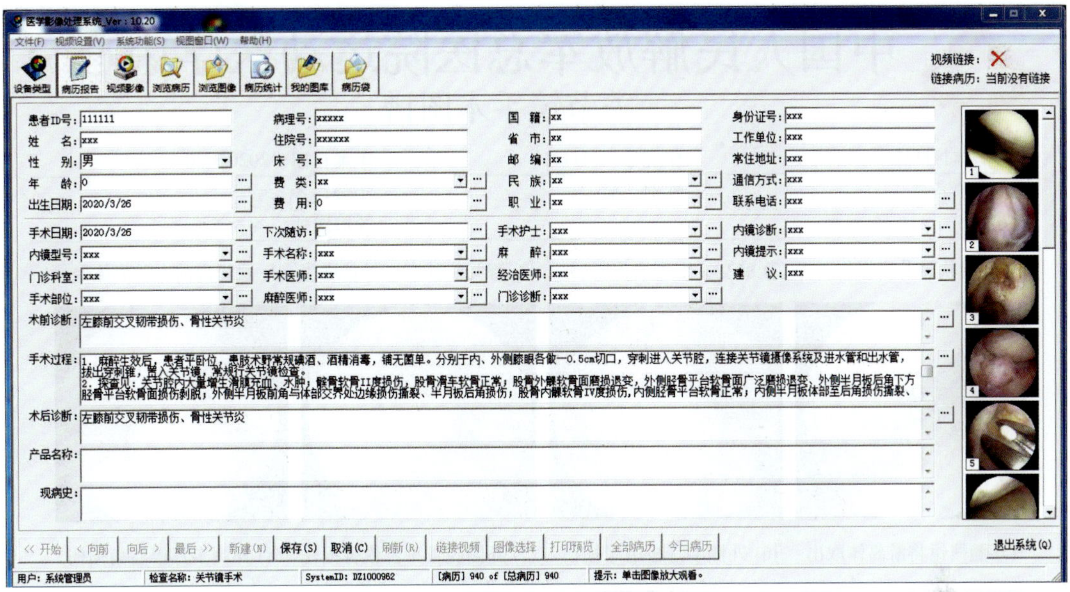

图 1-4-5　病历编辑页面

片编辑，每帧图片可配有文字说明。图片选取后，将选取的图片保存到当前病历中。最后生成的病历可通过打印系统进行打印（图 1-4-6）。静态照相和动态录像可同时进行，也可在录像中捕捉静态图片。动态录像可以进行动态回放、单帧浏览、多帧浏览等。

（4）“一机多用”功能。具有多种信号制式自由选择，可根据需要选择视频格式和影像尺寸；可接入多个视频信号，并可实时转换信号源，实现“一机多用”。操作人员可自由绘制示意图，并可添加到报告中。采用先进的压缩技术，将录制的视频文件另存、复制或刻录制作 DVD，供演示及教学使用。

（5）评分随访功能。将各评分系统内置于图像信息数字化管理系统后，应用于各关节手术的术前和术后评分，并基于此开展临床随访研究。评分系统包括：国际膝关节文献委员会（International Knee Documentation Committee，IKDC）评分表、特种外科医院（Hospital for Special Surgery，HSS）评分等多种评分系统。评分系统可根据需求，依据不同的关节部位，选择评分标准，对患者进行术前、术后的功能评估，进行术前和术后对比。设置病历随访提醒后，可对每个病历进行随访提醒（图 1-4-7）。

（6）浏览查询病历。服务器终端汇总了所有的病历资料，可进行浏览查询。丰富的查询功能，可以查询、统计图像资料。查询采用逻辑或（和）的方式，可以按手术日期、手术部位等类别进行查询。

（7）病历另存功能。单个病历可以另存到 U 盘或移动硬盘，每一个病历信息为单独文件夹，包括文字信息、图片信息、视频信息和评分信息，也可以把所有病历信息保存为 excel 表格，可选择性保存或单独保存。

（8）视频剪辑功能。当需要把录制的视频里的一段或几段剪辑出来时，可用病历袋里自带的视频剪辑功能。先进行视频播放，选择好开始时间及结束时间点后进行视频剪切，可单独保存，也可以把几段剪切后的视频合并保存。

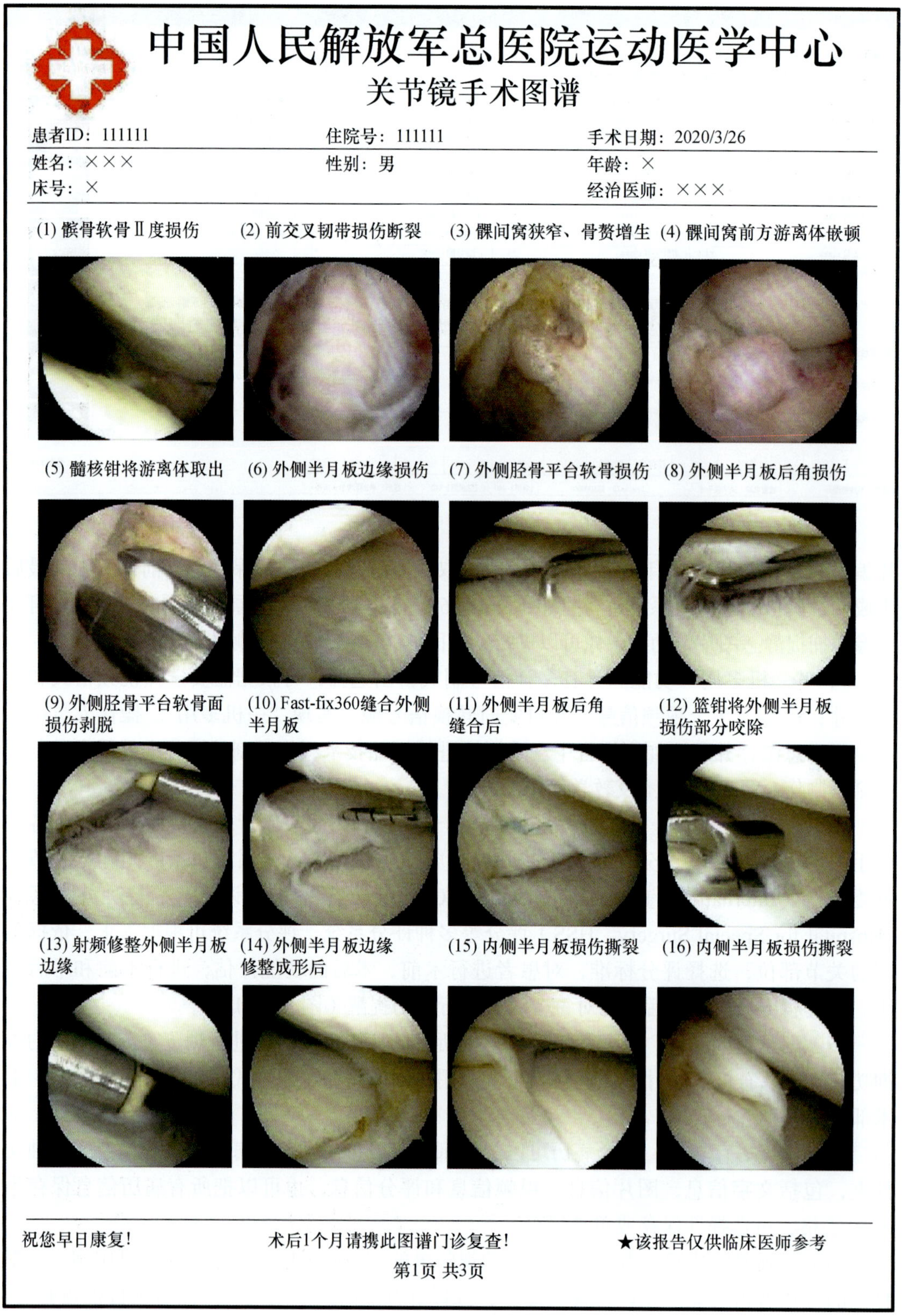
中国人民解放军总医院运动医学中心

关节镜手术图谱

患者ID：111111　　住院号：111111　　手术日期：2020/3/26

姓名：×××　　性别：男　　年龄：×

床号：×　　经治医师：×××

(1) 髌骨软骨Ⅱ度损伤　(2) 前交叉韧带损伤断裂　(3) 髁间窝狭窄、骨赘增生　(4) 髁间窝前方游离体嵌顿

(5) 髓核钳将游离体取出　(6) 外侧半月板边缘损伤　(7) 外侧胫骨平台软骨损伤　(8) 外侧半月板后角损伤

(9) 外侧胫骨平台软骨面损伤剥脱　(10) Fast-fix360缝合外侧半月板　(11) 外侧半月板后角缝合后　(12) 篮钳将外侧半月板损伤部分咬除

(13) 射频修整外侧半月板边缘　(14) 外侧半月板边缘修整成形后　(15) 内侧半月板损伤撕裂　(16) 内侧半月板损伤撕裂

祝您早日康复！　　术后1个月请携此图谱门诊复查！　　★该报告仅供临床医师参考

第1页 共3页

图1-4-6　图文并茂的数字化病历

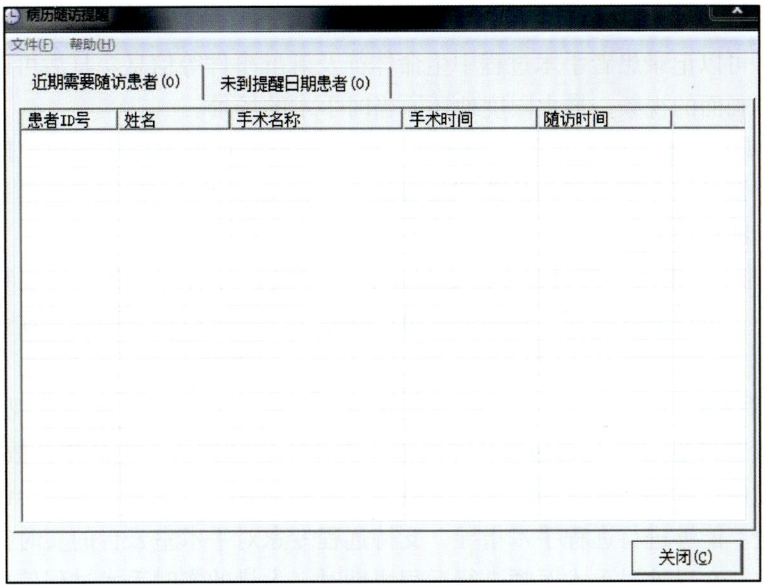

图 1-4-7　随访提醒

二、远程转播与教学系统

1. 远程转播与教学系统概述

远程转播与教学系统通过局域网实施手术视频及音频的传送，将手术过程实时传输至手术室外的教室或会议室，观摩和学习人员可在演示教室里观看高清手术实况转播，并可与手术室医护人员实行实时对话。此系统的运用解决了手术室观摩空间的限制与外科教学的矛盾，并有效降低了医院交叉感染的发生。

2. 远程转播与教学系统的主要功能

（1）实现与医院信息共享的功能。通过医院病历系统可以调用手术中的照片、音频及视频。

（2）依托网络实现全数字化。数字转播是一种将模拟的视频信号转化为数字视频信号后，通过网络来实现转播，并能在远程观看的一种新的视频转播技术。此技术主要依托网络环境，实行大范围的资源共享。只要有网络的地方就可以实现手术视频的转播。

（3）拥有全高清的视频示教系统。关节镜数字化手术室视频影像设备主要有全景摄像头、术野摄像头以及关节镜设备。此类设备的数据输出接口有 AV 端子、S 端子、RGB 分量视频接口、VGA 接口、高清端口 DVI 和高清工业级端口 HD-SDI 等。

（4）实现视频会议和学术交流。利用多媒体计算机技术、通信技术进行远程医疗活动，以各种数字传输方式，通过计算机网络、多媒体技术和远程医疗软件等的建立，完成远程咨询、诊治、教学、学术研究和信息交流，通过视频与音频的支持，可实现“面对面”的交流。

① 系统基于同一时间轴的多画面同时录制，完整记录手术过程全部资料，包括电子

病历、高清术野视频、关节镜视频、手术室全景视频、监护仪信息、IVUS/OCT等检查设备信息；同时可以记录患者手术过程中生命体征及麻醉事件等信息。日后可以以某一时间轴同时播放多画面的视频，最大限度地还原当时手术的场景。

② 能够满足手术室内人员的视野需求，通过触摸屏点击或拖拽等简单操作，将各类视频或数据分别显示在手术间内的适当位置的多个显示屏上，实现视音频信号和患者医疗数据的切换，即点即看。

③ 视频画中画模块：即可以多画面显示，可实现1～9分屏，每一路视频文件可以单独放大、缩小，可以任意拖拽，画面显示可以任意组合，可以任意调整其在多画面中显示的位置。

④ 远程手术指导、会诊模块：在医院网络可达的地方即可实现高清视频在线直播，支持多方视频窗口显示本人或远程各方视频；支持床边监护仪等生命体征数据实时传输，为会诊专家提供连续动态的诊断依据；支持多方智能混音，方便手术视频会议与手术会诊中的多方讨论。能够进行远程手术指导，支持远程专家对手术室云台的实时控制，具有远程连接的能力，在异地对手术医师进行远程协助时，大量的实时手术过程信息、患者生命体征变化信息和电子病历信息，便于进行实时远程会诊。

⑤ 患者术前、术中、术后医疗数据的全面整合：借助手术医疗设备的集成与整合，对手术过程进行完整的影像记录，并结合术前的病历信息以及术后信息，实现患者手术期医疗数据的全面整合。同时，以大量患者的手术期数据为基础，形成患者手术期临床数据中心，通过对数据的全面整合，方便对已记录的患者病例进行教学科研，使之更具实用价值。

⑥ 示教室终端为移动式工作站，操作简单快捷，语音对讲系统第一次调试后，后续使用无须再进行设置及调试，连接后可直接使用。集成的音频交互处理单元可对回音进行处理，音质非常清晰（图1-4-8）。

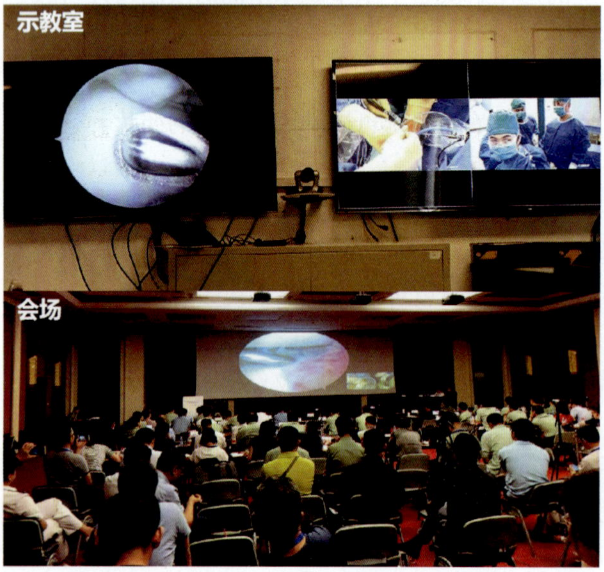

图1-4-8　示教室与会场转播现场

⑦ 桌面式音频终端接入示教终端音频接口，即可使用，适用于100 m^2左右的示教室。声音播放和手术室对讲通过桌面音频终端按钮切换就可轻松完成。

⑧ 临床专家考虑到手术室及会场的特殊性，提出语音交互逻辑关系功能，本软件包含术者A、助手B、主持C、大会参与者D，各逻辑之间的切换均由遥控器完成（图1-4-9）。

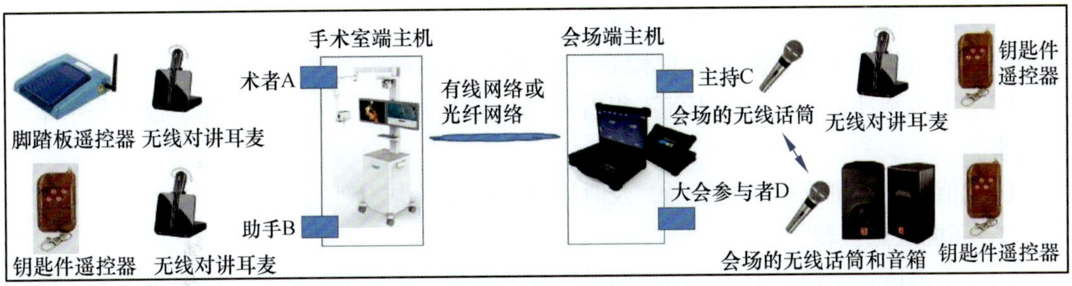

图 1-4-9　音频逻辑说明

第5节　关节镜手术室质量控制

护理质量是护理管理的核心，关节镜手术室的护理质量直接关系到关节镜手术患者的安全。因其工作的特殊性，护理质量不仅体现在术中为护理对象提供直接的护理，也包括术前、术后各环节的间接护理服务。按照护理质量管理要求，关节镜手术室属于特殊护理单元，采用三级质量控制管理体系。

一、护理质量控制体系

（1）一级质量控制：依据《手术室护理质量检查评价表》，在科室护士长的领导下，成立关节镜手术室护理质量检查小组，每周对关节镜手术室护理质量进行自查，护士长每月跟班4次，通过跟班检查指导改进工作质量，并及时上报不良事件。

（2）二级质量控制：在外科片区总护士长领导下，成立护理质量检查组，每月对关节镜手术室护理质量进行检查，对不良事件的上报、敏感指标的填报等内容进行督导，检查结果以二级质量简报的形式下发。

（3）三级质量控制：在护理部主任的领导下，成立护理质量检查组，每季度对关节镜手术室护理质量进行检查，重点对一、二级质量控制内容的整改情况进行追踪，对质量控制结果组织分析，提出目标考评建议与整改措施。

（4）护理质量巡查督导：由护理专家督导组不定期对关节镜手术室护理质量进行抽查督导。

二、护理质量控制内容

根据《手术室护理质量检查评价表》《急救物品管理检查评价表》进行质量检查，要求手术室护理质量合格率≥95%，急救物品管理合格率达到100%。

（一）手术室护理质量检查评价内容

1. 护士行为规范

（1）在岗在位、着装符合要求，不得留长指甲、涂指甲油、戴首饰。

（2）外出按照规定更换外出衣、鞋。

（3）不得将个人物品携带至手术区，不得在限制区域随意进食。

（4）上班精神饱满，在手术间不得看手机、聊天干私事、看无关书籍、谈论与手术无关的事。

（5）值班、听班保持联络畅通，及时回复，准备、沟通到位。

2. 环境设施管理

（1）手术区：安静、干净整洁；回风口数量清楚、滤网更换规范，地面清洁无杂物。

（2）手术间：随手关门，隔离手术标识明确，控制人员数量，设备物品按规定摆放，无尘、无血迹。

（3）药品间：药品、液体定基数，标识明确、摆放有序、无过期；急救物品每日检查登记、仪器性能良好；冰箱管理规范。

（4）外科刷手设施、标识、物品齐全；物品存放间物品放置整齐，有标识，无尘。

（5）床单位、平车一人一单，无污迹、血迹。

（6）铅衣定期清洁登记，标准预防用物齐全。

（7）保洁工作流程规范，用物符合要求。

（8）每季度进行空气质量监测，每月进行外科刷手、物体表面监测，有记录。

（9）感染控制记录手册记录准确、及时、无漏项。

（10）落实早晚查房制度：早晨7：15检查各手术间、辅助间、功能间及洁净空调系统，准备迎接手术；下班前检查各手术间、辅助间、功能间及物品归位情况（表1-5-1～表1-5-3）。

表1-5-1　关节镜手术室手术间检查表

检查项目	是否合格
洁净空调系统是否开启	
物品、设备摆放位置是否合理	
药品、消毒液是否在有效期内	
无菌物品放置是否规范	
垃圾桶是否存在垃圾	
锐器盒是否有使用日期	
操作台布是否更换	
急救车是否完善	
仪器设备、储物柜顶、无影灯、手术床、麻醉机是否有灰尘	

表1-5-2　关节镜手术室消毒间检查表

检查项目	是否合格
各类物品放置是否规范	
干燥机、低温等离子消毒机是否处于功能位	
器械清洗台是否整洁	
储物柜物品放置是否规范	
消毒物品是否已归位	
生物监测仪是否良好	

表1-5-3 关节镜手术室附属间检查表

检查项目	是否合格
刷手间是否整洁，有无水渍	
刷手间手消毒液是否在有效期内	
办公区物品放置是否规范、整洁	
医用冰箱使用是否规范	
各类表格填写是否及时、规范	
大厅物品放置是否规范	
污洗间是否规范	
保洁物品柜是否整洁、规范	
鞋柜是否整洁	
男女更衣室是否整洁	

3. 手术护理

1）术前护理

（1）有术前访视护理记录单，术前访视率≥90%。

（2）护士了解手术所需物品、器械、设备、手术步骤、体位、特殊需求并准备检查到位。

（3）护士了解患者手术信息、检查、签字、过敏及用药情况。

（4）严格落实患者查对、手术部位标识、手术安全核查、抗生素使用、物品清点制度。

（5）认真检查患者皮肤，评估压疮风险，正确安置手术体位并做好保护措施，体位垫管理规范。

（6）安全固定患者，外科刷手、消毒铺单、穿手术衣戴手套、无菌操作规范。

（7）落实一人一巾：静脉穿刺、血压袖带、支臂板等。

（8）正确选择输液部位，做好沟通解释，确保穿刺成功，固定安全可靠、流速及调节阀位置适当。

2）术中护理

（1）严格落实无菌操作、手术隔离、手卫生、垃圾分类规范。

（2）合理调控手术间温度，保温措施落实到位。

（3）手术物品清点：数目清晰，加数后即刻清点、记录，准确掌握四遍清点时机。

（4）不得随意、无故长时间离开手术间。

（5）密切观察病情、及时抢救、准确统计出入量。

（6）主动服务、及时满足需求，手术衔接到位。

（7）无菌物品符合要求，有效期内使用。

（8）输血：落实“三查十对”制度，密切观察输血过程，发生输血反应及时处理。

3）术后护理

（1）物品清点确保无误，需两人签字确认。

（2）输注液体、引流管、尿袋均应有标识。

（3）接、送患者人员应着装规范并及时通知家属、病房。

（4）仪器设备清洁、整理归位。

（5）手术收费及时准确。

（6）器械处理规范，无血迹，及时洗消。

（7）标本立即处理，定点存放，做好标识，及时固定，认真检查，面对面交接，签字记录。

4. 护理文书管理

（1）文书记录规范、及时准确，无缺项。

（2）安全核查表：按时间节点逐项确认，三方签字。

（3）手术清点单：准确记录、清晰无误，不得涂改，术中加数即刻记录，手术结束确认无误三方签字。

（4）护理记录单：与麻醉单一致，准确记录，及时打印，签字清晰。

（5）患者交接单：填写完整，双方审核签字打印保留。

（6）收费单：填写正确，字迹清楚；手术名称、高值耗材、植入物应由巡回护士、洗手护士、医师三方核对后记录，主刀医师签字确认。

（7）病理申请单：标签与患者手术信息、送检方式相符，签名规范。

5. 护理质量管理

（1）各项工作职责及工作流程齐全并落实。

（2）有一级质量控制小组及分工，按要求进行一级质量控制有记录。

（3）护士长跟班检查有记录。

（4）每月组织质量分析有问题改进和跟踪记录。

（5）每月组织安全隐患分析，制定防范措施，有记录。

（6）不良事件按要求及时规范上报，进行分析整改有记录。

6. 培训教学管理

（1）护士长按要求组织护理查房，有记录。

（2）有业务学习、岗位练兵计划并组织落实有记录。

（3）护士掌握培训内容，培训有考核记录。

（4）有突发事件应急预案，护士掌握培训内容并落实。

（5）临床教师符合资质要求，专人带教落实，有各层级护生教学计划、组织落实有记录。

（6）新入职人员有特殊护理岗位准入培训考核记录。

（7）关节镜手术室带教老师均由护师及以上人员担任，规范带教计划（表1-5-4），做到“三个相对固定”，即带教老师相对固定、各班次带教时间相对固定、带教内容相对固定。

7. 其他

（1）有绩效考核标准和考核记录。

（2）文件资料登记齐全、保存完整，护士知晓。

（3）严格落实各项护理规章制度。

表 1-5-4　关节镜手术室带教计划表

教学时间	教学内容
第1周	外科洗手与手消毒、穿（戴）脱无菌手术衣与无菌手套流程
	关节镜手术室患者安全管理（手术室核心制度）
	关节镜手术患者术前访视与术后回访
	患者交接流程与规范
第2周	关节镜手术室人员配置与岗位职责
	关节镜基础知识与认知
	关节镜手术室环境管理
	关节镜手术室普通耗材管理
第3周	关节镜手术器械清洗、养护及灭菌流程
	关节镜手术室器械交接流程
	低压真空干燥柜与低温等离子体灭菌机的使用规范
	关节镜手术器械消毒登记与生物监测
第4周	一般感染与特殊感染手术的处理流程
	关节镜手术物品准备——膝关节清理术
	关节镜手术体位管理——膝关节镜手术体位
	局麻关节镜手术的护理配合
第5周	关节镜手术基础设备的使用与管理
	止血带与塑形体位垫使用规范
	关节镜手术影像系统的应用
	手术预约系统与护理记录系统的使用
第6周	关节镜手术物品准备——关节外应用
	关节镜手术体位管理——关节外应用
	关节镜下臀肌挛缩松解术的护理配合
	关节镜下斜颈矫正术的护理配合
第7周	关节镜手术物品准备——肩关节镜手术
	关节镜手术体位管理——肩关节镜手术体位
	肩关节镜手术的护理配合
	肩关节牵引架与沙滩椅的使用管理
第8周	关节镜手术物品准备——膝关节韧带手术
	关节镜下膝关节前交叉韧带重建手术护理配合
	关节镜下膝关节交叉韧带缝合手术护理配合
	关节镜手术支具的选择与应用
第9周	关节镜手术物品准备——髋关节镜手术
	关节镜手术体位管理——髋关节镜手术
	髋关节镜牵引手术床的使用管理
	髋关节镜手术护理配合

续表

教学时间	教学内容
第10周	关节镜手术物品准备——踝关节镜手术 关节镜手术体位管理——踝关节镜手术 踝关节牵引架的使用管理 踝关节镜手术护理配合
第11周	关节镜手术物品准备——肘、腕关节镜 关节镜手术体位管理——肘、腕关节镜 肘关节镜手术护理配合 腕关节镜手术护理配合
第12周	锚钉在关节镜手术中的应用 缝线的选择与应用 关节镜手术室高值耗材的管理 关节镜手术收费规范及收费系统的应用

8. 检查评价合格率计算方法

手术室护理质量管理合格率计算方法见公式（1-5-1）：

$$\text{手术室护理质量管理合格率}=\frac{\text{检查合格项目数}}{\text{检查总项目数}}\times 100\% \qquad (1\text{-}5\text{-}1)$$

（二）急救物品管理检查评价内容

1. 急救车管理

（1）急救车定位放置。

（2）急救车内物品摆放有示意图。

（3）急救车清洁整齐，各种标签清楚。

（4）护士按规定检查：有一次性锁的每周检查，其余每班检查。

（5）护士长按规定检查登记：有一次性锁的每月检查，其余每周检查。

（6）一次性锁锁好，每班检查并记录。

2. 急救药品管理

（1）急救车药品与基数相符。

（2）急救药品无过期、变质。

（3）药品标签清楚。

（4）急救车内按规定备有液体。

3. 急救物品管理

（1）急救物品数、物相符。

（2）急救物品按图放置有序。

（3）急救车物品标识清晰，无过期物品。

（4）急救车内备有套管针、透明敷料。

（5）急救车内备有注射器、排气管。
（6）急救车内备有输液器、三通。
（7）急救车内备有玻璃接头。
（8）急救车内备有头皮针。
（9）急救车内备有网套、胶贴。
（10）急救车内备有止血带、垫巾。
（11）急救车内备有一次性换药包。
（12）急救车内备有污物罐。
（13）急救车内备有砂锯、复合碘棉签。
（14）急救车内备有消毒干棉签、止血钳、开瓶器、胶布。
（15）急救车内备有纱布、棉球。
（16）急救车内备有简易呼吸器（含面罩），清洁消毒后单独包装避污存放。
（17）急救车内备有口咽通气道。
（18）急救车内备有喉镜且避污保存。
（19）急救车插管物品齐全：气管插管、牙垫、舌钳、压舌板、导丝、10 mL 注射器、开口器、宽胶布。
（20）急救车内备有手电筒，功能正常。
（21）急救车内电池有电且在有效期内。
（22）急救车内备有听诊器。
（23）急救车内备有血压计，效验日期在有效期内。
（24）急救车内备有吸氧管、湿化瓶。
（25）急救车内备有尿管、尿袋。
（26）急救车内备有胃管。
（27）急救车内备有吸痰管。
（28）急救车内备有负压吸引瓶、压力表。
（29）急救车内备有绷带、约束带。
（30）急救车内备有无菌手套和护理手套。
（31）电源插板性能良好。
（32）心脏按压板定位放置。
（33）急救车备有钟表且时间准确。
（34）急救车备有手消毒液、垃圾桶。
（35）急救车备有锐器盒。
（36）急救车内备有专科护理用物。
（37）急救车内备有氧气枕。

4. 急救仪器设备管理

（1）吸引装置性能良好。
（2）急救、监护仪器性能良好，放置有序。

（3）急救、监护仪等设备定期保养并记录。

5. 检查评价合格率计算方法

急救物品管理合格率计算方法见公式（1-5-2）：

$$急救物品管理合格率=\frac{检查合格项目数}{检查总项目数}\times 100\% \quad (1\text{-}5\text{-}2)$$

第6节 关节镜手术室感染控制与管理

根据感染控制与管理要求，关节镜手术室从人员着装、环境表面的清洁与消毒、空气消毒、手卫生、质量检测、垃圾分类和感染手术的处理等方面，有效落实各项感染控制标准。

一、着装要求

（1）手术衣：工作人员由专用通道进入手术室，在指定区域内更换清洁手术衣，手术衣上衣应系于裤子内，内衣物不得露于手术衣外，工作期间如有污染及时更换，手术结束后投放污洗间。

（2）口罩：进入手术部洁净区时应佩戴符合YY0469标准的外科口罩，戴口罩时应完全遮住口鼻，潮湿、污染后及时更换，口罩分为吸水面和防水面，正反佩戴正确。

（3）帽子：进入手术区佩戴的帽子应完全遮盖住发际。

（4）手术鞋：手术人员宜选择耐高温、易清洗、舒适、具有防护功能的手术鞋，手术鞋一人一用，每天清洗消毒。

（5）不应佩戴首饰、手表，应保持指甲较短，不应美甲。

二、环境表面清洁与消毒要求

根据医院感染监测科要求，制定关节镜手术室保洁员工作流程，由感染控制护士负责监督，由保洁员执行，确保手术室表面清洁符合感染控制要求。

关节镜手术室保洁员工作流程见表1-6-1。

表1-6-1 关节镜手术室保洁员工作流程

时间	工作内容	工作标准
7：15	到岗到位，整理着装	①戴帽子，头发不可外露 ②戴医用外科口罩 ③更换手术室洗手衣 ④更换手术室清洁拖鞋
7：20～7：25	检查手术间洁净空调系统	确认空气净化系统处于工作状态
	准备物品：盆、清水、布巾、地巾、配消毒液	①盆必须有刻度标识，了解配比浓度 ②布巾分类使用 ③地巾分类使用

续表

时间	工作内容	工作标准
7：25～7：40	擦拭物品表面	① 一桌一巾 ② 清水湿式擦拭 ③ 擦拭区域：手术间、办公室、更衣室、大厅、鞋柜、设备表面
7：40～7：55	擦拭地面	① 每 30 m^2 一块地巾 ② 清水湿式擦拭 ③ 擦拭区域：消毒间、手术间、办公室、大厅、更衣室、鞋柜、机房地面
7：55～8：10	清洗布巾、地巾	① 布巾：用0.05%含氯消毒液浸泡10 min后清水冲洗，干燥备用 ② 地巾：用0.1%含氯消毒液浸泡10 min后清水冲洗，干燥备用 ③ 布巾、地巾分开清洗
8：10～8：20	清点洗手衣、被服	
8：20～8：30	叠放手术衣	准确归位

手术结束终末消毒流程（一般无感染手术）

工作内容	工作标准
清理生活垃圾及医疗垃圾	① 生活垃圾用黑色垃圾袋 ② 医疗垃圾用黄色垃圾袋 ③ 清理房间后垃圾称重，登记，贴标识
擦拭手术间物品表面	① 一桌一巾 ② 清水湿式擦拭 ③ 物体表面被血液和（或）体液污染后用0.05%含氯消毒液擦拭，作用10 min后用清水擦拭
擦拭手术间地面	① 每 30 m^2 一块地巾 ② 清水湿式擦拭 ③ 地面被血液和（或）体液污染后用0.1%含氯消毒液擦拭，作用10 min后用清水擦拭
更换负压吸引器瓶	① 有血液和（或）体液及时更换 ② 正确安装负压吸引器瓶
更换被套	被子叠放整齐

手术结束终末消毒流程（特殊感染手术）

工作内容	工作标准
穿戴防护用品	① 佩戴防护镜 ② 穿一次性防护衣 ③ 戴防护手套 ④ 穿鞋套
清理生活垃圾及医疗垃圾	手术敷料、一次性用品装入黄色垃圾袋内，双层黄色垃圾袋密封，登记，贴阳性标识，回收
擦拭手术间物品表面	① 一桌一巾 ② 清水湿式擦拭 ③ 物体表面被血液和（或）体液污染后用0.5%含氯消毒液擦拭，作用10 min后用清水擦拭

续表

工作内容	工作标准
擦拭手术间地面	① 每30 m^2一块地巾 ② 清水湿式擦拭 ③ 地面被血液和（或）体液污染后用0.1%含氯消毒液擦拭，作用10 min后用清水擦拭

注：未被体液、血液污染的物体表面和地面使用清水擦拭，若被污染，使用含氯消毒液擦拭，同时严格按要求执行含氯消毒液浓度配比。

三、洁净空调系统维护与保养

（1）定期检查，保持清洁。制定运作手册，及时记录检查维护情况。定期检查回风口过滤网，督促清洁更换，宜每周清洁一次，每年更换一次，如遇特殊污染，及时更换，并用消毒剂擦拭回风口内表面。

（2）日常工作中注意观察是否有均匀风速，仪表盘的温度、湿度、压差是否在正常值范围，日常保洁是否到位。

（3）督促机组维保。新风组粗效滤网每2天清洁一次，粗效过滤器宜1～2个月更换一次；中效过滤器宜每周检查，3个月更换一次；亚高效过滤器每年更换一次，发现污物及堵塞及时更换。排风组中效过滤器宜每年更换，发现污染和堵塞及时更换。

四、手卫生

（1）手卫生是感染控制中最重要、最有效的措施之一，对于医院的病原来说是“病从手入”，携带病原体的患者或物品，可能经过医护人员的手传给其他患者或者医务人员，产生新的感染或污染，做好手卫生不仅能保护自己也能保护患者、同事及家人。

（2）掌握手卫生的5个时机：接触患者前、接触患者后、无菌操作前、接触患者的血液和（或）体液后、离开病房环境后，严格按照六步洗手法进行手卫生（图1-6-1）。

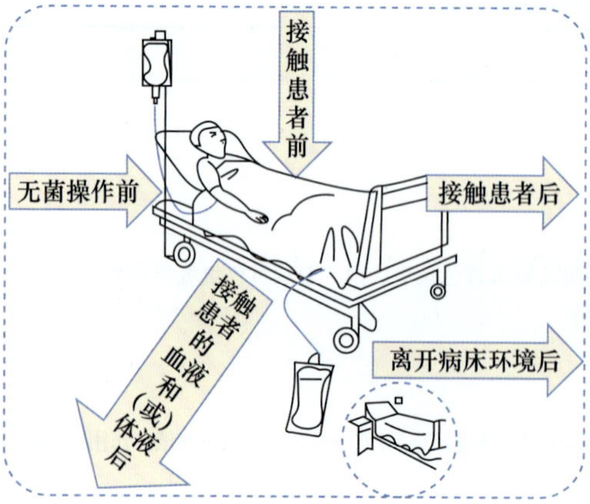

图1-6-1　手卫生时机

（3）科室感染控制护士每月负责调查手卫生的依从性和手卫生操作的正确率，每次调查时间为20 min，调查对象为2名医师，2名护士，1名保洁员，查看手卫生执行率（图1-6-2）。

（4）外科手消毒方法

① 原则：先洗手，后消毒。

② 准备：着装符合手术室要求，摘除首饰，指甲长度不应超过指尖，不应佩戴人工指甲或涂抹指甲油。应保证手臂及甲床皮肤完整，无损伤、无感染。

手卫生依从性调查表

病区________调查日期：_____年_____月_____日　本次编号：________观察时间：________调查者：________

人员类型			人员类型			人员类型		
人员数量			人员数量			人员数量		
时机	指征	手卫生行为	时机	指征	手卫生行为	时机	指征	手卫生行为
1	□患者前 □操作前 □体液后 □患者后 □环境后	□手消 □洗手 □无 □戴手套 □正确	1	□患者前 □操作前 □体液后 □患者后 □环境后	□手消 □洗手 □无 □戴手套 □正确	1	□患者前 □操作前 □体液后 □患者后 □环境后	□手消 □洗手 □无 □戴手套 □正确
2	□患者前 □操作前 □体液后 □患者后 □环境后	□手消 □洗手 □无 □戴手套 □正确	2	□患者前 □操作前 □体液后 □患者后 □环境后	□手消 □洗手 □无 □戴手套 □正确	2	□患者前 □操作前 □体液后 □患者后 □环境后	□手消 □洗手 □无 □戴手套 □正确
3	□患者前 □操作前 □体液后 □患者后 □环境后	□手消 □洗手 □无 □戴手套 □正确	3	□患者前 □操作前 □体液后 □患者后 □环境后	□手消 □洗手 □无 □戴手套 □正确	3	□患者前 □操作前 □体液后 □患者后 □环境后	□手消 □洗手 □无 □戴手套 □正确
4	□患者前 □操作前 □体液后 □患者后 □环境后	□手消 □洗手 □无 □戴手套 □正确	4	□患者前 □操作前 □体液后 □患者后 □环境后	□手消 □洗手 □无 □戴手套 □正确	4	□患者前 □操作前 □体液后 □患者后 □环境后	□手消 □洗手 □无 □戴手套 □正确
5	□患者前 □操作前 □体液后 □患者后 □环境后	□手消 □洗手 □无 □戴手套 □正确	5	□患者前 □操作前 □体液后 □患者后 □环境后	□手消 □洗手 □无 □戴手套 □正确	5	□患者前 □操作前 □体液后 □患者后 □环境后	□手消 □洗手 □无 □戴手套 □正确
6	□患者前 □操作前 □体液后 □患者后 □环境后	□手消 □洗手 □无 □戴手套 □正确	6	□患者前 □操作前 □体液后 □患者后 □环境后	□手消 □洗手 □无 □戴手套 □正确	6	□患者前 □操作前 □体液后 □患者后 □环境后	□手消 □洗手 □无 □戴手套 □正确
7	□患者前 □操作前 □体液后 □患者后 □环境后	□手消 □洗手 □无 □戴手套 □正确	7	□患者前 □操作前 □体液后 □患者后 □环境后	□手消 □洗手 □无 □戴手套 □正确	7	□患者前 □操作前 □体液后 □患者后 □环境后	□手消 □洗手 □无 □戴手套 □正确

图1-6-2　手卫生依从性调查表

③ 洗手方法：取适量的抗菌皂液清洗双手、前臂和上臂下1/3，认真揉搓。清洗每个手指、指间、手掌和手臂共2 min，从手腕洗到肘部，清洗1 min。保持手的水平高于肘部，沿一个方向用流动的水冲洗手和手臂，不要在水中来回移动手臂。使用干手物品擦干双手、前臂和上臂下1/3（图1-6-3）。

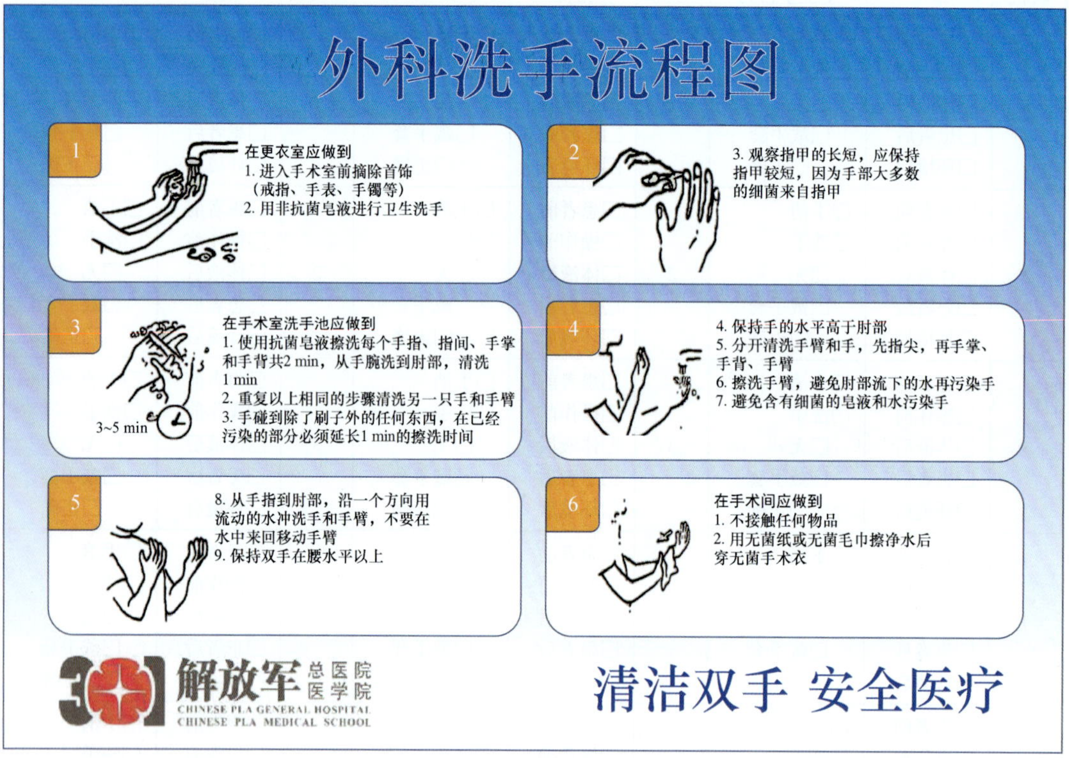

图1-6-3 外科洗手流程图

④ 手消毒方法：采用非手触法取适量外科手消毒剂，分别涂抹并充分揉搓手部、前臂及上臂下1/3。

五、质量监测

1. 环境质量监测

根据医院感染管理科要求（表1-6-2），每季度进行一次空气消毒效果检测，检查手术室环境是否合格。

表1-6-2 空气质量检测场所及频率

检测场所	检测频率	规范
洁净手术部（室）及其他洁净场所	根据洁净房间总数，合理安排每次检测的房间数量，保证每年每个房间至少能检测一次	《医院空气净化管理规范》（WS/T 368—2012）

1）空气消毒效果检测

（1）采样时机：在洁净系统自净后、从事医疗活动前采样；

（2）洁净手术部（室）布点（沉降法）：根据《医院洁净手术部建筑技术规范》（GB 50333—2013）的要求，对手术室空气消毒效果进行检测（表1-6-3）。

表1-6-3 洁净手术室布点（沉降法）

等级	区域	空气洁净度级别	布点数	合计（不含对照）
Ⅰ（百级手术间）	手术区	5级（百级）	13（内5、外8）	21
	周边区	6级（千级）	8（每边2点）	
Ⅱ（千级手术间）	手术区	6级（千级）	4（四角布点）	10
	周边区	7级（万级）	6（长边2点，短边1点）	
Ⅲ（万级手术间）	手术区	7级（万级）	3（单对角线布点）	9
	周边区	8级（十万级）	6（长边2点，短边1点）	

注：《医院洁净手术部建筑技术规范》中提到要求采用沉降法测定沉降菌浓度时，细菌浓度测点数要和被测区域含尘浓度测点数相同，还应满足沉降菌最小培养皿数规定的最少培养皿（不含对照皿）数的要求。

（3）结果判定：见表1-6-4。

表1-6-4 沉降法结果判定标准

洁净用房等级	沉降法（浮游法）细菌最大平均浓度		空气洁净度级别		参考手术
	手术区	周边区	手术区	周边区	
Ⅰ	0.2 cfu/30 min · ϕ90皿（5 cfu/m³）	0.4 cfu/30 min · ϕ90皿（10 cfu/m³）	5	6	假体植入、某些大型器官移植、手术部位感染等可直接危及生命及生活质量的手术
Ⅱ	0.75 cfu/30 min · ϕ90皿（25 cfu/m³）	1.5 cfu/30 min · ϕ90皿（50 cfu/m³）	6	7	涉及深部组织及生命主要器官的大型手术
Ⅲ	2 cfu/30 min · ϕ90皿（75 cfu/m³）	4 cfu/30 min · ϕ90皿（150 cfu/m³）	7	8	其他外科手术
Ⅳ	6 cfu/30 min · ϕ90皿		8.5		感染和重度污染手术

资料来源：《医院洁净手术部建筑技术规范》（GB 50333—2013）。

2）物体表面消毒效果检测

（1）采样时机：消毒处理后进行采样。

（2）采样方法：用5 cm×5 cm灭菌规格板放在被检物体表面，用浸有复方中和剂的棉拭子1支，在规格板内横竖往返各涂抹5次，并随之转动棉拭子，连续采样4个规格板面积，被采表面＜100 cm^{2}时，取全部表面；被采面积≥100 cm^{2}时，取100 cm^2。剪去手接触部位后，将棉拭子投入10 mL含相应中和剂的无菌洗脱液试管内，立即送检。门把手等小型物体则采用棉拭子直接涂抹物体表面采样；采样物品表面有消毒剂残留时，采样液应含相应中和剂。

（3）结果判定及检测频率：根据感染控制要求每季度对物体表面消毒效果检测1次（表1-6-5）。

表1-6-5 Ⅰ类环境消毒效果检测频率及结果判定

环境类别	平均菌落数/（cfu/cm²）	检测场所	检测频率	相关规范
Ⅰ类	≤5	采用空气洁净技术的诊疗场所，分洁净手术部和其他洁净场所	每季度检测1次	①《医院消毒卫生标准》（GB 15982—2012）②《医疗机构消毒技术规范》（WS/T 367—2012）

2. 手部消毒效果监测

根据《医疗机构消毒技术规范》（WS/T 367—2012）的要求，对手部、使用中消毒液的质量进行检测。

（1）采样时机：手术室医护人员外科手消毒后、接触患者前、进行诊疗活动前。

（2）采样方法：被检者五指并拢，用浸有复方中和剂的棉签在双手指曲面从指根到指端往返涂擦2次，一只手涂擦面积约30 cm²，涂擦过程中同时转动棉拭子，将棉拭子接触操作者的部分剪去，投入10 mL复方中和剂的试管内，及时送检。

（3）结果判定及检测频率。

结果判定：卫生手消毒，检测的细菌菌落总数应≤10 cfu/cm²。外科学消毒，检测的细菌菌落总数应≤5 cfu/cm²。检测频率：每季度一次。

3. 使用中消毒液染菌量监测

（1）采样方法：用无菌注射器按无菌操作方法吸取1.0 mL被检消毒液，加入9 mL复方中和剂中混匀。

（2）检测方法：用无菌吸管吸取1.0 mL混合液接种平皿，每一标本接种2个平皿，将冷却至40～45℃的熔化营养琼脂培养基每皿倾注15～20 mL，（36±1）℃恒温箱培养72 h，计数菌落数。

（3）结果判断：使用中灭菌用消毒液，无菌生长；使用中皮肤黏膜消毒液染菌量，＜10 cfu/mL；其他使用中消毒液染菌量，＜100 cfu/mL。

（4）注意事项：采样后4 h内检测。

（5）检测频率：根据感染控制科要求每季度检测一次。

（6）空气消毒效果、物表消毒效果、手卫生效果和使用中消毒液染菌量监测报告单见图1-6-4。

4. 硬式内镜消毒灭菌效果监测

根据《医院硬式内镜清洗消毒与灭菌技术规范（2019年版）》规定，按要求对关节镜消毒灭菌效果进行检测。

（1）采样方法：超净工作台或环境洁净度10000级、局部洁净度100级的单向流空气区域内打开无菌包装，选择涂抹法或冲洗法进行无菌检查。涂抹法用浸有无菌生理盐水采样液的棉拭子在被检硬式内镜及附件的内外表面涂抹，采样取全部表面或不少于100 cm²；然后将除去手接触部分的棉拭子进行无菌检查。冲洗法用5～10 mL无菌生理盐水缓慢冲洗被检硬式内镜及附件的内外表面，洗脱液进行无菌检查。

（2）结果判定及检测频率

① 结果判定：灭菌内镜及附件应无菌生长。

中国人民解放军总医院环境卫生学监测报告单

送检科室：骨关节镜中心

项目	采样地点	检测项目	结果	参考值	是否合格
空气消毒效果监测	洁净手术室-60	沉降菌采样	0	≤4.0 cfu/15 min · ϕ90 皿	合格
空气消毒效果监测	洁净手术室-61	沉降菌采样	0	≤4.0 cfu/15 min · ϕ90 皿	合格
手卫生效果监测	保洁_（1）	手菌落计数	0	≤10.0 cfu/cm^2	合格
手卫生效果监测	手术医生_（1）	手菌落计数	0	≤5.0 cfu/cm^2	合格
手卫生效果监测	器械护士_（1）	手菌落计数	0	≤5.0 cfu/cm^2	合格
物表消毒效果监测	洁净手术室-60_（1）	物表菌落计数	0	≤5.0 cfu/cm^2	合格
物表消毒效果监测	洁净手术室-60_（2）	物表菌落计数	0	≤5.0 cfu/cm^2	合格
物表消毒效果监测	洁净手术室-60_（1）	物表菌落计数	0	≤5.0 cfu/cm^2	合格
物表消毒效果监测	洁净手术室-60_（2）	物表菌落计数	0	≤5.0 cfu/cm^2	合格
医疗用品消毒效果监测	关节镜-关节镜_（1）	医疗用品菌落计数	0	≤0.0 cfu/件（g或100 cm^2）	合格

采样时间：2019-2-21　　报告时间：2019-2-25
检测者：杏林信息　　审核者：杏林信息

图 1-6-4　环境卫生学监测报告单

② 频率：每月一次。

③ 硬式内镜消毒灭菌效果检测报告单见图 1-6-5。

中国人民解放军总医院检测报告

【报告编号】task-1621402697601129938

【申请单位】骨关节镜中心

【监测项目】医疗用品消毒效果监测

【检测对象】关节镜-关节镜

【申请时间】2019年1月24日

【检验结果】

采样点	条码号	采样方法	检测项目	原始结果	判定结果	结果单位	样本结论
节镜-关节镜	1901240001	根据医疗用品灵活采样	医疗用品菌落计数	0	0	cfu/件（g或100 cm^2）	合格

【检测结论】合格

【检测单位】感染管理与疾病控制科

【检查者】　【审核者】

【报告时间】2019年1月28日

【报告声明】本报告仅对送检样品和本次检测结果负责

图 1-6-5　硬式内镜消毒灭菌检测报告单

六、垃圾分类处理

垃圾分为医疗废物、可回收物和生活垃圾。

1. 医疗废物

医疗废物又分为感染性废物、损伤性废物、病理性废物和化学性废物。

（1）感染性废物：感染性废物包括被患者血液、体液、排泄物污染的物品，收治的隔离传染病患者或者疑似传染病患者产生的生活垃圾，各种废弃的医学标本，废弃的血液、血清，使用后的一次性医疗用品及一次性医疗器械视为感染性废物。初级包装采用带标识的专用医疗废物黄色塑料袋。

（2）损伤性废物：损伤性废物包括医用针头、缝合针，各类医用锐器如手术刀、备皮刀、手术锯等，玻璃试管、玻璃安瓿等。初级包装采用带标识的专用黄色利器盒。

（3）病理性废物：病理性废物包括手术及其他诊疗过程中产生的废弃的人体组织器官等。初级包装采用带标识的专用医疗废物黄色塑料袋。

（4）化学性废物：化学性废物包括废弃的过氧化氢、戊二醛等化学消毒剂，废弃的汞血压计和汞体温计等。初级包装采用带标识的专用医疗废物黄色塑料袋。

2. 可回收物

可回收物分为塑料输液瓶、塑料输液袋和玻璃输液瓶。①塑料输液瓶、塑料输液袋包括使用后、未被患者的血液、体液、排泄物污染的各种一次性塑料输液瓶、塑料输液袋；②玻璃输液瓶包括使用后，未被患者血液、体液、排泄物污染的各种玻璃输液瓶。初级包装采用带标识的蓝色塑料袋。

3. 生活垃圾

生活垃圾包括除医疗垃圾和可回收垃圾以外的各种垃圾，如日常生活垃圾、各种外包装袋等。初级包装采用带标识的黑色塑料袋。

七、感染手术的处理

特殊感染手术必须遵循严格的环境、物品和器械消毒隔离措施。使用后的器械喷洒保湿剂后放入双层黄色垃圾袋并贴标签后送往中心消毒供应室进行消毒处理；一次性布类治疗巾等放入双层黄色垃圾袋内封口并贴有标识，作为医疗垃圾处置。

（1）手术前：手术通知单使用感染手术标识，提醒医护人员做好职业防护。

（2）手术中：患者进入手术室后，手术间门口挂感染手术标识牌，手术间内的医护人员穿鞋套，台上医护人员穿着一次性防护手术衣和佩戴防护眼镜，手术过程中手术间内人员不得随意外出，以免污染手术室其他区域。

（3）手术后：见感染手术终末消毒流程。

（高　远　王姝南　朱娟丽　梁宝富　谢　志　弓亚会　任浩伟）

第2章 关节镜手术设备管理

关节镜手术设备的应用是保证关节镜手术成功开展必不可少的条件之一。关节镜手术护士应了解设备性能、熟悉工作原理、掌握操作规范、做好日常保养与维护，保证其使用过程中良好的工作状态，减少安全隐患，延长设备的使用寿命。关节镜设备由成像系统、光源系统、刨削动力系统、射频系统和辅助设备构成。

第1节 成像系统

成像系统作为关节镜手术设备的核心部分，由关节镜镜头、摄像头与耦合器、摄像主机、监视器组成，将关节腔内部结构放大显示，便于观察关节腔内的病变情况。

一、关节镜镜头

关节镜镜头为基本的成像部件之一，是成像系统的重要组成部分，主要由物镜、金属镜身、导光束连接部和目镜4个部分构成（图2-1-1）。

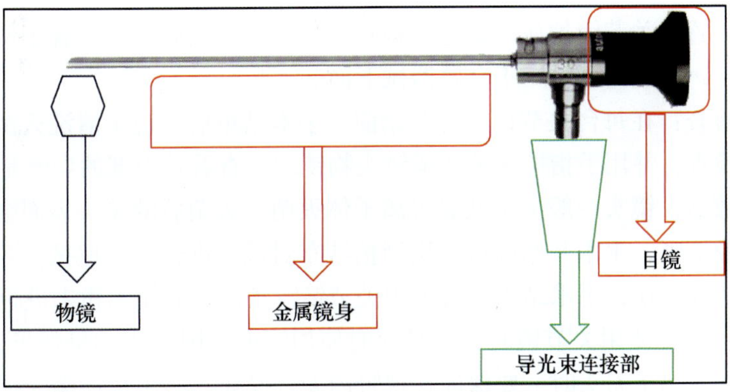

图2-1-1　关节镜镜头组成

（一）工作原理

关节镜镜头的基本构造是一个光学系统，中央是传导图像的柱状镜片组件，周围是导入光源的光导纤维，外面是金属保护鞘。现代关节镜大多采用杆形透镜系统，其中光导纤维占镜头横截面的1/5，可以将高强度冷光传入关节腔内提供照明，而透镜则占镜头直径的大部分，将关节内的影像传出，经摄像头与摄像主机处理图像后传输到监视器屏幕上。

（二）规格与用途

关节镜镜头的光学性能由其直径、倾斜角度和视野等决定，关节镜的直径为1.9～7 mm，其中4 mm关节镜最常用，1.9 mm、2.5 mm、2.7 mm、2.9 mm的关节镜通常应用在腕、肘、踝等小关节。

物镜的倾斜角度是指关节镜筒纵轴（轴向位置）与视野中心线（透镜表面垂线）所形成的角度，目前临床常用的关节镜倾斜角度有0°、30°和70°。物镜的倾斜角度不同，所观察到的视野也不同，有角度的镜头，输出的图像会有一个小三角，小三角的位置一般代表镜头的指向。

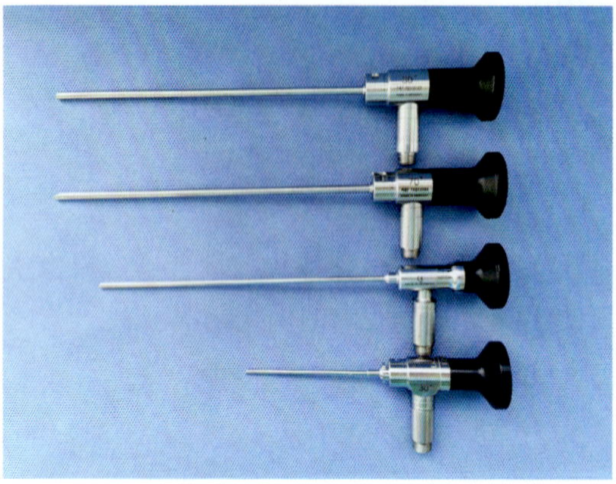

图2-1-2　关节镜镜头

视野是指透镜所包括的视角，随关节镜的类型而变化，视野与镜筒大小成正比。0°关节镜主要观察物镜前方的组织，无法通过旋转扩大视野；旋转30°倾斜角的关节镜可使观察范围增大；旋转70°倾斜角的关节镜可使观察范围进一步扩大，可观察到物镜侧面的物体，如经髁间切迹观察膝关节后内或后侧关节腔，但是视野中心有盲区，容易造成损伤。目前30°倾斜角的关节镜镜头最常用（图2-1-2）。

（三）保养与维护

（1）定位放置：关节镜怕压、怕碰、怕摔、怕折，灭菌后应单独置于储存盒内，避免与其他器械混放，放置时不可压于金属器械下面。

（2）严密检查：在每台关节镜手术开始前、手术结束后、镜头清洗灭菌前务必对其各光学结构进行检查，并用手指按压关节镜镜头物镜端，查看其内部的导丝是否完好。

（3）轻柔擦拭：镜头一般采用低温等离子体灭菌，灭菌后的镜头表面会有过氧化氢附着，为保证影像清晰，手术开始前可使用酒精纱布对镜头进行轻柔擦拭。若手术过程中关节镜有轻微灼伤或划伤，手术结束后可采用关节镜自带的二氧化铝粉末进行适当擦拭。

（4）安全使用：使用关节镜时，务必同时使用镜鞘，因其头端呈弧形，可保护镜头。在使用刨削刀和等离子刀头时，要保证在视野内安全操作，避免物镜端受损。

二、摄像头与耦合器

目前，摄像头有一体化摄像头和摄像头（图2-1-3）与耦合器（图2-1-4）分体式设计，摄像头具备抗扭曲设计和电路保护的电缆。

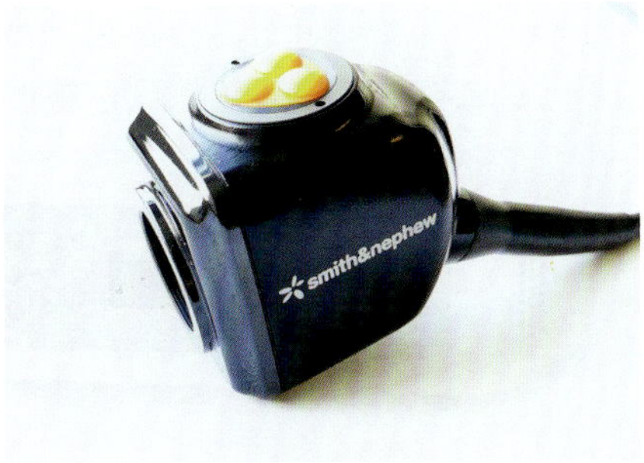

图2-1-3 摄像头

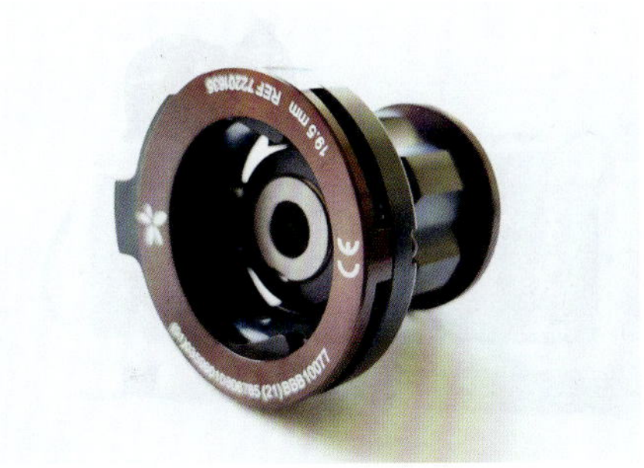

图2-1-4 耦合器

（一）工作原理

摄像头内部的感光组件电路及控制组件对图像及视频进行捕捉，并通过电缆导线传输至摄像主机进行处理。目前摄像头大体可分为CCD类型、CMOS类型及3D类型三大类，其中CCD类型可分为单晶体和三晶体，单晶体采集图像的像素较低，俗称标清，而三晶体所采集的图像分辨率能达到1000 dpi以上，如1980×1200像素等，故称为高清。

（二）功能

（1）摄像头具有实时捕捉影像的功能，并可进行高质量数字变焦，部分摄像头也可以控制光源系统，从而调节图像亮度。

（2）耦合器具有调节焦距和视野范围的作用，其偏角镜头可防止杂散光源的进入。

（三）保养与维护

（1）接头的管理：摄像头清洗时接头不要接触生理盐水等液体，保持干燥，避免腐蚀；用软布和柔性的清洁剂擦拭接头的接地片，以降低其他设备对摄像的干扰；术中尽可能减少摄像头导线接头与摄像主机的插拔；使用后及时使用保护套套住接头。

（2）导线的管理：导线有一定的弧度，不可过度弯曲和打折，应环形盘绕，无锐角。手术台上，可用纱布包裹后用组织钳固定于手术敷料上，避免组织钳直接夹持造成损伤；手术结束后，及时回收摄像头及导线，避免人为损伤。

（3）摄像头与耦合器的管理：定位放置并避免与硬物和地面的碰撞；术中若视野起雾，可将摄像头与耦合器分离，并使用酒精纱布轻柔擦拭，待干后重新连接。

三、摄像主机

摄像主机多数为分体式（图2-1-5），也有联合光源系统的一体式主机（图2-1-6）。根据摄像主机的晶片不同，其成像的清晰度有所不同，目前多为高清摄像主机，如标准分辨率为1920×1080像素，具有HD-SDI、HD-DVI、HDMI和USB等多种输出接口。

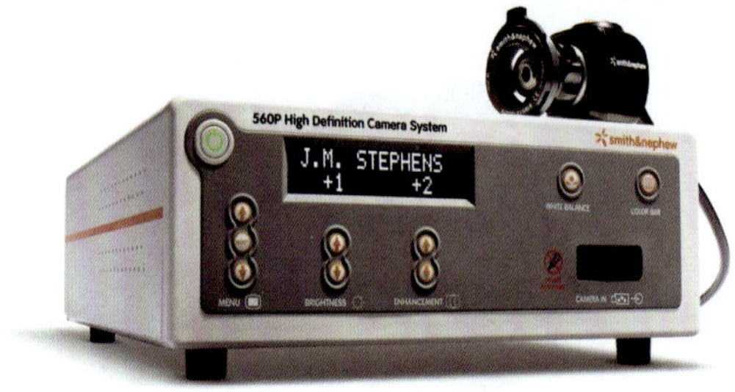

图2-1-5 分体式摄像主机

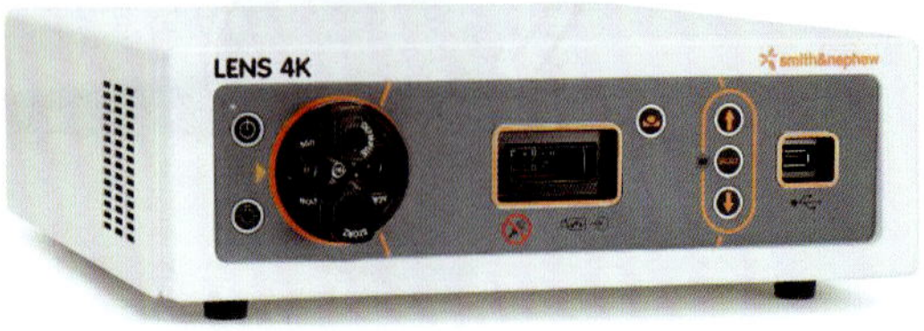

图2-1-6 一体式摄像主机

（一）工作原理

摄像主机将摄像头采集到的光学影像转成电信号，经CCU主板处理后，形成被记录的信号源，通过视频线传输到监视器上。

（二）功能

摄像主机具有自动白平衡、自动调焦、增益功能、边缘图像增强、与光源联动、智能调节亮度的功能，可进行动静态图像采集、储存、编辑、输出和记录手术医师及手术过程的编辑功能，可以连接高清图像工作站，实现采集编辑数字化动静态图像。

（三）保养与维护

（1）定位放置：将摄像主机定位放置在通风干燥的位置，保证主机散热口无遮挡，避免日光直射或过热环境，机顶上不可堆放杂物，并做好标识。

（2）专人管理：专人负责摄像主机的管理，记录使用及故障维修等情况。

（3）表面清洁：在清洁之前，必须关闭摄像主机的电源，断开摄像头的连接；定期使用半干布或海绵去除主机表面灰尘，尤其是主机后面板风扇栅格和侧面的排风孔，同时避免任何液体进入主机内部。

四、监视器

（一）工作原理

监视器通常为液晶监视器。液晶分子的排列在电场的作用下会发生变化，在不同电流电场作用下，液晶分子会旋转90°呈规则排列，产生透光度的差别，在电源开和关的作用下产生明暗的区别，以此原理控制每个像素，便可构成所需图像。

（二）功能

麦金蒂（McGinty）和约翰逊（Johnson）首先将电视摄像机应用于关节镜系统，监视器的应用稳定性更高，使手术医师操作位置方便舒适，避免手术医师面对术野的污染，可使手术团队其余人员参与手术操作。监视器作为成像系统的终端设备，其清晰度直接影响手术医师对病情的判断，影响图像采集的质量。目前，监视器的分辨率在逐步提升，为手术医师提供高清晰度、高色彩还原度图像（图2-1-7）。

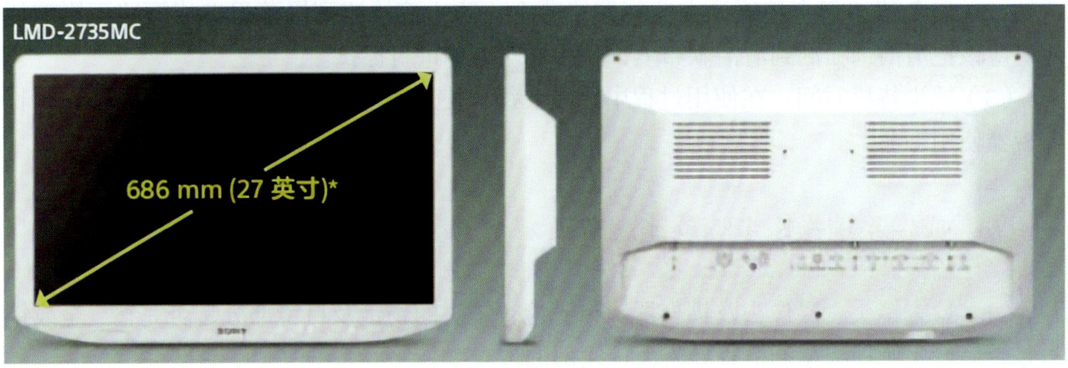

图2-1-7　1920×1080像素分辨率监视器

监视器设有各类信号输入及输出通道（图2-1-8），如DVI、HDMI、SDI等，可根据情况选择合适的信号通道进行使用。

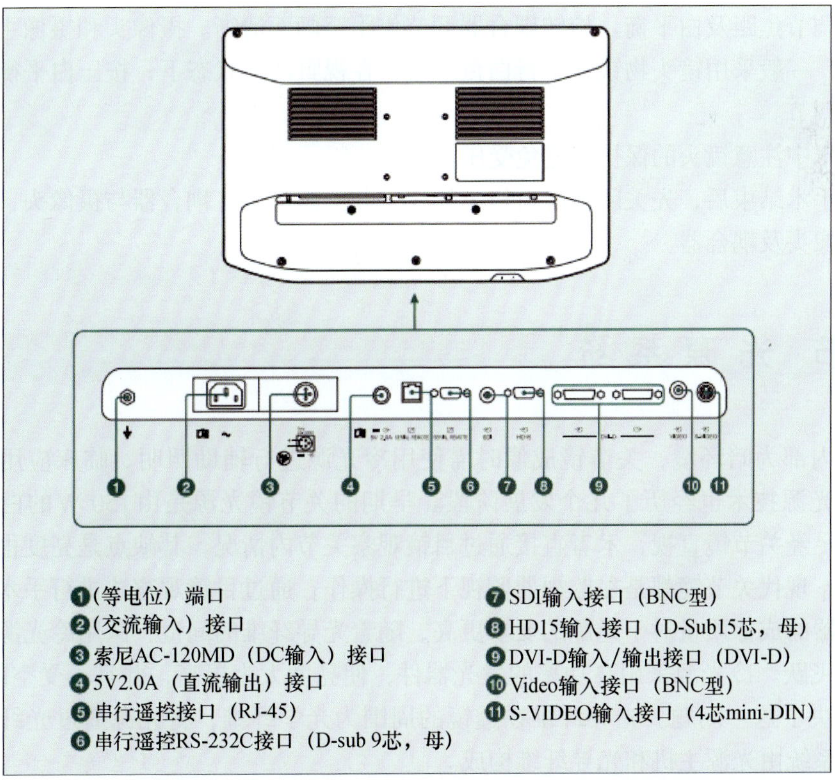

图2-1-8　监视器信号通道

（三）保养与维护

（1）避免监视器与坚硬物发生碰撞或摩擦：如果监视器与其他物品发生撞击，其许多高灵敏的电子元器件容易被损坏。

（2）避免清洁剂直接喷洒在监视器屏幕上：防止液体流到屏幕里造成短路而影响使用。应该把清洁剂喷洒到清洁软布上，然后再对屏幕进行擦拭。

（3）减少待机时间：在使用过程中，建议每次使用及时开关机，减少待机时间，延长监视器使用寿命。

五、成像系统操作步骤及注意事项

（1）检查镜头、摄像头及耦合器。对光检查镜头的物镜及目镜部分是否完整、金属镜身是否完好、遮挡物镜端检查导光束连接部的透光度。

（2）摄像头与摄像主机连接。摄像头接头与摄像主机连接时要直插直拔，避免旋转，并保持接头处清洁干燥。

（3）连接镜头、耦合器及摄像头。连接时不可触摸摄像头、耦合器及镜头的目镜端，防止输出影像模糊；镜头连接于耦合器后，旋转镜头，确定连接牢靠。

（4）连接电源，开机自检。

（5）调节焦距及白平衡。旋转耦合器调节焦距至画面清晰。摄像头和摄像主机均可调节白平衡，一般采用镜头物镜端平行白色纱布，在视野清晰状态下，按压白平衡按钮，完成白平衡调节。

（6）术中注意镜头的保护，避免受压。

（7）手术结束后，先关闭电源再拔出导线，并分离镜头、耦合器与摄像头，再次检查镜头、摄像头及耦合器。

第2节 光源系统

人体内部为暗环境，关节镜成像时需使用冷光源进行辅助照明。临床应用关节镜以来，其冷光源技术也经历了几个发展阶段。早期的关节镜光源是由150 W的白炽灯泡组成，可满足经关节镜直视，术者直接通过目镜观察关节内情况，其缺点是亮度很低、照明效果不佳。现代关节镜都是在监视器监视下进行操作，通过目镜观察法进行手术已成为历史。监视器的成像质量对于光源的要求更高，随着光导纤维的问世，医用冷光源的性能发生了质的飞跃。冷光源采用高功率的发光器件，使亮度大为提高，并且不受空间的限制，很好地解决了这一问题。光导纤维在透镜的周围为光学纤维，将光源通过光纤投到物镜端。光源系统由光源主机和光导纤维构成。

一、光源主机

目前临床使用的是500XL氙光源，其色泽接近自然光，红外线滤片及双风扇散热，为冷光源。关节镜冷光源可以为关节镜检查和手术提供稳定性高以及冷却的照明光源，是关节镜设备重要的组成部分（图2-2-1）。氙灯冷光源由主机、电源线和灯泡组成。

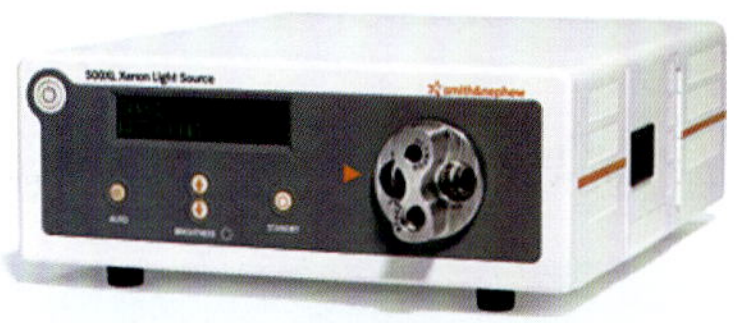

图2-2-1　光源主机

（一）工作原理

氙灯的发光是利用正负电触发氙气与稀有金属引起化学反应而发光。接通电源后，变压器产生的高压使火花隙放电，产生的触发脉冲电压加到氙灯上，使氙灯电离，在灯内形成长火花，这个火花在灯两端电压上迅速成高密度的弧光放电，产生极强的闪光，此时储能电容上的电压通过氙灯放电以维持氙灯工作。

（二）功能

应用于关节镜手术辅助照明，可提供足够亮度，在关节腔内具有自动调光功能。

（三）保养与维护

（1）光源主机旁不可堆放杂物，以免影响散热。
（2）定期使用半干布或海绵去除主机表面灰尘，特别是散热孔及风扇灰尘。
（3）避免任何液体进入主机内部。
（4）将设备放置在通风干燥的位置，避免日光直射或过热环境。
（5）冷光源的连续工作时间应少于4 h。
（6）氙灯的更换步骤和注意事项：
① 更换步骤
a．主机提示更换灯泡；
b．关闭主机，断开电源；
c．将侧门打开，水平拉出氙灯组件；
d．将原装新氙灯组件推入主机，压紧氙灯组件；
e．将侧门关好，接通电源。
② 注意事项
a．换氙灯泡，必须断开主机电源，待灯泡完全冷却后才可进行更换；
b．必须选用与原氙灯同一规格型号的氙灯，安装前需保证氙灯表面干燥清洁；
c．检查氙灯接线无误后，罩上铝隔热板，打开电源开关，待氙灯亮一段时间，观察无闪烁现象后才能进行调试；
d．调试中，手不能触及灯泡，以免烫伤或造成其他伤害；

e. 调试完毕，切断主机电源，安装固定铝隔热板和机箱盖；
f. 更换调试人员应具备相应专业知识和能力，操作时要戴手套。

二、光导纤维

光导纤维是一种透明的玻璃纤维丝，直径为1～100 μm（图2-2-2）。光导纤维一端与光源主机相连，另一端连接关节镜镜头。光缆的长度对光的传导有一定的影响，有文献报道，光缆每增加0.3048 m，光传导率降低8%。

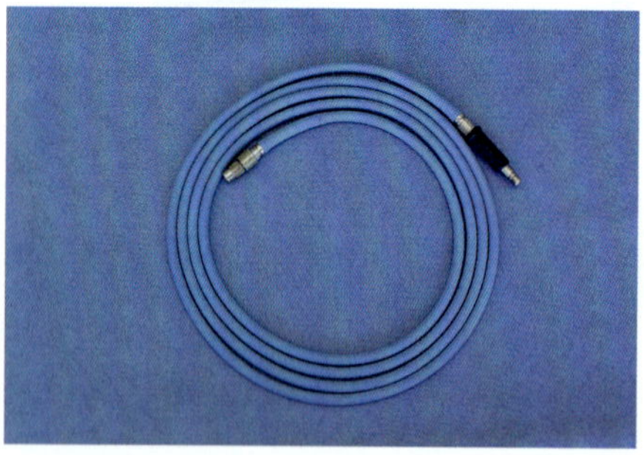
图2-2-2 光导纤维

（一）工作原理

光导纤维由内芯和外套组成，内芯的折射率大于外套的折射率，光由一端进入，在内芯和外套的界面上经多次全反射，从另一端射出，这样保证大部分光一直在里层玻璃内沿轴向前进，进行光传递。

（二）功能

光导纤维具有导光照明作用，可过滤红外线及紫外线，保护被照明体，应用于关节镜手术辅助照明。

（三）保养与维护

（1）光导纤维的盘曲直径应不小于20 cm，以保证导丝不被折断，导线的接头处保持干燥，保护帽应拧紧。

（2）从光源主机上取下光纤接头，应对光纤等部件进行手动擦拭清洗。

（3）检查光纤的两端接口，光纤外皮有无灼烧孔、裂缝、缺口、凸起。

（4）光纤透光率：将光导纤维一端对准自然亮光或日光灯，检查另一端是否有光导纤维损坏（图2-2-3）。如有黑斑或暗灰色区域，或伴有发热现象，说明关节镜或光缆中光导纤维损坏已造成光线透光率降低。光缆端头黑斑或暗色区域的总面积不应该超过总区域的40%，如超过40%应做报废处理，为保证手术质量，建议及时更换。

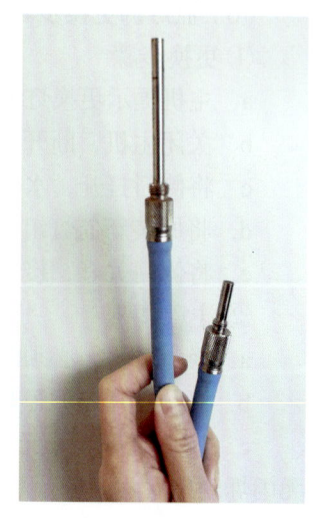
图2-2-3 检查光导纤维

三、光源系统操作步骤

（1）光导纤维与光源主机连接，保持接头处清洁干燥。

（2）连接电源线，开机自检。

（3）打开待机模式。
（4）根据手术要求适度调节光源亮度。
（5）手术结束后，先关闭光源再拔出光导纤维。

四、注意事项

（1）使用前检查设备，确保其功能正常。
（2）擦拭光源主机前要切断电源。
（3）确保光源主机安装在通风良好的环境内。
（4）光导纤维与主机连接时确保其接口干燥。
（5）光源系统工作时，禁止将光导纤维直接接触患者皮肤，避免医源性损害。

第3节　刨削动力系统

20世纪70年代出现的刨削动力系统极大地推动了关节镜手术的发展，刨削动力系统包括刨削主机、刨削手柄、刨削脚踏、电钻和电锯（图2-3-1）。

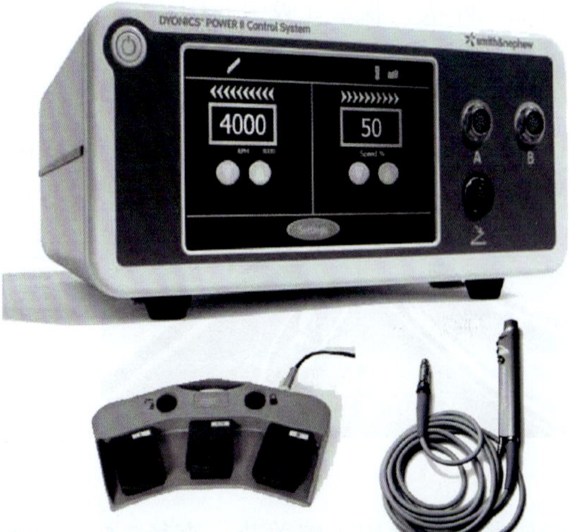

图2-3-1　刨削动力系统

一、工作原理

刨削动力系统是一种电动器械通过关节镜通道，以电动马达驱动旋转内鞘，使内外鞘不断重复闭合及开启，切除组织、骨赘的工具。

二、功能特点

（1）刨削主机：由面板电源按钮、液晶显示（liquid crystal display，LCD）触摸屏、电动器械接口、脚踏接口和后面板电源线插口组成。

刨削主机具有刀头自动识别与记忆功能，电动器械接口可同时连接刨削手柄、手钻和摆锯，不切断主机电源或者重新设置，已有设置速度与模式将会保存下来，提高工作效率，保护主机，延长主机寿命。LCD触摸屏具有设定调整刨削刀切割速度、设定调整电钻速度、慢摇切换锁窗、显示工作状态和转动方向等功能。慢摇切换锁窗功能可锁定刨刀窗口，防止软组织损伤。

（2）刨削手柄：由刨削刀头接口、刀头卡口、手控按钮、吸引开关、吸引器管路接口、电缆和主机接头组成。刨削手柄可以连接刨削刀头和手术钻头，使用手柄按钮或脚踏开关来控制刨削刀头的操作。刨削刀头刀片旋转时可切断并通过负压吸出滑膜和组织碎块，若吸引力过大使冲洗液流出大于流入（即流空现象）时会发生过度抽吸现象，抽吸的湍流在关节内产生气泡，影响手术视野，可通过负压吸引开关控制吸引力大小，避免出现过度抽吸现象，保障手术视野清晰。

（3）刨削脚踏：由脚踏电缆、锁窗按钮及正转、反转和往复操作模式组成。刨削脚踏具有控制刨削刀头转动的功能，可调节刨削刀头转动的方向与刨削刀头开口的大小，具有锁窗功能，避免软组织损伤。

三、在关节镜手术中的应用

1．切除软组织

动力刨削刀头由外层中空外鞘和窗口的可旋转中空内套管组成。刨削刀头连接刨削手柄，刨削刀手柄一端与吸引器连接，一端与旋转动力缆、动力箱及脚踏开关相连。内层旋转套管在外层中空外鞘中旋转，利用窗口内的负压将组织吸引进来，刀片旋转时切断并吸出组织碎块，收集在吸引瓶中。

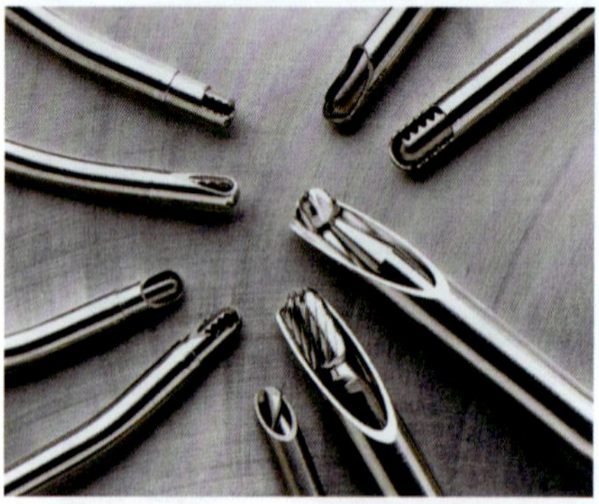

图2-3-2　一次性刨削刀头

动力刨削刀头用于刨削和清理半月板及滑膜组织，清除剥脱的软骨碎片或进行软骨成形等，广泛应用于肩、肘、腕、髋、膝、踝关节内系统和关节外系统。刨削刀头有2.0 mm、2.9 mm、3.5 mm、4.2 mm、4.5 mm、5.5 mm等不同直径，直型、弯型、直型加长、弯型加长等不同形状，有齿、无齿、卵圆形、泪滴形等不同形状的切割窗（图2-3-2）。

为适应不同部位和功能的需要，可根据手术关节腔的大小、病变组织的特点选择不同直径、不同形状、不同切割窗的刨削刀头。直径2.0 mm和2.9 mm的刨削刀头适用于腕关节，直径3.5 mm的刨削刀头适用于踝、肘关节，直径4.5 mm的刨削刀头适用于肩、膝关节，弯型与直型加长刨削刀头适用于髋关节。膝关节半月板修整手术适用直型无齿的刨削刀头，无齿切割刀头可创造光滑的切缘。滑膜切除手术多选择直径多样有齿刨削刀头，较大的切割窗与最锋利的齿状设计能较快切除增生的滑膜组织。直径5.5 mm的有齿刨削刀头适用于关节外工作腔隙的建立、绒毛结节滑膜炎等手术。

2．切除骨组织

动力刨削系统也可连接磨钻，磨钻由外层中空外鞘和可旋转的钻心组成。磨钻连接刨削手柄，刨削手柄一端与吸引器连接，一端与旋转动力缆、动力箱及脚踏开关相连后切除骨组织，切除的骨组织利用负压吸引系统收集在吸引瓶中。

磨钻主要用于磨除关节内增生骨赘，也可广泛应用于肩、肘、腕、髋、膝、踝等关节。磨钻有2.9 mm、4.0 mm、5.0 mm等不同直径，球型、圆柱型、加长型等不同类型，不同沟槽数量的特点。根据病变部位的解剖特点选择适合的磨钻，如直径4.0 mm圆柱型磨钻适用于肩关节镜手术中肩峰成形，圆柱型可有更大的组织接触面积。直径4.0 mm球型磨钻适用于膝关节镜手术髁间窝成形术，球型头可集中处理切除区域，提高工作效率。

3. 动力电钻

动力电钻导线一端与刨削动力主机连接，另一端与电钻手柄连接，电钻手柄可连接克氏针夹头、钻头和锯头，夹头可夹持范围为1.6～3.2 mm，有不同规格的锯片。主要用于截骨和钻取骨道。

四、操作步骤及注意事项

（1）选择合适的刨削刀头并连接一次性吸引器管。

（2）刨削刀手柄导线与刨削主机连接。插入机器时直插直拔，避免旋转；连接端防止进水，以免造成机器短路损坏。

（3）连接电源，开机自检。

（4）根据手术要求调节刨削转速，根据术者习惯安放脚踏。

（5）术中保持吸引器通畅，防止反流。

（6）手术结束先关闭主机再拔出刨削手柄导线。

五、保养与维护

（1）刨削主机机顶不可堆放杂物，定期使用半干布擦拭主机表面灰尘，避免液体进入接口和主机内部，将主机放置在阴凉、干燥的位置，避免日光直射或过热环境，注意保护LCD触摸屏，操作LCD触摸屏时，避免同时使用多个手指按压屏幕导致设置意外变更或错误的控制输入。

（2）刨削脚踏用防水布包裹以达到防水、防锈效果。脚踏导线盘绕完好后收起，脚踏导线内也是由导丝组成，导丝折断会影响其使用寿命。避免脚踏板悬空，因受力点在脚踏线与脚踏板的连接处，反复踩踏连接处导丝会折断，出现接触不良问题，影响正常使用。

（3）刨削主机使用完毕关闭电源，避免长时间待机。

（4）定期检查维护保养。

第4节　射频系统

射频气化技术又称等离子低温消融术，是一种全新的等离子体组织消融技术。自20世纪90年代应用以来，此技术在国际上被称为关节镜手术的又一次革命，在关节镜手术中占有越来越重要的地位。因其具有切割、消融、止血、皱缩的作用，极大地促进了关节镜外科的发展。

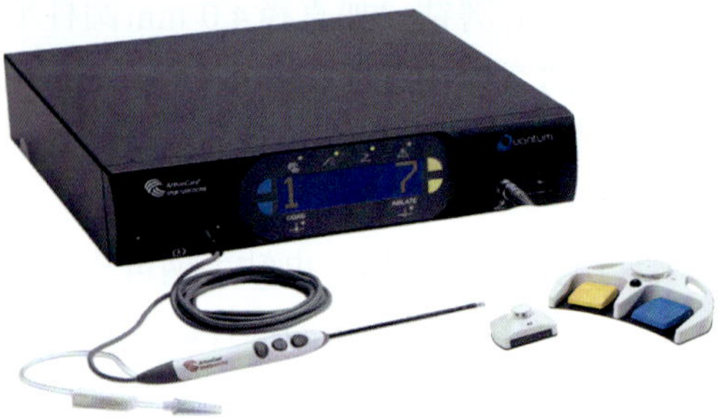

图2-4-1　射频系统

射频系统包括射频主机、不同型号的刀头和射频脚踏开关（图2-4-1）。

一、工作原理

射频等离子刀的原理是通过特定频率（100 kHz）的强射频磁场，将电解液激发为低温等离子态（图2-4-2），在电极前形成厚度约为100 μm的等离子层，其中的自由带电粒子获得足够的能量后，可以打断分子键，使靶组织细胞以分子为单位分解，最终在低温下形成切割和消融效果（图2-4-3），这种消融效果仅存在于靶组织的表层。当射频所产生的能量值低于产生等离子体的阈值时，组织的阻抗会产生热效应，从而具有皱缩和止血的作用。

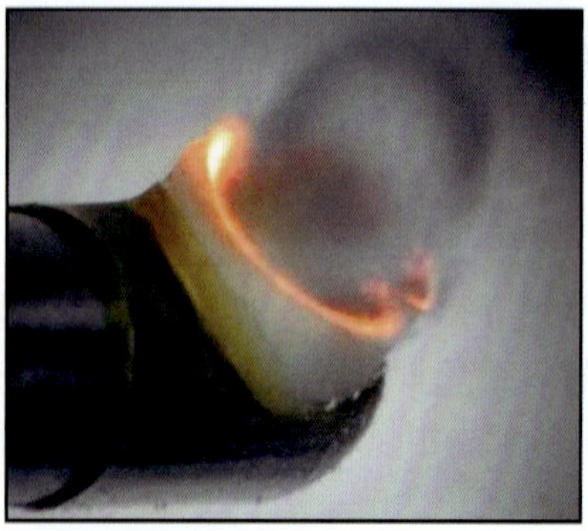

图2-4-2　等离子态

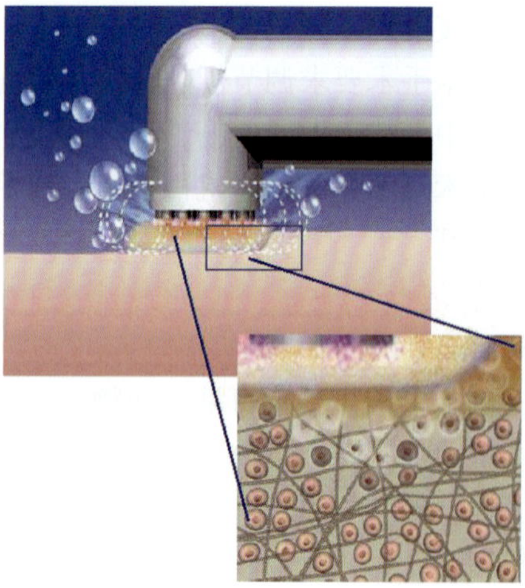

图2-4-3　射频消融技术

二、功能特点与工作模式

（一）功能特点

射频主机由电源线插口、射频刀头接口、脚踏开关接口、电源按钮、能量调节键、音量调节旋钮组成。脚踏开关由脚踏电缆、能量增减键、电切及电凝功能键组成。

在一定程度上，等离子刀的工作原理与传统电外科设备有相似之处，即工作电极与回路电极之间存在电位差。而与传统电外科设备的不同之处在于等离子刀系统以工作电极与组织之间的电解液（如生理盐水）作为媒介进行工作。传统的高温热消融技术的工作原理是使分子间摩擦产生热量，再通过热量使蛋白凝固、坏死，对正常组织的损伤较大。等离子射频是一种低温分解技术而非机械切割及热切割，可以将热效应的温度精确控制在工作温度（40～70℃），既确保胶原蛋白分子螺旋结构皱缩，又保持了细胞的活力，其能量不直接作用于组织上就能实现靶组织的有效消融，因此对周围组织仅有微小损伤。

（二）工作模式

1. 消融切割

在消融模式下，大部分等离子刀系统在工作电极与回路电极之间频率为100 kHz、电压为100～320 V，能够使工作电极与组织之间的电解液转变为等离子体。等离子体由高度电离的粒子组成，当电压足够高时，这些带电粒子会获得充足的能量，使组织结构内的分子键断裂。

当等离子体区域内的带电粒子得到足够能量后，可以导致组织结构在分子水平上分解。当离子刀头产生约4 eV时，即可导致一般组织的分子键断裂当其产生约8 eV的能量时，即可打断组织中的一般分子键（图2-4-4）。这种分解作用可以造成组织体积减小（即汽化消融），同时产生低分子量的气体，如氧气、氮气、二氧化碳、氢气和甲烷。由于所形成的等离子体区域为薄层状，等离子体中带电粒子的加速距离很短，这样分解作用仅局限于靶组织的表层，可以避免对周围组织的过度损伤。

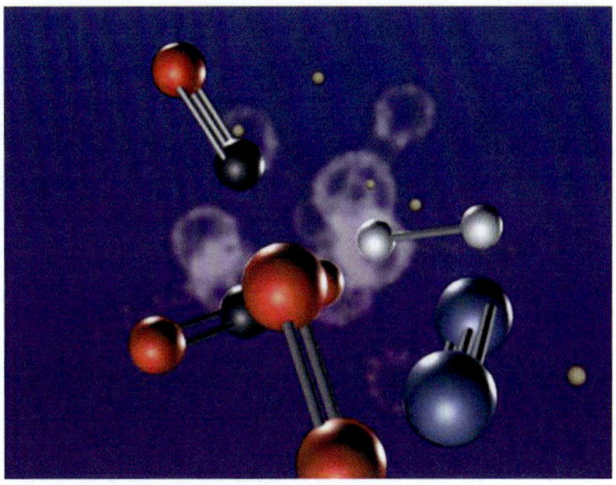

图 2-4-4　打断分子键

2. 电凝

当选择电凝挡位时，电极之间电压较低，能量不能达到产生等离子体的阈值时，电流会通过导电介质和组织，这时导电介质处于液态，并且阻抗较低，会有较大的能量被组织和导电介质吸收并产生热量。在这种设置下，可以产生止血、凝固的作用。

三、在关节镜手术中的应用

（一）常规应用

等离子消融的组织穿透和温度特性适合在关节镜和开放骨科手术中用于软组织切除、消融和凝固止血，可以广泛应用于肩、肘、腕、髋、膝、踝等主要大小关节。生理盐水灌注入关节腔既可以保证充分暴露术野，提升有效操作空间，电解质的存在又可以保障等离子体充分激活。有效的切割能力配合精准的切割范围，加上温控功能的安全保障，符合微创治疗的发展趋势。依据手术部位及功能的需求，手术时选择不同的等离子刀头。目前临床上使用的等离子刀头均为一次性。关节镜手术中使用的等离子刀头，根据刀头是否带有吸引、是否带有集成电缆、是否为集成手控开关、是否可感知周围环境温度等功能特点以及角度、刀杆规格的不同选择合适的刀头，通过调节不同的挡位来完成手术。临床常用的等离子刀头角度有0°、15°、30°、45°、50°、90°，刀杆规格有0.8 mm、2.3 mm、3.0 mm、3.75 mm。根据功能的不同选择不同的挡位，切割刀头的挡位选择在7～9，松解刀头的挡位选择在6～8，皱缩刀头的挡位选择在1～2。例如，在对充血滑膜或小出血点进行止血时，或对内侧髌骨韧带进行皱缩时，可选用较低挡位（2～3挡），主要利用刀头产生的热能使蛋白质凝固，达到止血、皱缩组织的作用。

（二）在处理软骨损伤中的应用

在软骨组织修复治疗中，由于软骨组织有热量敏感性，50℃以上可发生不可逆损伤。等离子体手术软骨刀头设计有温度指示环，当刀头温度高于50℃时指示环变色，以保证术者对软骨组织清理修复的精准操作。

高频电刀及等离子刀的不同挡位（电凝模式2～7挡，消融模式2～7挡）对软骨损伤的程度也不同。研究表明，与高频电刀相比，等离子刀对软骨的损伤较轻；等离子刀的不同挡位有不同的作用，对软骨损伤的程度也不相同。电凝模式以及消融模式的低挡位（如2挡）产生热量较多，适合用于止血、关节囊皱缩、韧带皱缩等操作；消融模式的高挡位产生热量较少，对软骨损伤较小，适合进行软骨清理等操作。

较高能量挡位（如7挡），能够充分激发离子溶液中的离子形成等离子层，发挥切割、消融组织的作用，同时保持较低的温度。使用较高挡位的好处还包括可以尽量缩短软骨修整的时间，减少多余热能在软骨表面作用的时间。尽管等离子刀头的温度较低，但如果在同一个位置长时间切割同样可以造成能量聚积，对软骨细胞造成损伤。为避免热量聚积，应使刀头匀速地在损伤软骨表面往复活动，并避免长时间连续消融，同时以生理盐水持续对关节腔进行灌洗，以带走多余的热量及碎屑，保持视野清晰。术后冰袋冷敷患膝24 h可达到止血、镇痛的目的。

（三）拓展应用

随着近些年微创技术的发展，等离子体手术技术已拓展到椎间孔镜中等离子消融、指间关节等离子体清理，最小的等离子刀头直径仅0.8 mm。随着对肌腱相关疾病及认识的深入及器械的发展，等离子切割技术又拓展到了肌腱挛缩、关节囊韧带皱缩、肌腱打孔修复等相关术式，已取得良好效果。

四、操作步骤及注意事项

（1）选择合适的刀头并连接一次性吸引器管。

（2）等离子刀导线与射频主机连接。根据不同的刀头选择机器端的插口，刀头插入机器时直插直拔，避免旋转；连接端防止进水，以免造成机器短路损坏。

（3）连接电源，开机自检。

（4）调节挡位。依照不同手术设置合理挡位：软骨损伤设置在7挡，肌腱打孔设置在1～2挡。

（5）根据术者习惯安放脚踏。

（6）调节音量。将射频主机背面音量旋钮调至适当音量。

（7）根据手术需要使用等离子刀。等离子刀需在离子溶液中使用，使用时要保证灌注液有持续良好的冲洗速度；刀头要先启动后接近组织目标，刀头不能紧压在组织上启动，使用时要保持移动，避免在一个位置停留；一次激发持续时间尽量控制在30 min之内；肌腱打孔时刀头垂直放在肌腱表面。

（8）手术结束后，先关闭主机再拔出等离子刀导线。

（9）一次性等离子刀头使用完毕后按照使用规范毁形登记。

五、保养与维护

（1）射频主机定位放置，远离摄像主机，避免干扰，保证机器清洁干燥。

（2）脚踏板使用时用防水布包裹，避免术中灌注冲洗使用的生理盐水外漏于脚踏板内而导致设备腐蚀损坏，使用后及时清洁干燥备用，脚踏板导线大圈缠绕避免导线损伤。

（3）机器使用完毕后关闭电源，避免长时间待机。

（4）定期检查、维护保养。

第5节　辅助设备

辅助设备的应用可有效地促进关节镜手术的开展。关节镜手术辅助设备包括灌注泵、肩关节牵引架、肩关节沙滩椅、髋关节牵引床、蜘蛛臂、负压吸引装置等。

一、灌注泵

实行关节镜手术必须扩张关节囊，常用的方法为灌注冲洗法，可通过重力或灌注泵（图2-5-1）实现。灌注泵可有效地保持灌注压力的稳定性与连贯性，目前也有动力系统和灌注泵一体化系统（图2-5-2）。

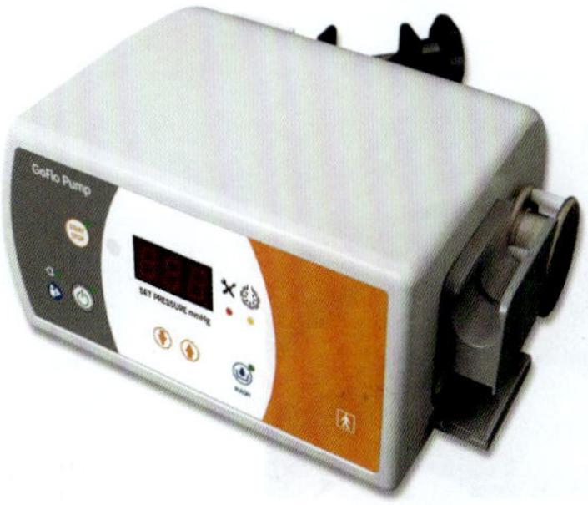

图2-5-1　灌注泵

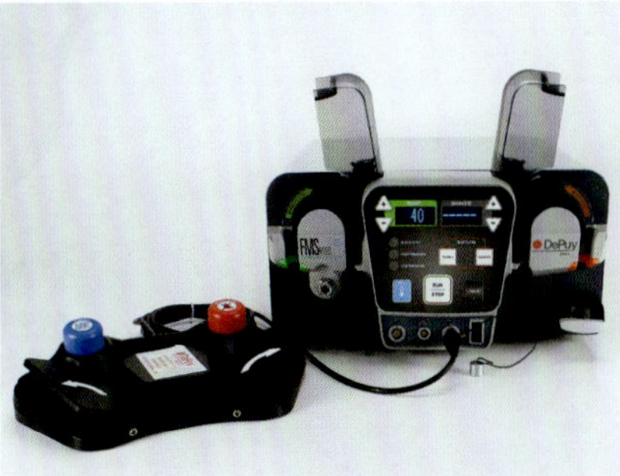

图2-5-2　一体化灌注泵

灌注泵为关节镜手术提供稳定的流体管理，可在不增加关节内压力的情况下增加水流，并在短时间内增加水流及水压以控制出血并保持术野清晰。

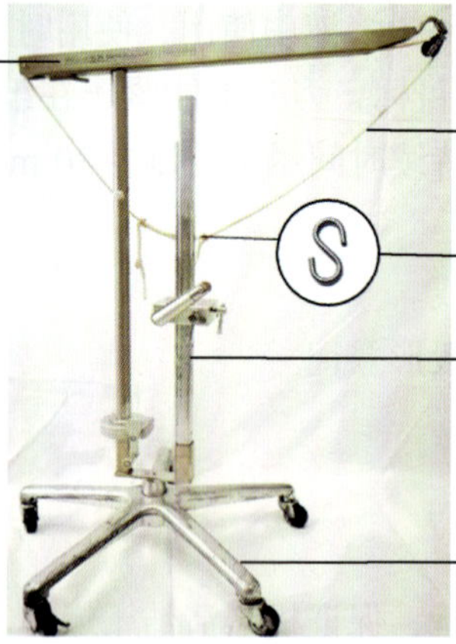

图2-5-3 肩关节牵引架

二、肩关节牵引架

由于肩关节解剖结构特殊，在进行肩关节镜手术时，患者可采用侧卧位或沙滩椅位进行手术。在侧卧位手术时，需要采用牵引架对患肢进行牵引，以获得良好的手术视野。牵引架由S钩、牵引绳、滑轨、滑槽、底座5部分组成（图2-5-3、表2-5-1）。

表2-5-1 肩关节牵引架设备配置

器械名称	数量/个	器械名称	数量/个
S钩	1	滑槽	1
牵引绳	1	底座	1
滑轨	1		

三、肩关节沙滩椅

肩关节沙滩椅（图2-5-4）用于肩关节镜手术中沙滩椅体位的摆放，其结构简单、操作方便，极大地缩短了沙滩椅体位的摆放时间。肩关节沙滩椅由麻醉管线固定架、扶手、固定带、固定卡钳、术侧顶子、非术侧手臂托板、存放推车7部分构成（表2-5-2）。

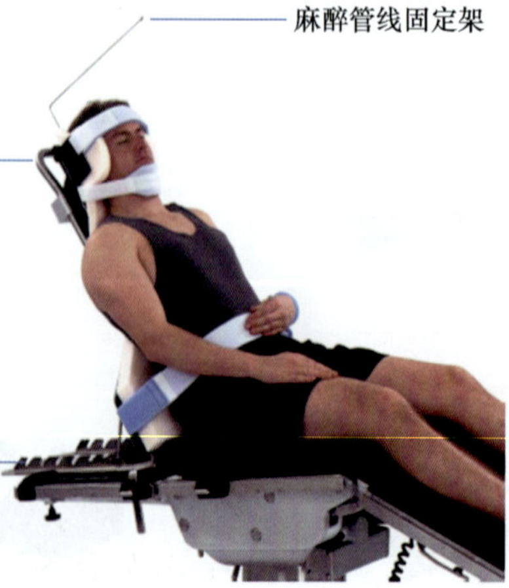

图2-5-4 肩关节沙滩椅

表 2-5-2　肩关节沙滩椅设备配置

器械名称	数量/个	器械名称	数量/个
麻醉管线固定架	1	术侧顶子	1
扶手	1	非术侧手臂托板	1
固定带	1	存放推车	1
固定卡钳	1		

四、髋关节牵引床

髋关节属于杵臼关节，局部解剖复杂，周围有丰富的神经血管包绕。髋关节镜手术需要在牵引的状态下进行，分为仰卧位牵引和侧卧位牵引，由不同的牵引床来实现其效果。

（一）髋关节仰卧位牵引床

髋关节仰卧位牵引床（图2-5-5）由仰卧位床轨夹、会阴柱、仰卧位手术台延伸器、患侧下肢牵引器（带皮靴）、健侧下肢固定器（带皮靴）5部分构成（表2-5-3）。

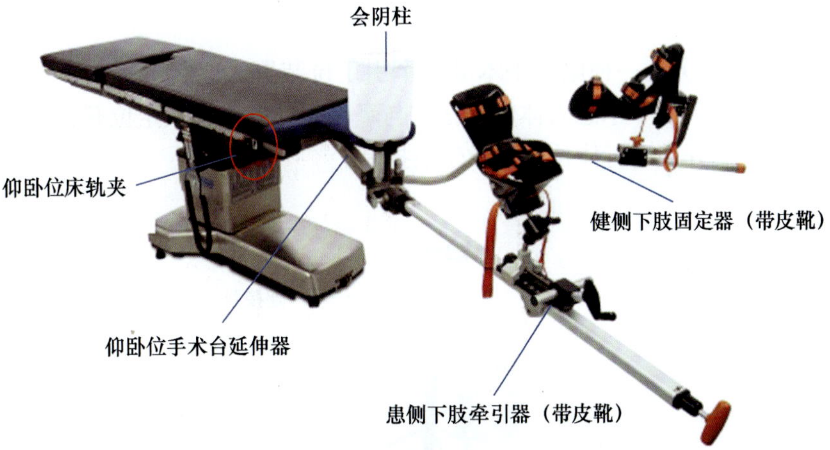

图 2-5-5　髋关节仰卧位牵引床

表 2-5-3　髋关节仰卧位牵引床设备配置

器械名称	数量/个	器械名称	数量/个
仰卧位床轨夹	2	患侧下肢牵引器（带皮靴）	1
会阴柱	1	健侧下肢固定器（带皮靴）	1
仰卧位手术台延伸器	1		

（二）髋关节侧卧位牵引床

髋关节侧卧位牵引床（图2-5-6）由侧卧位床轨夹、侧卧位会阴柱、支柱垫片、患侧下肢牵引器（带皮靴）4部分构成（表2-5-4）。

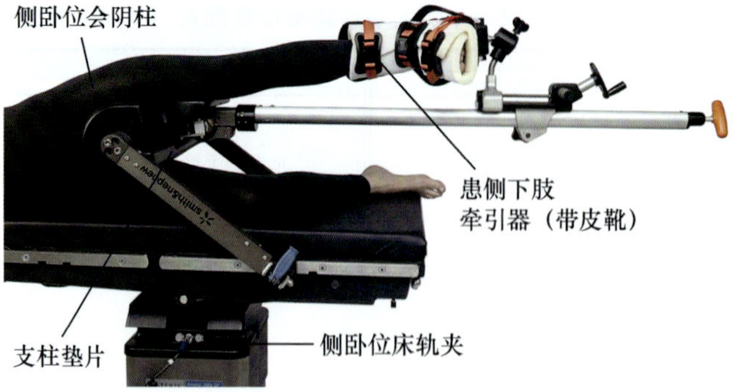

图2-5-6 髋关节侧卧位牵引床

表2-5-4 髋关节侧卧位牵引设备配置

器械名称	数量/个	器械名称	数量/个
侧卧位床轨夹	2	支柱垫片	1
侧卧位会阴柱	1	患侧下肢牵引器（带皮靴）	1

五、蜘蛛臂

蜘蛛臂（图2-5-7）是一种电动手术肢体牵引定位装置，适配于所有手术床，可用于膝关节、肩关节和小关节手术患者体位的摆放与牵引，其具有集成定位开关，术中可通过脚踏开关或无菌控制开关进行体位转换及牵引控制。

图2-5-7 蜘蛛臂

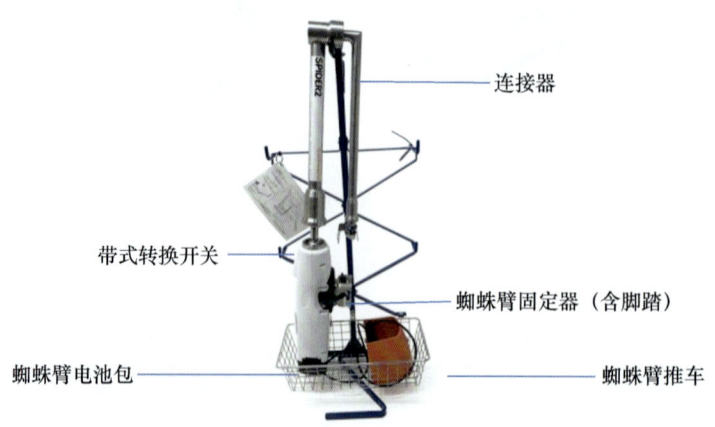

蜘蛛臂由蜘蛛臂固定器（含脚踏）、带式转换开关、蜘蛛臂电池包、连接器、蜘蛛臂推车及各部位配件6部分构成（表2-5-5）。

表 2-5-5 蜘蛛臂设备配置

器械名称	数量/个	器械名称	数量/个
蜘蛛臂固定器（含脚踏）	1	连接器	1
带式转换开关	1	蜘蛛臂推车	1
蜘蛛臂电池包	1	各部位配件	若干

六、负压吸引装置

负压吸引装置是手术室和抢救中必备的重要设备之一，在关节镜手术中是保证手术视野清晰的必备设备。负压吸引装置由调压器、集液瓶、软管等组成。集液瓶上有两个软管接口，一个接负压终端，另一个接入工作腔体。当负压终端接通时，集液瓶内将产生空气负压，该负压将引导污物（如污血、痰等）从另一个软管流入集液瓶内。当集液瓶内液体高度达到一定高度时，集液瓶盖上的止流阀将开始工作，切断液体流入管路，从而防止集液瓶内液体过满而溢出。考虑到引流量的不同，可以将多个集液瓶级联，从而实现多量液体的抽取及储存。

关节镜手术中，需要大量生理盐水对关节腔进行持续灌洗和有效排放，维持关节腔内一定的灌注压力将关节腔扩充，以便手术观察及操作。因此，术中负压吸引装置是关节镜手术顺利进行的保障。关节镜手术中镜鞘出水端、刨削刀手柄、一次性等离子刀头（可吸引）均需负压吸引来维持良好的手术视野及工作状态。

因手术室负压吸引装置装配有限、多处连接导致空间杂乱等问题，笔者团队自行设计了“Y”形三通连接法，将两个“Y”形三通和两段20 cm一次性吸引器管连接，一端与负压吸引器连接，另一端与器械出水端连接，从而形成集中密闭负压吸引系统（图2-5-8、图2-5-9）。

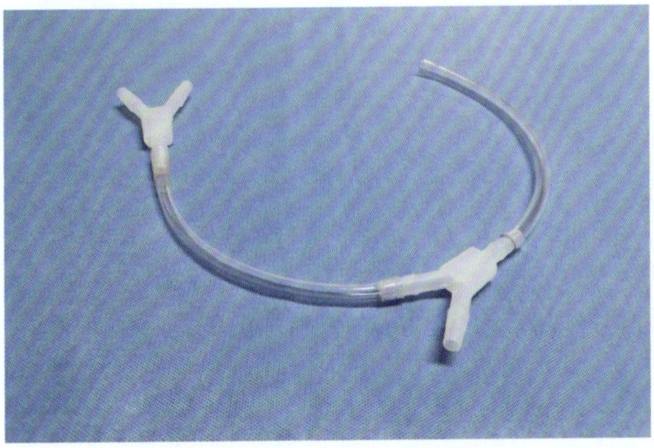

图2-5-8 “Y”形三通连接

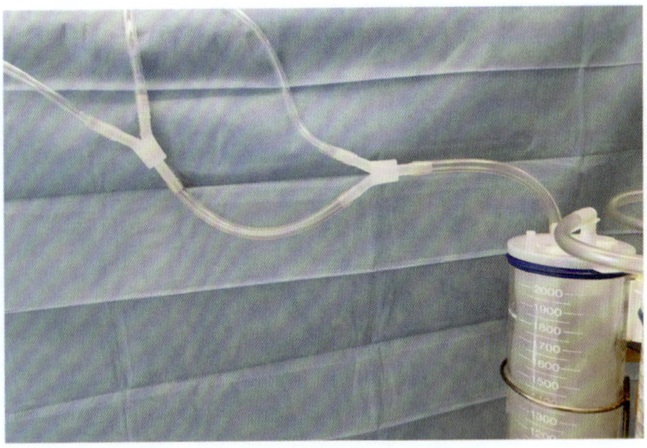

图2-5-9 三通连接负压吸引器

在手术中会发生负压吸引器管与负压吸引装置连接处打折现象，导致吸引无效，从而影响手术进程。为避免此类现象的发生，笔者团队采用外套管保护法，将与吸引装置连接的一段吸引器管插入15 cm的外套管中（图2-5-10），避免吸引器管打折，降低吸引器堵塞

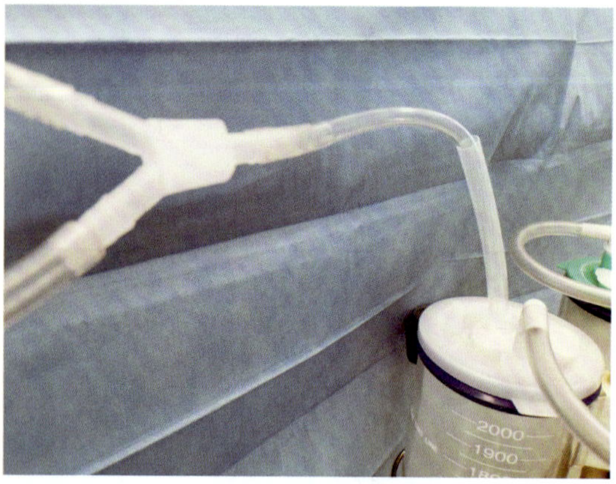

图2-5-10　外套管保护法

频率，提高工作效率。

针对肩关节镜手术灌注量大、出水量大、操作入路多、积液袋水量大的特点，笔者团队将3个三通和三段一次性吸引器管连接（图2-5-11），一端与负压吸引装置连接，另一端共有4个连接口，3个与出水系统连接，1个与1根一次性吸引器连接，一次性吸引器管另一端与积液袋连接（图2-5-12），保证周围环境的清洁。

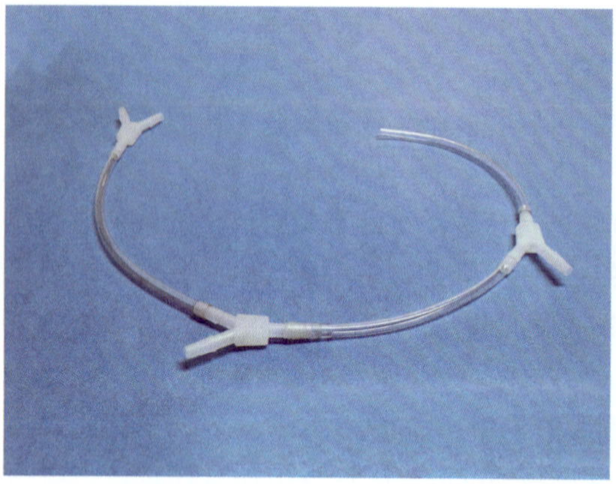

图2-5-11　连接三通

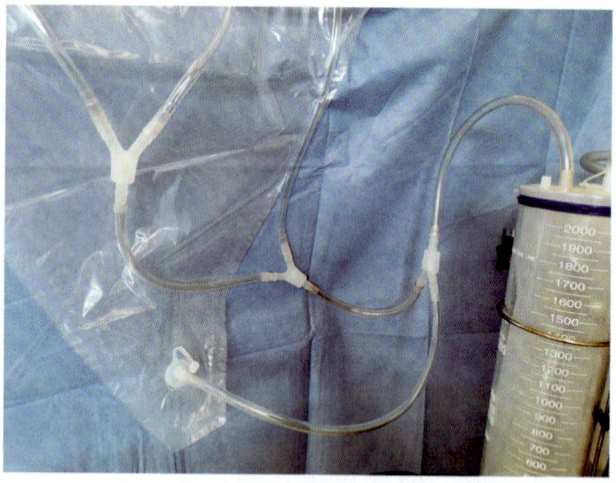

图2-5-12　三通连接负压吸引器

（朱娟丽　梁宝富　弓亚会　任浩伟　王姝南　高　远）

第3章 关节镜手术器械与耗材

手术器械与耗材是外科医师实施手术时的重要工具，手术能否顺利进行，与手术器械和耗材是否齐全、功能是否良好有着密切的关系。

随着关节镜手术的发展，关节镜技术从膝关节发展到肩、肘、腕、踝、髋关节并应用于关节外。为满足手术需求，关节镜手术室护士需准备灭菌效果肯定、性能良好、数量充足、零部件完整的手术器械与耗材，并要求掌握各种手术器械与耗材的设计目的、结构特点、主要功能。正确选择和使用器械与耗材是顺利开展手术的前提和保障。

根据手术特点，以满足手术需求、提高工作效率为目的，不断改进器械的数量与组配。关节镜手术器械主要分为基础器械和专科器械。

第1节 关节镜手术基础器械

一、膝关节镜清理/关节外手术基础器械情况

膝关节镜清理/关节外手术基础器械及其配置情况如图3-1-1及表3-1-1所示。

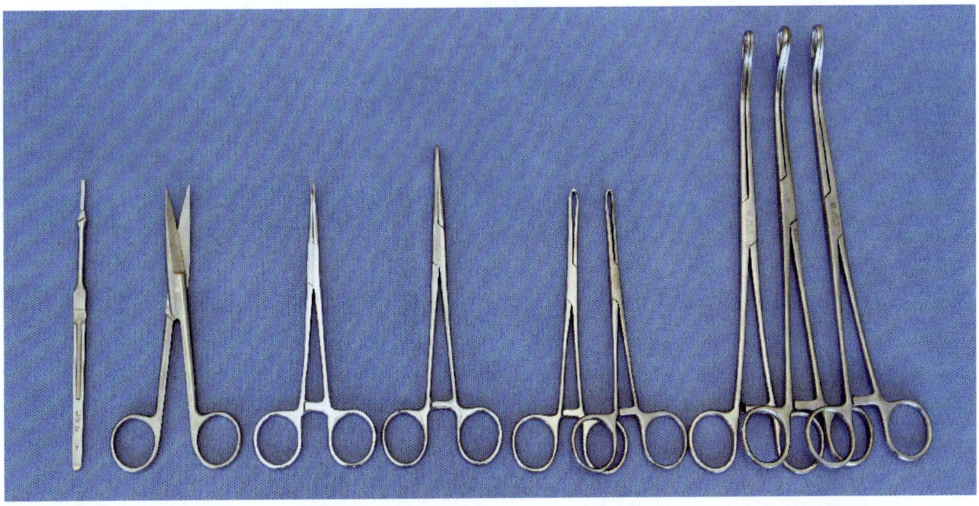

刀柄　线剪　中弯血管钳　直血管钳　组织钳　海绵钳

图3-1-1　膝关节镜清理/关节外手术基础器械

表3-1-1 膝关节镜清理/关节外手术基础器械配置

器械名称	规格	数量/个	器械名称	规格	数量/个
刀柄	7#	1	直血管钳	16 cm	1
线剪	14 cm	1	组织钳	14 cm	2
中弯血管钳	14 cm	1	海绵钳	25 cm	3

二、肩/髋关节镜手术基础器械

肩/髋关节镜手术基础器械及其配置情况如图3-1-2及表3-1-2所示。

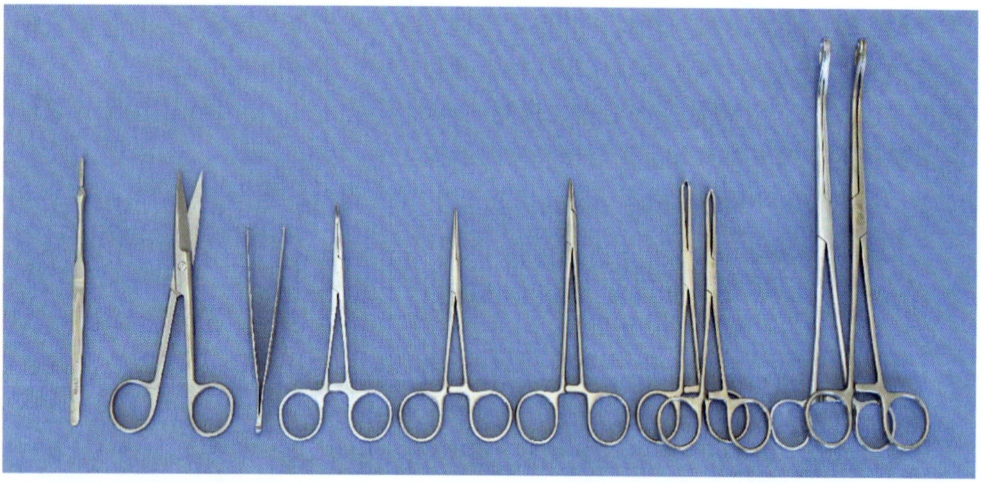

刀柄　线剪　组织镊　中弯血管钳　直血管钳　持针器　组织钳　海绵钳

图3-1-2 肩/髋关节镜手术基础器械

表3-1-2 肩/髋关节镜手术基础器械配置

器械名称	规格	数量/个	器械名称	规格	数量/个
刀柄	7#	1	直血管钳	14 cm	1
线剪	14 cm	1	持针器	16 cm	1
组织镊	12.5 cm	1	组织钳	14 cm	2
中弯血管钳	14 cm	1	海绵钳	25 cm	2

三、韧带重建手术基础器械

韧带重建手术基础器械及其配置情况如图3-1-3及表3-1-3所示。

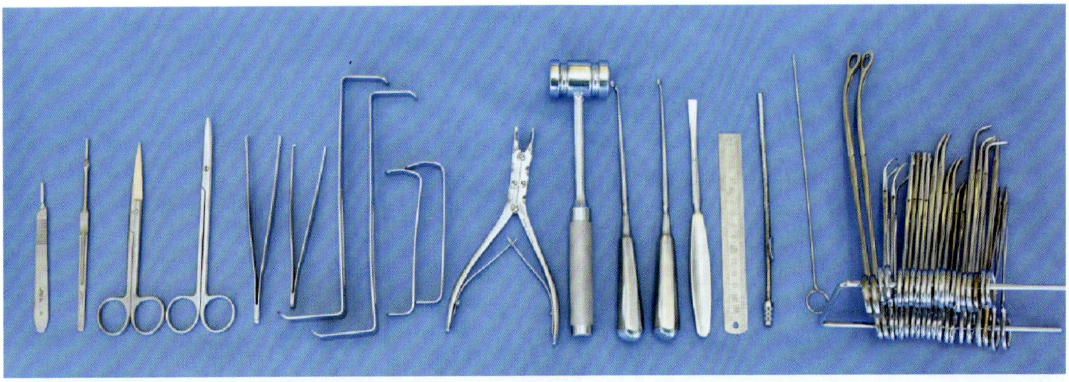

图3-1-3　韧带重建手术基础器械

表3-1-3　韧带重建手术基础器械配置

器械名称	规格	数量/个	器械名称	规格	数量/个
刀柄	7#	1	骨膜剥离子	23 cm	1
	3#	1	钢尺	—	1
线剪	14 cm	1	吸引器头（带芯）	22 cm	1
组织剪	16 cm	1	海绵钳	25 cm	2
组织镊	14 cm	1	巾钳	10 cm	2
	12.5 cm	1	组织钳	14 cm	4
甲状腺拉钩	—	2	大弯血管钳	18 cm	2
小二双头拉钩	—	2	中弯血管钳	14 cm	2
咬骨钳	弯型/30°/22 cm	1	小弯血管钳	12.5 cm	1
骨锤	—	1	直血管钳	14 cm	1
刮勺	弯型	1	直角钳	16 cm	3
	直型	1	持针器	16 cm	3

四、踝/肘/腕关节镜手术基础器械

踝/肘/腕关节镜手术基础器械及其配置情况如图3-1-4及表3-1-4所示。

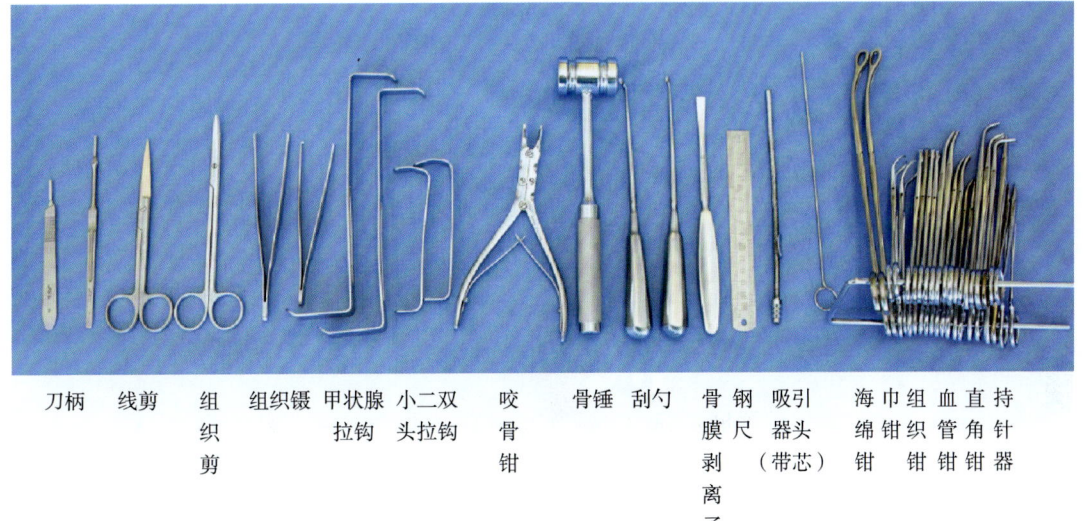

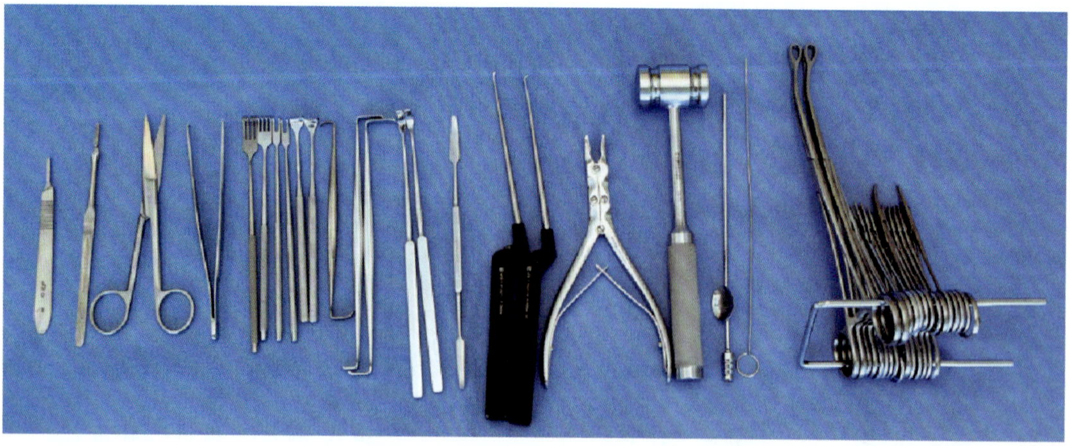

刀柄 线剪 组织镊 小四爪钩 小二爪钩 眼睑拉钩 静脉拉钩 神经剥离子 刮匀 咬骨钳 骨锤 吸引器头（带芯） 海绵钳 组织钳 血管钳 持针器

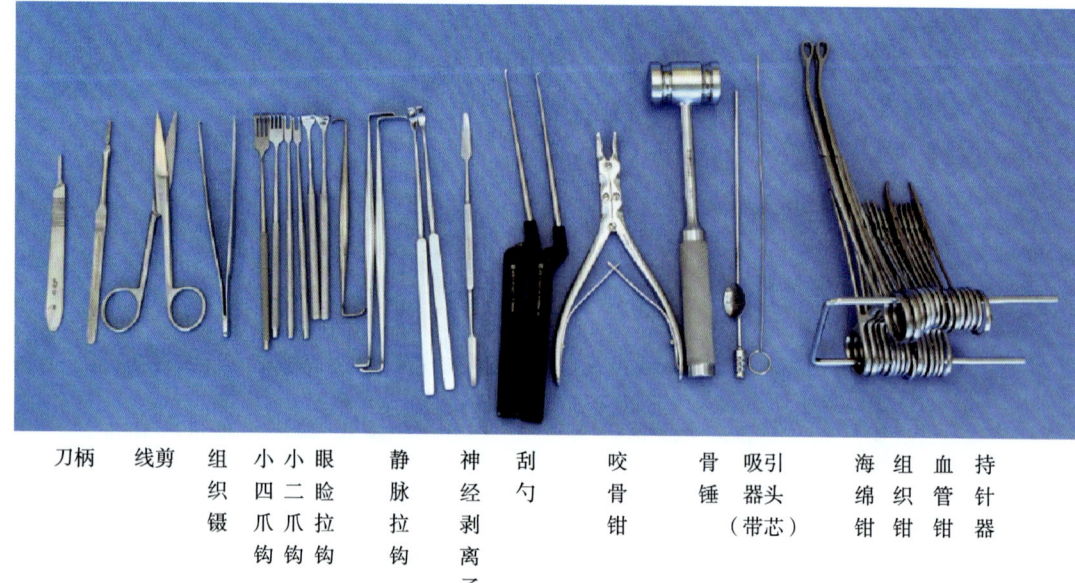

图3-1-4 踝/肘/腕关节镜手术基础器械

表3-1-4 踝/肘/腕关节镜手术基础器械配置

器械名称	规格	数量/个	器械名称	规格	数量/个
刀柄	3#	1	咬骨钳	弯型/30°/22 cm	1
	7#	1	骨锤	—	1
线剪	14 cm	1	吸引器头（带芯）	22 cm	1
组织镊	12.5 cm	1	海绵钳	25 cm	2
小四爪钩	—	2	组织钳	14 cm	2
小二爪钩	—	2	直血管钳	14 cm	5
眼睑拉钩	—	2	蚊弯血管钳	—	4
静脉拉钩	—	5	小弯血管钳	12.5 cm	1
神经剥离子	—	1	持针器	16 cm	1
刮勺	直型/2 mm	1			
	弯型/2 mm	1			

第2节 关节镜手术专科器械

一、关节镜手术专科基础器械

（1）关节镜镜鞘：依据关节镜的直径，常用的关节镜镜鞘有6.0 mm关节镜镜鞘（图3-2-1）、4.0 mm关节镜镜鞘（图3-2-2）、3.5 mm关节镜镜鞘（图3-2-3）。

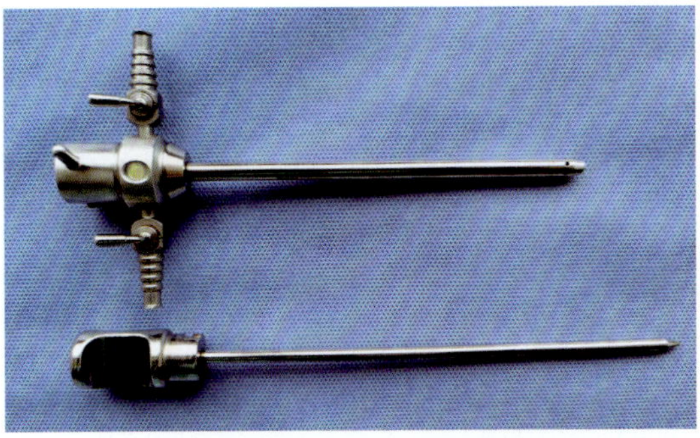

图3-2-1 6.0 mm关节镜镜鞘

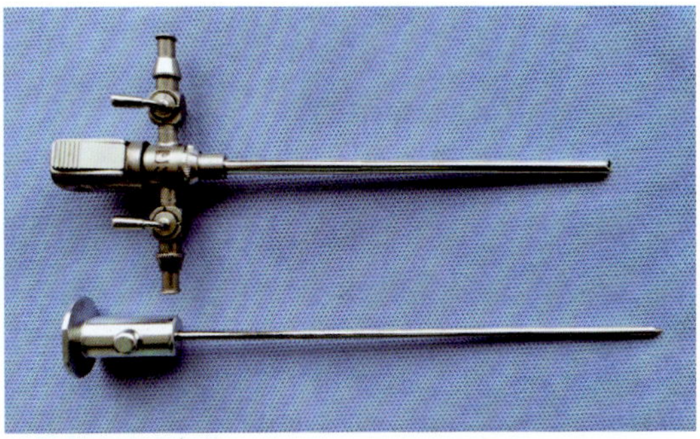

图3-2-2 4.0 mm关节镜镜鞘

（2）穿刺锥：穿刺锥按照直径可分为6.5 mm穿刺锥（图3-2-4）、5.5 mm穿刺锥、4.5 mm穿刺锥等（图3-2-5）。

（3）探钩见图3-2-6。

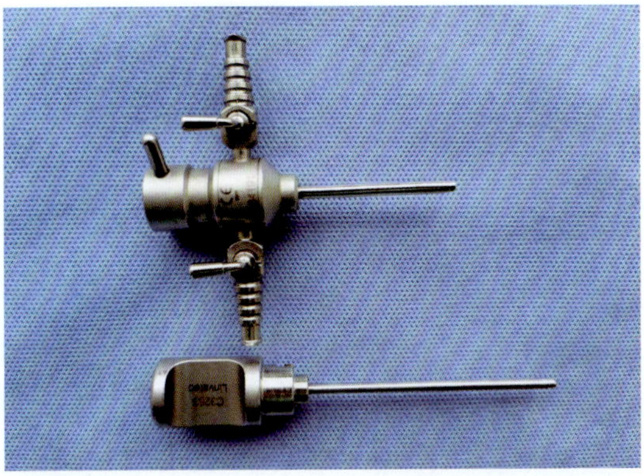

图3-2-3 3.5 mm关节镜镜鞘

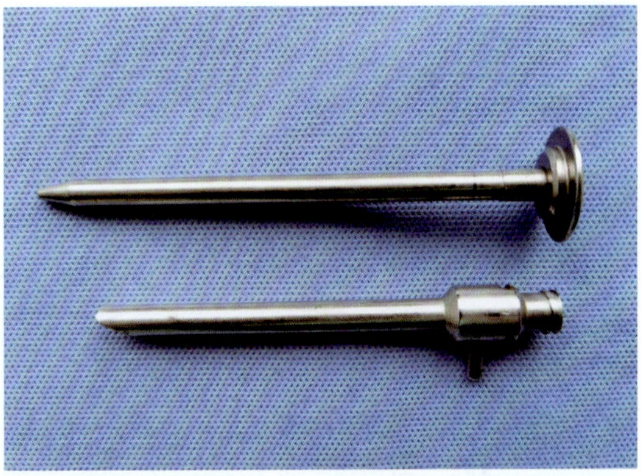

图3-2-4 6.5 mm穿刺锥

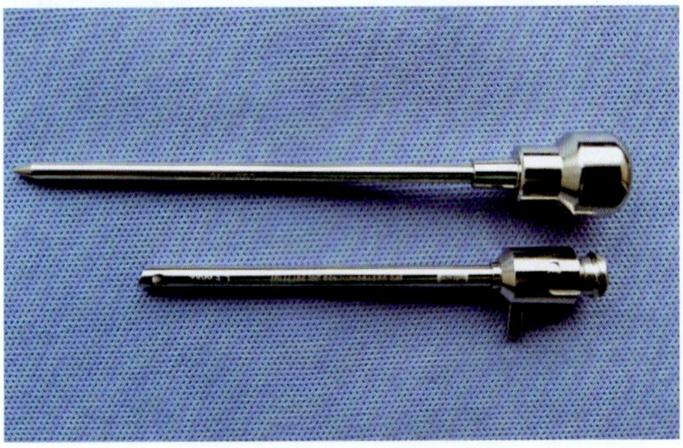

图3-2-5 4.5 mm穿刺锥

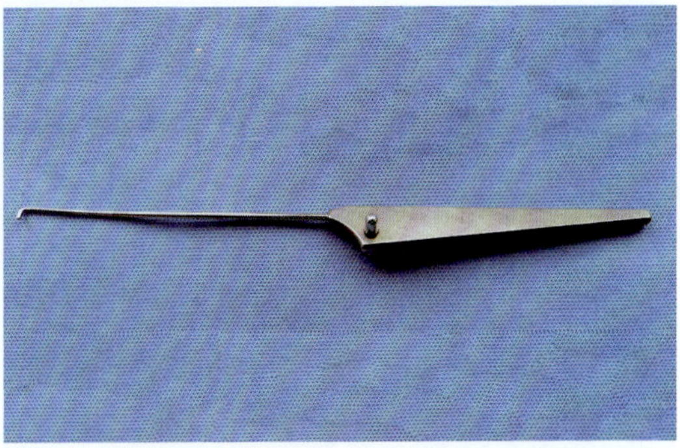

图3-2-6 探钩

二、膝关节镜手术专科器械

（1）软骨修整微骨折器械（表3-2-1）：环形刮勺（图3-2-7）、微骨折器（图3-2-8）。

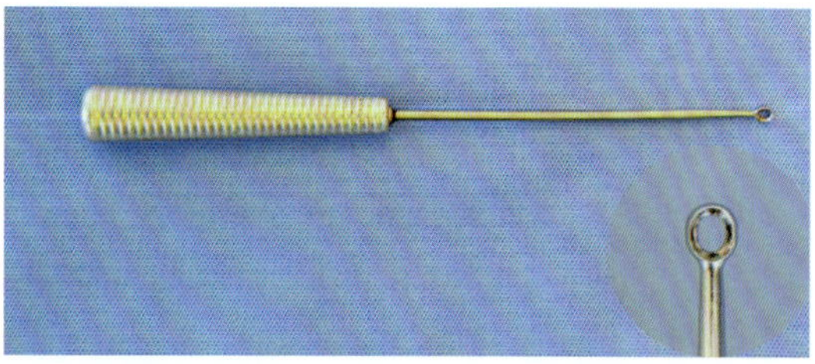

图3-2-7　环形刮勺

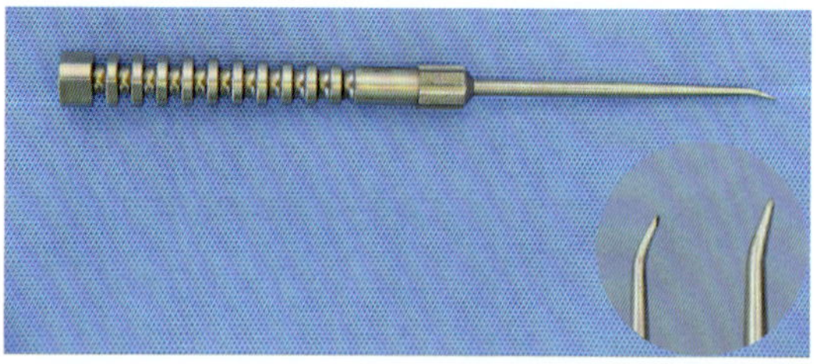

图3-2-8　微骨折器

表3-2-1　软骨修整微骨折器械配置

器械名称	规格	数量/个
环形刮勺	—	1
微骨折器	25°	1
	45°	1
骨锤	—	1

（2）半月板修整成形器械（表3-2-2）：各方向篮钳（图3-2-9、图3-2-10）、半月板剪刀（图3-2-11）、香蕉刀（图3-2-12）。

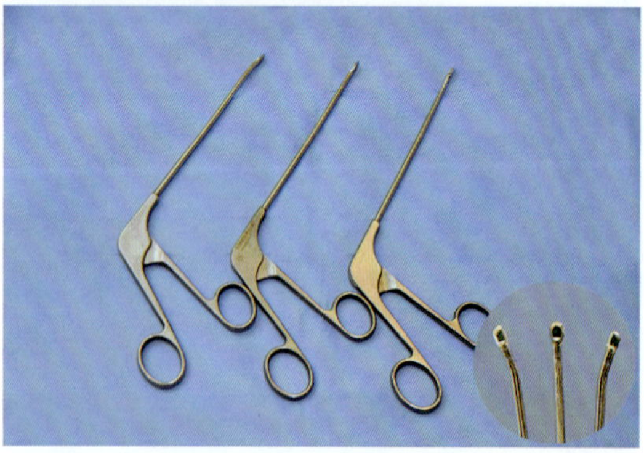

图3-2-9　篮钳（左弯、直型、右弯）

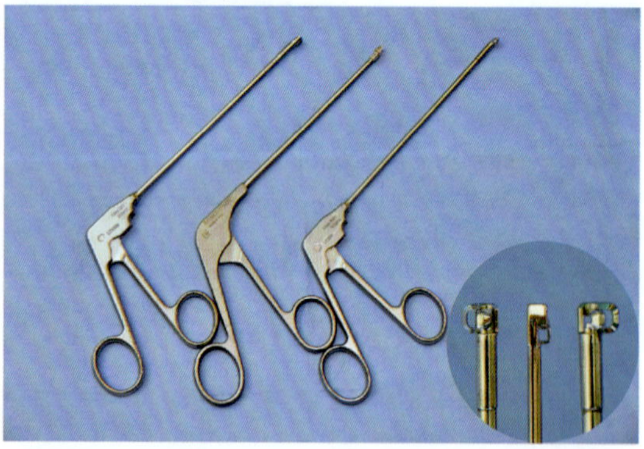

图3-2-10　篮钳（90°左弯、后向、90°右弯）

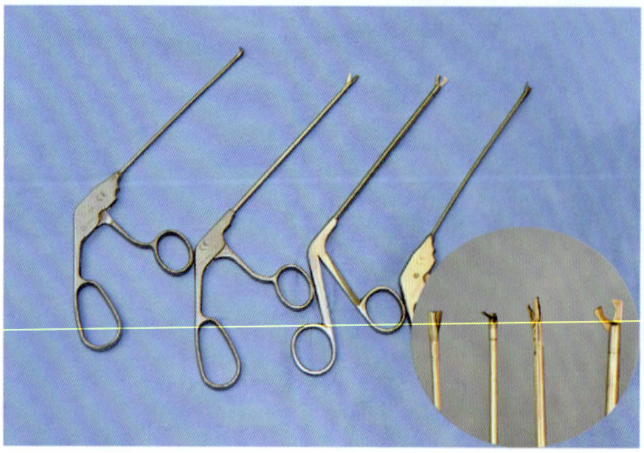

图3-2-11　半月板剪刀（直型、左弯、右弯、锯齿状）

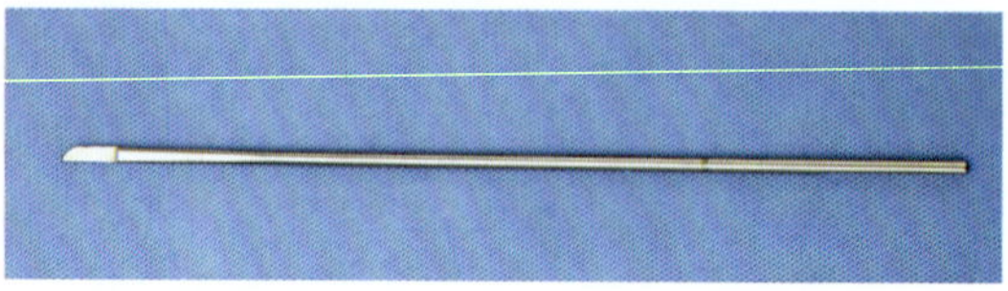

图3-2-12　香蕉刀

表3-2-2　半月板修整成形器械配置

器械名称	规格	数量/个	器械名称	规格	数量/个
篮钳	左弯	1	半月板剪刀	直型	1
	直型	1		左弯	1
	右弯	1		右弯	1
	90°左弯	1		锯齿状	1
	90°右弯	1	香蕉刀	—	1
	后向	1			

（3）半月板缝合器械（表3-2-3）：半月板锉（图3-2-13）、半月板缝合套管（图3-2-14）、半月板深度探钩（图3-2-15）、槽缝合管（图3-2-16）、剪线器（图3-2-17）、Outside-In缝合套管（图3-2-18）。

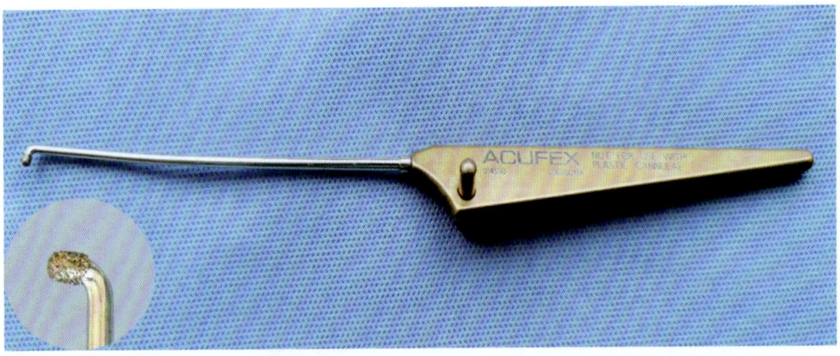

图3-2-13　半月板锉

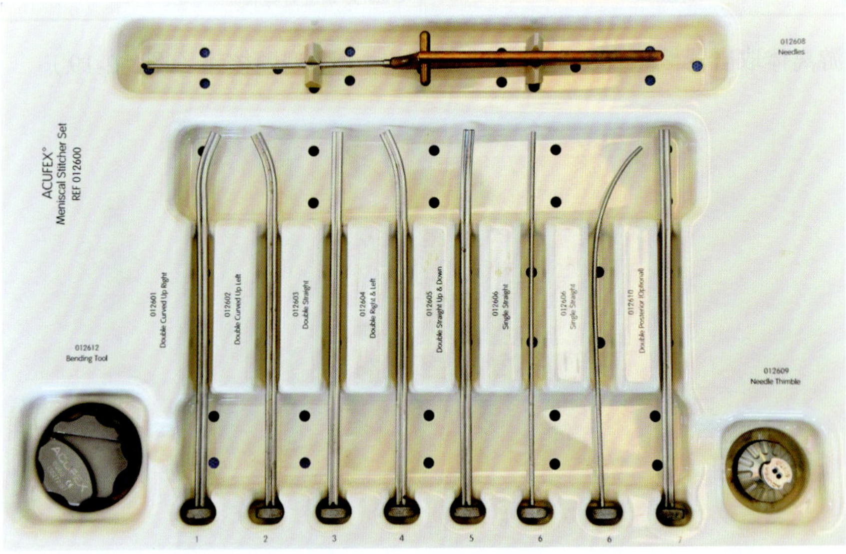

图3-2-14　半月板缝合套管

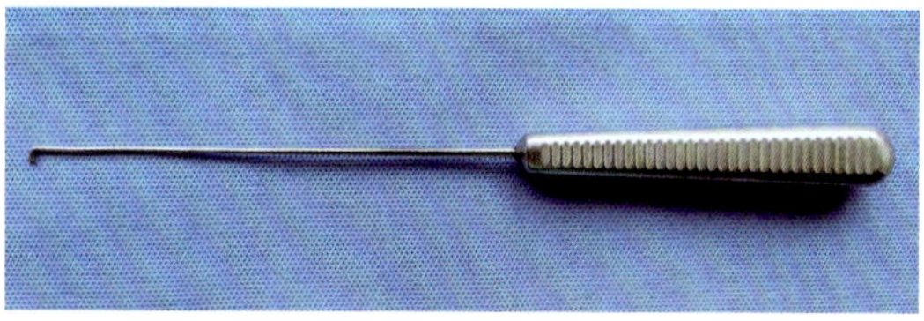

图3-2-15 半月板深度探钩

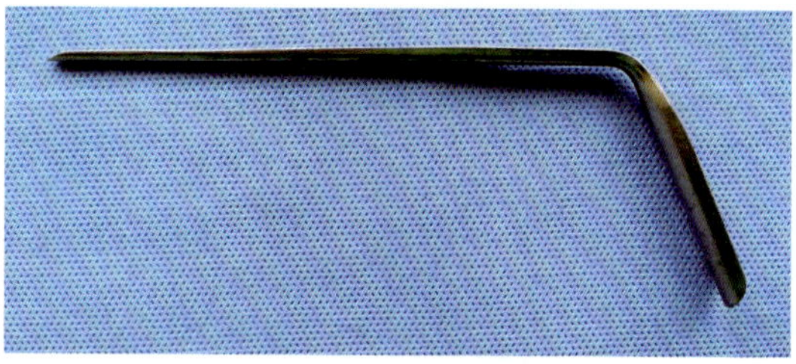

图3-2-16 槽缝合管

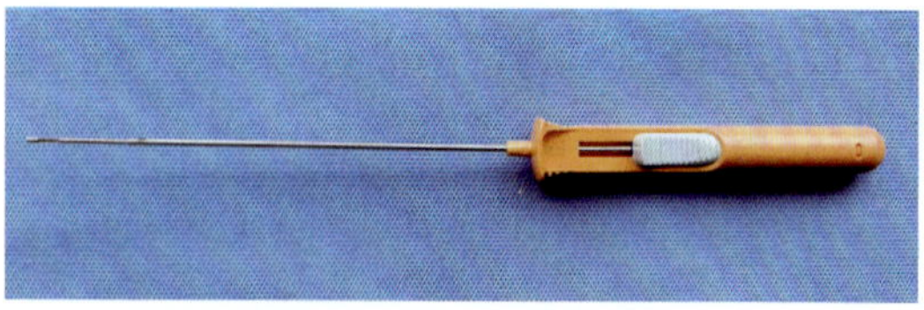

图3-2-17 剪线器

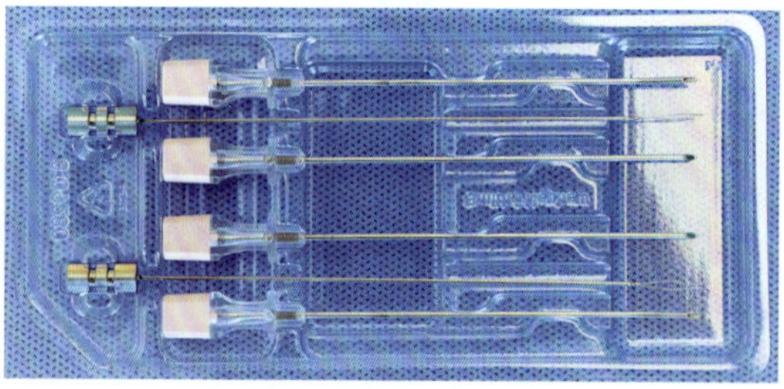

图3-2-18 Outside-In缝合套管

表3-2-3 半月板缝合器械配置

器械名称	规格	数量/个	器械名称	规格	数量/个
缝合顶针	—	1	可弯工具	—	1
单套管	—	1	半月板锉	—	1
后套管	—	1	半月板深度探钩	—	1
双套管	上弯/下弯	1	槽缝合管	—	1
	左弯/右弯	1	剪线器	—	1
	直型	1	Outside-In缝合套管	—	1

（4）游离体取出器械（表3-2-4）：直型髓核钳、弯型髓核钳（图3-2-19）。

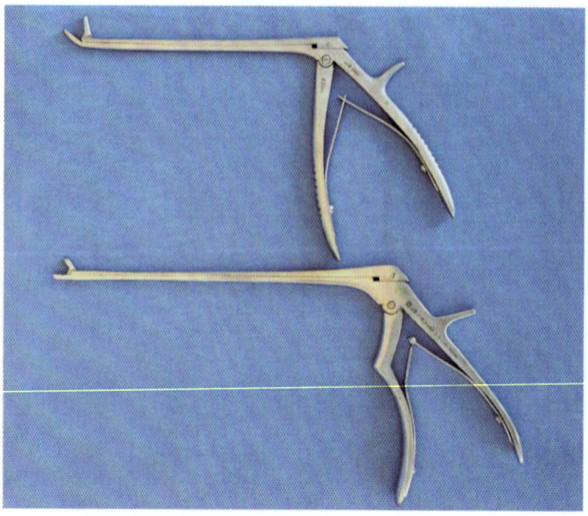

图3-2-19 髓核钳（直型、弯型）

表3-2-4　游离体取出器械配置

器械名称	规格	数量/个
髓核钳	2 mm直型/弯型	各1
	3 mm直型/弯型	各1
	4 mm直型/弯型	各1

（5）交叉韧带重建器械（图3-2-20）：交叉韧带重建器械配置见表3-2-5。

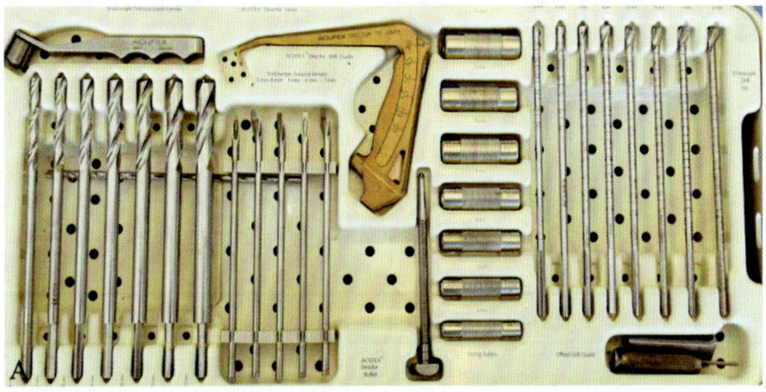

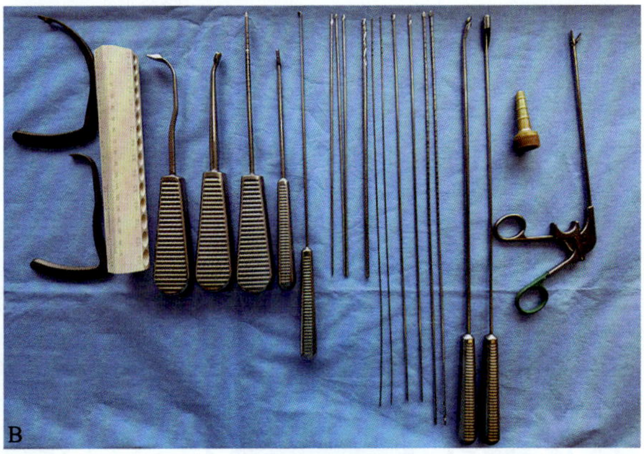

图3-2-20　交叉韧带重建器械

表3-2-5　交叉韧带重建器械配置

器械名称	规格	数量	器械名称	规格	数量
胫骨钻头	5/6/7/8/9/10/11/12 mm	各1	测深尺	—	1
股骨钻头	4.5 mm	1	测量板	—	1
股骨定位器把手	—	1	刮勺	—	1
股骨定位器	3/4/5/6/7 mm	各1	剥离器	—	1
胫骨瞄准器	—	1	角锉	—	1
前交叉韧带胫骨定位器	—	1	螺丝刀	—	1
后交叉韧带胫骨定位器	—	1	皮塞	—	2
后交叉韧带股骨定位器	—	1	抓线钳	—	1
套管	—	1	导针	2.4 mm	3
测量筒	6/7/8/9/10/11/12 mm	各1		2.7 mm	2
开口取腱器	—	1	股骨定位导针	4.0 mm	2
闭口取腱器	—	1	导丝	—	2

（6）预张力工作平台（图3-2-21）：预张力工作平台配置见表3-2-6。

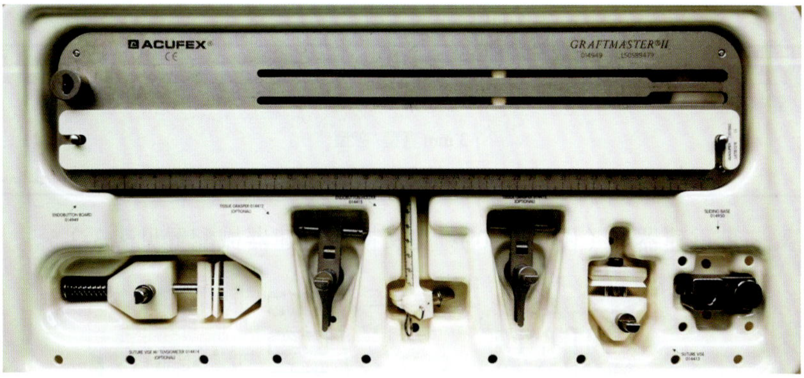

图3-2-21　预张力工作平台

表3-2-6　预张力工作平台配置

器械名称	数量/个	器械名称	数量/个
工作台平台板	1	组织抓持器	2
纽扣放置器	1	缝合夹头	1
工作台滑动放置器	1	韧带预张器	1
工作台切割板	1		

（7）胫骨固定翼器械（图3-2-22）：胫骨固定翼器械配置见表3-2-7。

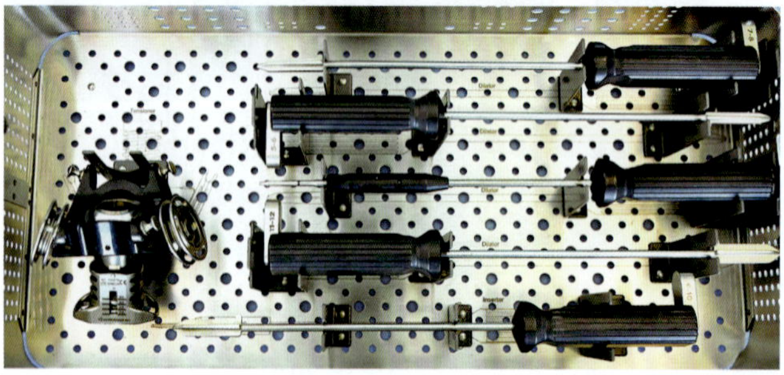

图3-2-22　胫骨固定翼器械

表3-2-7　胫骨固定翼器械配置

器械名称	规格/mm	数量/个
张力器	—	1
螺丝刀	—	1
扩孔器	5～6	1
	7～8	1
	9～10	1
	11～12	1

（8）双横穿钉（Rigidfix）固定器械（图3-2-23）：Rigidfix固定器械配置见表3-2-8。

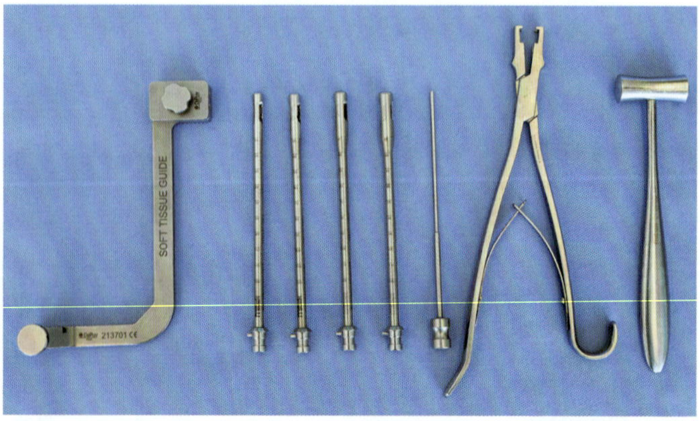

图3-2-23　Rigidfix固定器械

表3-2-8 Rigidfix固定器械配置

器械名称	规格/mm	数量/个
股骨置入杆	7	1
	8	1
	9	1
	10	1
软组织导向器	—	1
置钉器	—	1
套管移除器	—	1
骨锤	—	1

（9）人工韧带器械（图3-2-24）：人工韧带器械配置见表3-2-9。

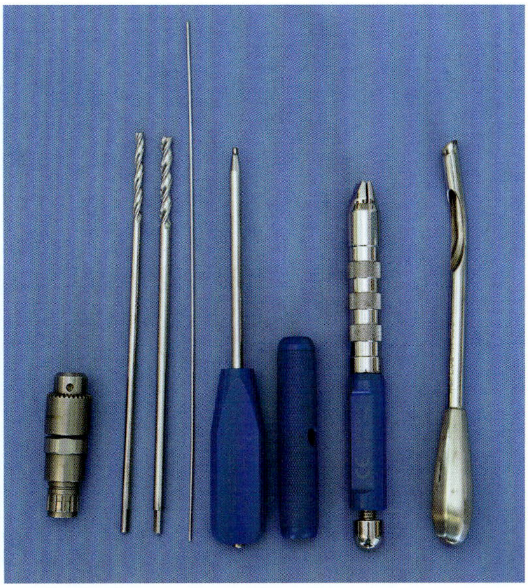

图3-2-24 人工韧带器械

表3-2-9 人工韧带器械配置

器械名称	规格	数量/个	器械名称	规格	数量/个
空心钻	5 mm×250 mm	1	关节镜套管	长300 mm	1
	6 mm×250 mm	1		长180 mm	1
	7 mm×250 mm	1		长160 mm	1
	7.5 mm×250 mm	1		长150 mm	1
六角螺丝刀	—	1	牵引器	长140 mm	1
韧带切割工具	—	1	缝线针用套管	—	1
导丝	—	2	韧带牵拉器	—	1
定位调整导向	—	1	导针	2 mm×330 mm/钝头	1
股骨导向	—	1		2.5 mm×330 mm/尖头	1
胫骨导向	—	1		3 mm×330 mm/尖头	1

三、肩关节镜手术专科器械

肩关节镜手术器械：肩关节镜导丝及交换棒（图3-2-25）、抓线钳（图3-2-26）、推结器（图3-2-27）、剪线器（图3-2-28）、组织抓钳（图3-2-29）、鸟嘴钳（图3-2-30）、肩袖集成过线器（图3-2-31）、盂唇集成过线器（图3-2-32）、LASSO缝合器（图3-2-33）、Bankart锉（图3-2-34）、起子（图3-2-35）。

肩关节镜手术器械配置见表3-2-10。

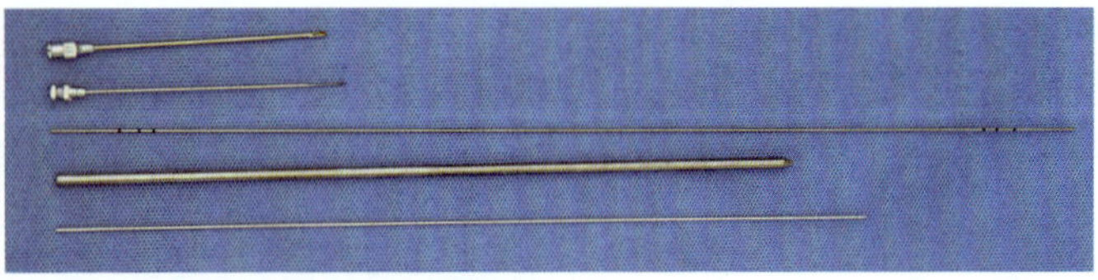
图3-2-25　肩关节镜导丝及交换棒

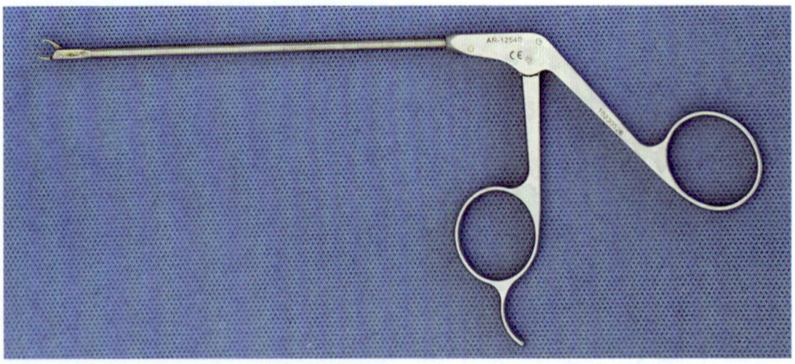
图3-2-26　抓线钳

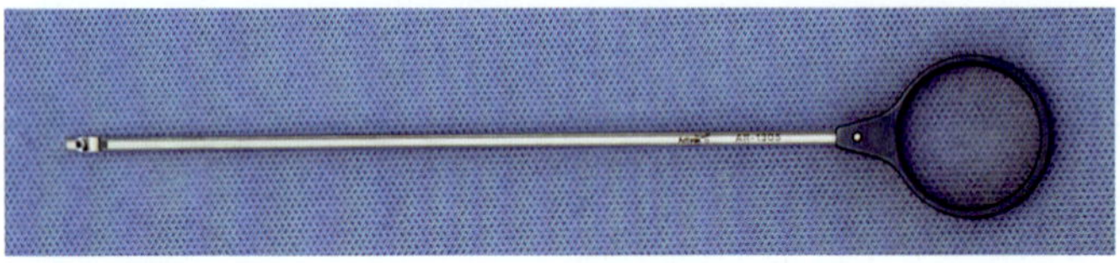
图3-2-27　推结器

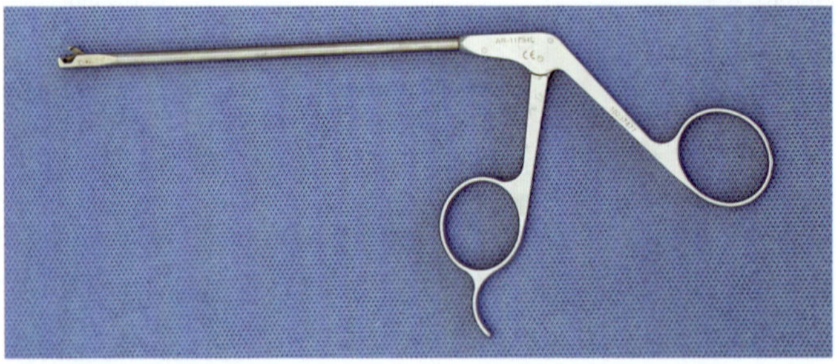
图3-2-28　剪线器

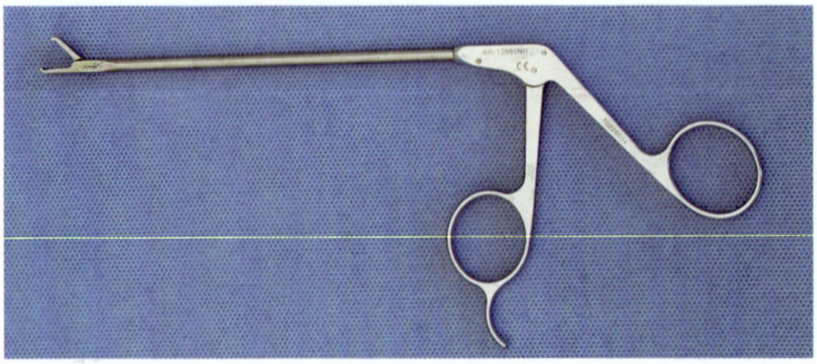
图3-2-29　组织抓钳

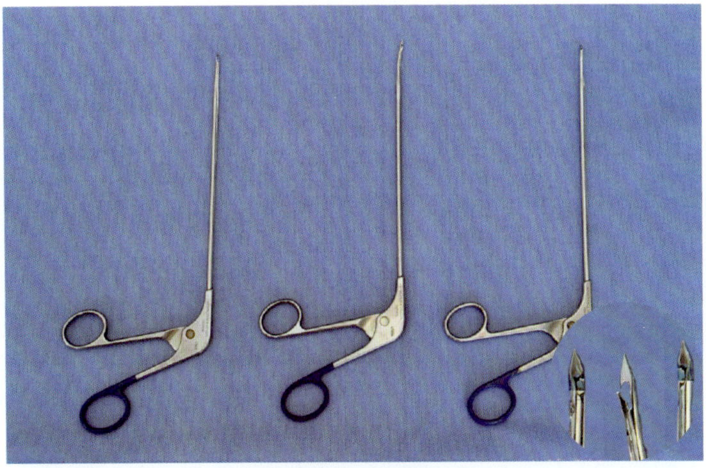

图3-2-30 鸟嘴钳

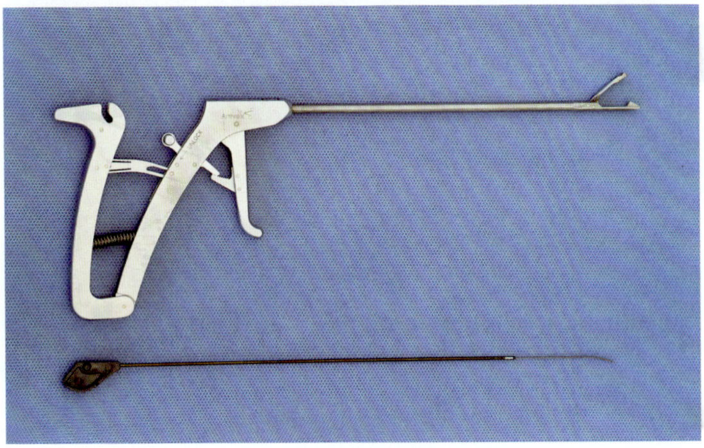

图3-2-31 肩袖集成过线器

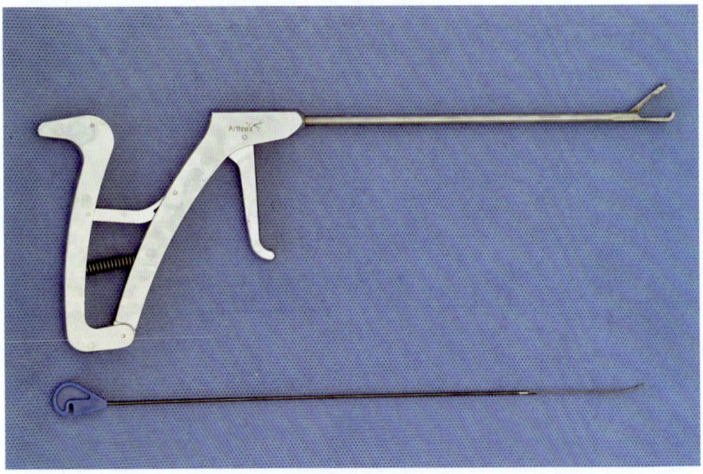

图3-2-32 盂唇集成过线器

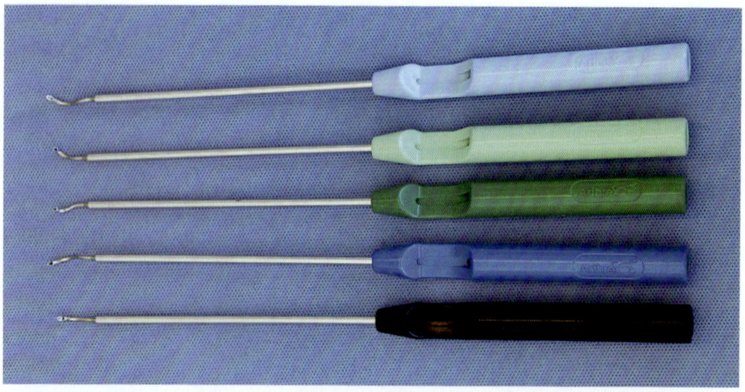

图3-2-33 LASSO缝合器

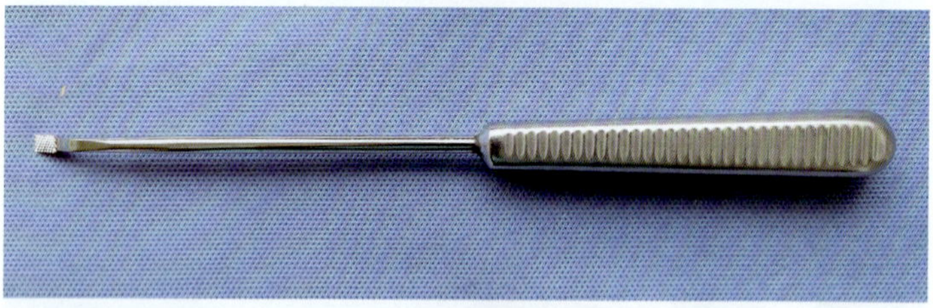

图3-2-34 Bankart铧

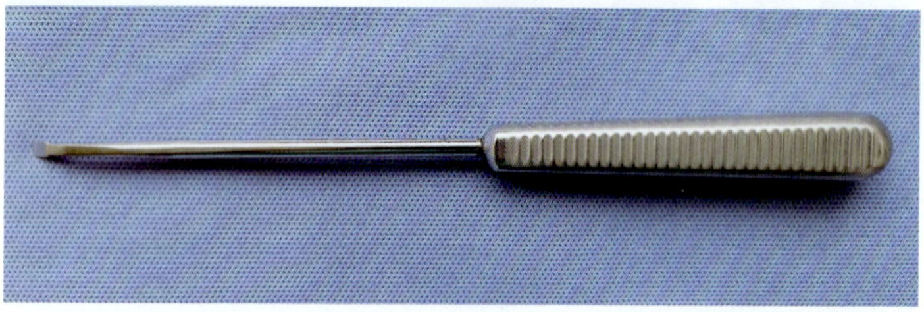

图3-2-35 起子

表3-2-10 肩关节镜手术器械配置

器械名称	规格	数量/个	器械名称	规格	数量/个
硬膜外针	$18^{\#}$	1	抓线钳	无齿	1
硬膜外针芯	$18^{\#}$	1		有齿	1
导丝	—	2	剪线器	开口	1
空心交换棒	—	1		闭口	1
实心交换棒	—	1	组织抓钳	—	1
克氏针	—	2	鸟嘴钳	左弯/直型/右弯	各1
套管手柄	7.0 mm	1	肩袖集成过线器	—	1
	8.5 mm	1	盂唇集成过线器	—	1
Bankart铧	—	1	骨锤	—	1
起子	—	1	LASSO缝合器	左弯25°/左弯45°/右弯25°/右弯45°/直型90°	各1
推结器	—	1			

四、踝关节镜手术专科器械

（1）踝关节牵引架器械（图3-2-36）：踝关节牵引架器械配置见表3-2-11。

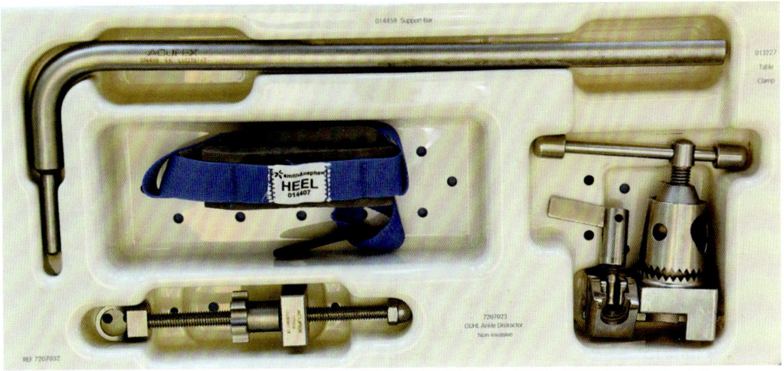

图3-2-36　踝关节牵引架器械

表3-2-11　踝关节牵引架器械配置

器械名称	数量/个	器械名称	数量/个
无创牵引器	1	踝关节牵引带	1
支撑杆	1	偏移环	1
床夹	1		

（2）踝关节软骨微骨折器械（图3-2-37）：踝关节软骨微骨折器械配置见表3-2-12。

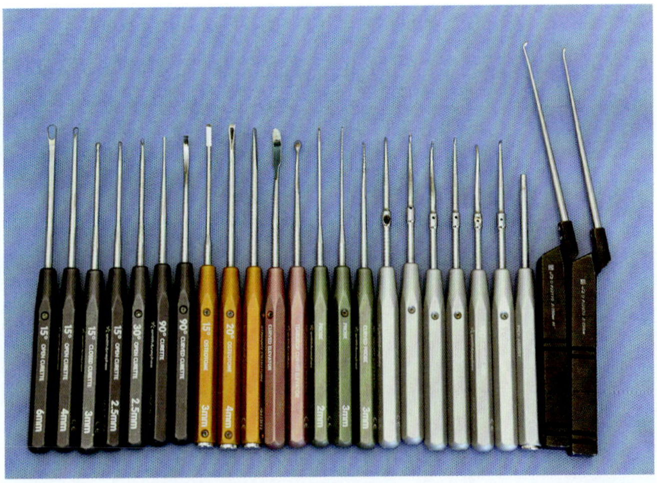

图3-2-37　踝关节软骨微骨折器械

表3-2-12 踝关节软骨微骨折器械配置

器械名称	规格	数量/个	器械名称	规格	数量/个
微骨折器	90°/弯型	1	开口刮勺	6 mm/15°/直柄	1
	60°/弯型	1		4 mm/15°/直柄	1
	45°/弯型	1		2.5 mm/15°/直柄	1
	90°/直型	1		2.5 mm/30°/直柄	1
	65°/直型	1	直角刮勺	曲柄	1
	40°/直型	1		直柄	1
微骨折器把手	—	1	骨凿	3 mm/15°/弯型	1
测量尺	3 mm/弯型	1		4 mm/直型	1
	3 mm/直型	1		4 mm/20°/弯型	1
	2 mm/直型	1	骨膜剥离子	直型	1
闭口刮勺	3 mm/15°	1		弯型	1

五、髋关节镜手术专科器械

髋关节镜手术器械：穿刺针（图3-2-38）、探钩（图3-2-39）、抓线钳（图3-2-40）、剪线器（图3-2-41）、推结器（图3-2-42），髋关节镜手术器械配置见表3-2-13。

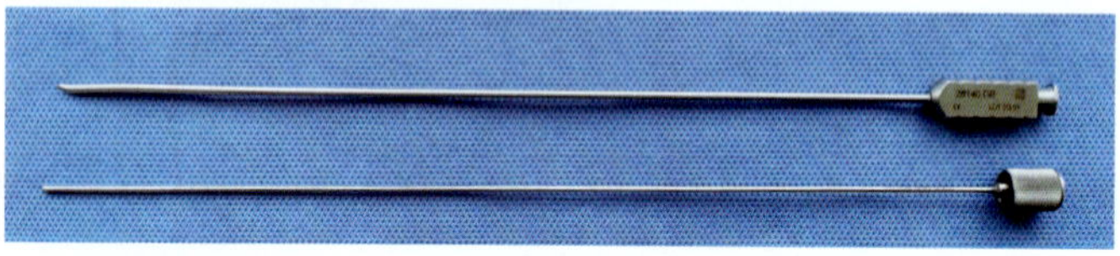

图3-2-38 穿刺针

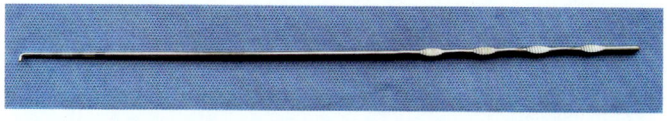

图3-2-39 探钩

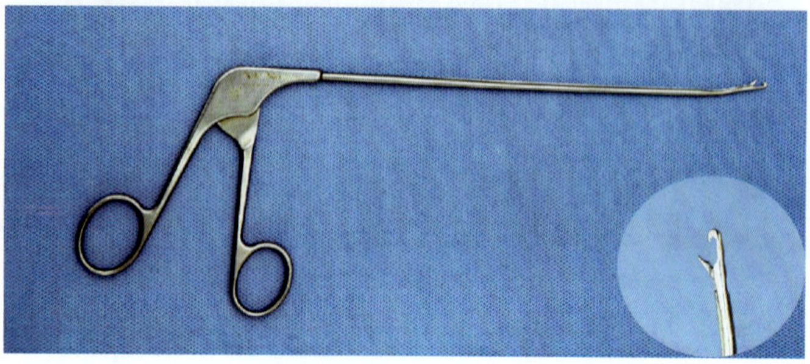

图3-2-40 抓线钳

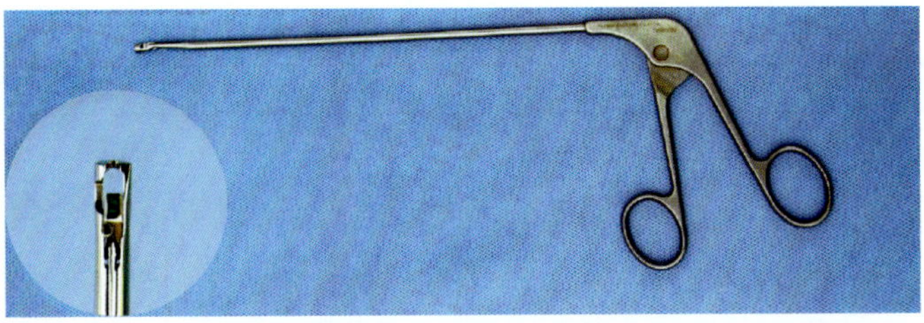

图3-2-41 剪线器

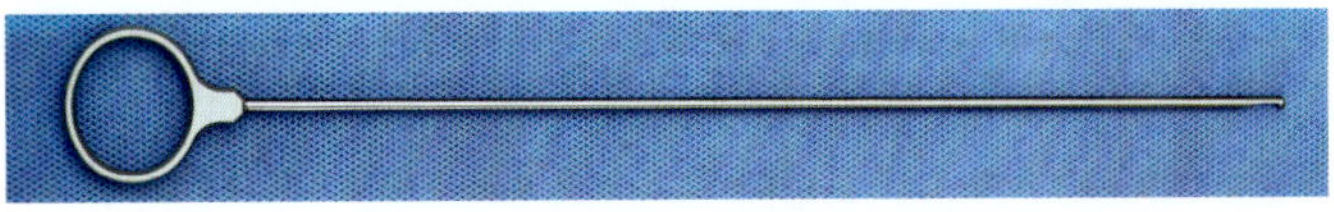

图3-2-42 推结器

表3-2-13 髋关节镜手术器械配置

器械名称	规格	数量/个	器械名称	规格	数量/个
滑槽	—	1	穿刺针	—	2
穿刺锥套管	5.0 mm	1	穿刺针芯	—	2
穿刺锥套管芯	—	1	抓钳	20°/左弯	1
抓线钳	—	1		20°/右弯	1
游离体抓钳	—	1	克氏针	—	2
推结器	—	1	鸟嘴钳	直型/上翘12°	1
剪线器	—	1		45°右弯/上翘12°	1
实心交换棒	—	1		45°左弯/上翘12°	1
空心交换棒	—	1		35°上弯/上翘9°	1
探钩	—	1	盂唇缝合器	—	1
香蕉刀	—	1	关节囊缝合器	—	1
导丝	—	3	缝合套管	—	1

六、小关节镜手术专科器械

小关节镜手术器械见图3-2-43；小关节镜手术器械配置见表3-2-14。

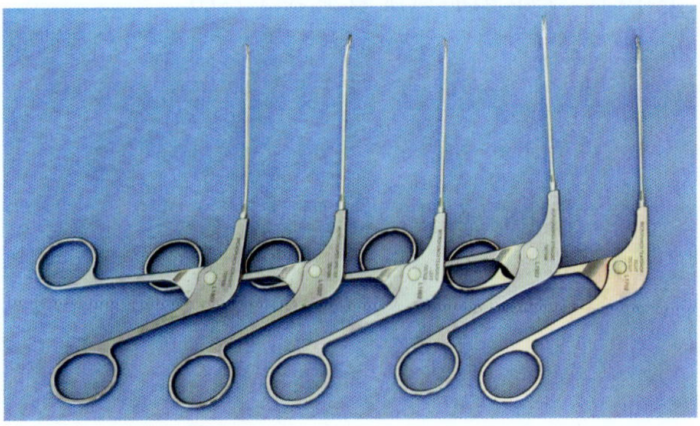

图3-2-43 小关节镜手术器械

表3-2-14 小关节镜手术器械配置

器械名称	规格	数量/个	器械名称	规格	数量/个
篮钳	2.5 mm/直型	1	游离体小型抓钳	—	1
泪滴状篮钳	右弯	1	小关节闭合刮勺	—	1
	左弯	1	探针（金属）	—	1
微型抓钳	10°上翘	1	小关节开口刮勺	—	1
	直型	2	骨凿	—	1
咬骨钳	—	1	小关节抓钳	—	1
钝鼻小型篮钳	—	1			

七、腕横韧带松解手术专科器械

腕横韧带松解器械配置见表3-2-15；腕横韧带松解器械见图3-2-44。

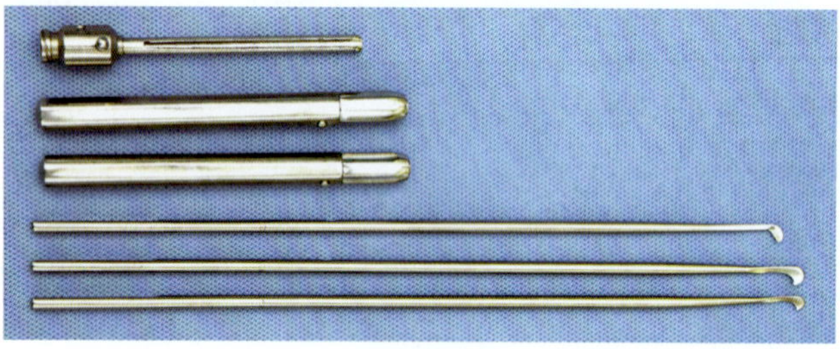

图3-2-44 腕横韧带松解器械

表3-2-15 腕横韧带松解器械配置

器械名称	规格/mm	数量/个	器械名称	规格/mm	数量/个
滑槽	4.5	1	钩刀	—	3
手柄	—	2			

八、手枪钻器械

手枪钻器械见图3-2-45；手枪钻器械配置见表3-2-16。

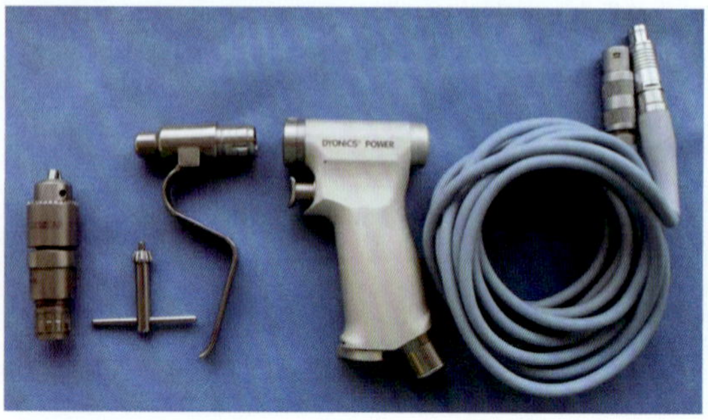

图3-2-45 手枪钻器械

表3-2-16　手枪钻器械配置

器械名称	数量/个	器械名称	数量/个
手枪钻手柄	1	夹头	1
导线	1	钥匙	1
钻头	2		

九、各类锚钉定位器械

（1）Twinfix锚钉定位器械（表3-2-17）：Twinfix Ti锚钉定位器械（图3-2-46）、Twinfix PK锚钉定位器械（图3-2-47）。

表3-2-17　Twinfix锚钉定位器械配置

器械名称	规格/mm	数量/个	器械名称	规格/mm	数量/个
T型锥	1.9	1	开路器	3.8	1
定位器	2.8/3.5/5.0	各1	丝攻	4.5/5.5	各1

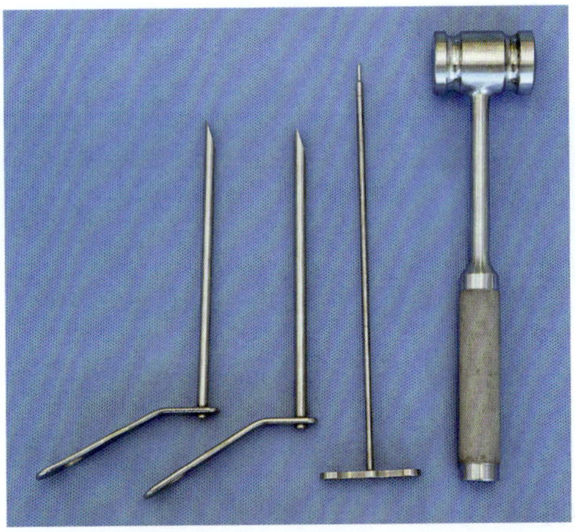

图3-2-46　Twinfix Ti锚钉定位器械

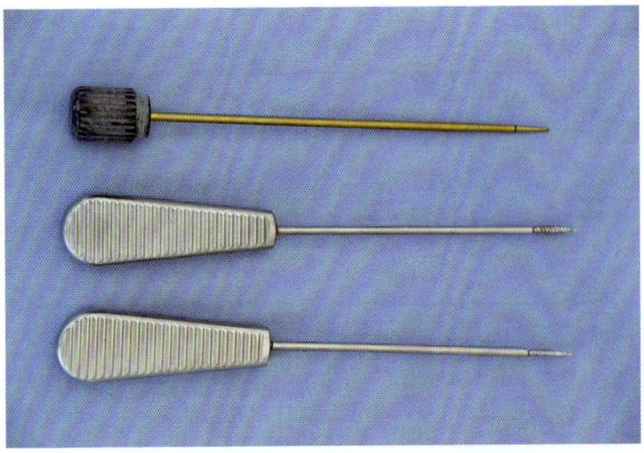

图3-2-47　Twinfix PK锚钉定位器械

（2）2.3 mm锚钉定位器械（表3-2-18）：2.3 mm不可折弯锚钉定位器（图3-2-48）、2.3 mm可折弯锚钉定位器（图3-2-49）。

表3-2-18　2.3 mm锚钉定位器械配置

器械名称	规格/mm	数量	器械名称	规格/mm	数量
钻头	2.6	1	可弯曲导向钻头	鱼嘴形	1
内联式钻头导向器	—	1	可弯曲套塞	—	1
穿戳器	—	1	可弯曲导钻	—	1

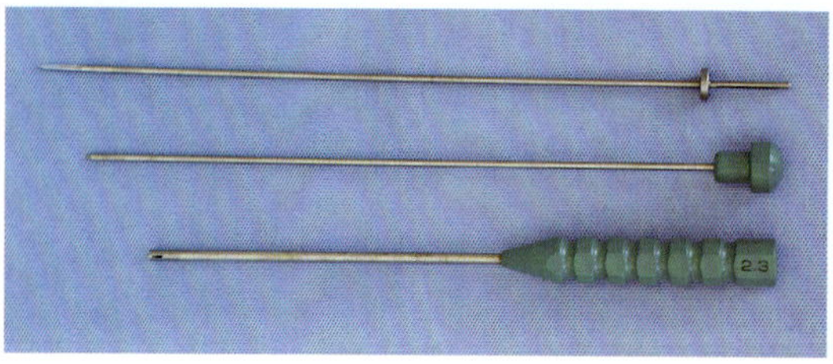

图3-2-48　2.3 mm不可折弯锚钉定位器

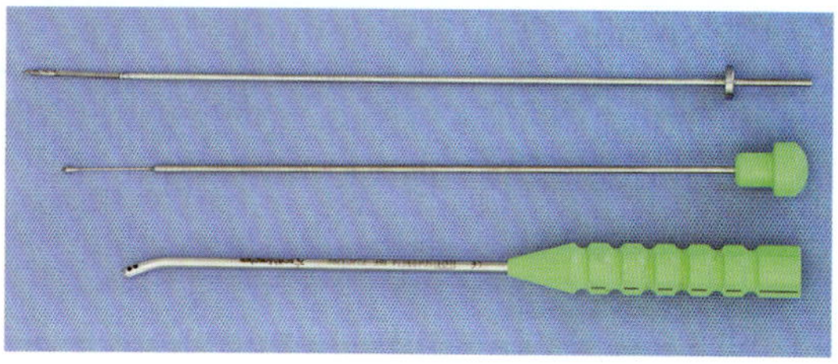

图3-2-49　2.3 mm可折弯锚钉定位器

（3）2.9 mm锚钉定位器械（图3-2-50）：2.9 mm锚钉定位器械配置见表3-2-19。

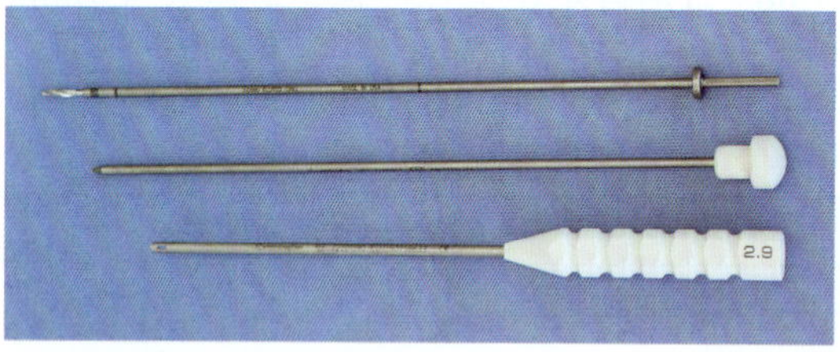

图3-2-50　2.9 mm锚钉定位器械

表3-2-19　2.9 mm锚钉定位器械配置

器械名称	规格	数量/个
内联式钻头导向器	鱼嘴形	1
内联式闭塞器	2.9 mm/钝头	1
内联式钻头	2.9 mm	1
内联式钻头	—	1

（4）Healicoil锚钉定位器械（表3-2-20）：4.5 mm Healicoil锚钉定位器（图3-2-51）。

表3-2-20　Healicoil锚钉定位器械配置

器械名称	规格/mm	数量/个
开路器	3.8	1
丝攻	4.5	1
	5.5	1

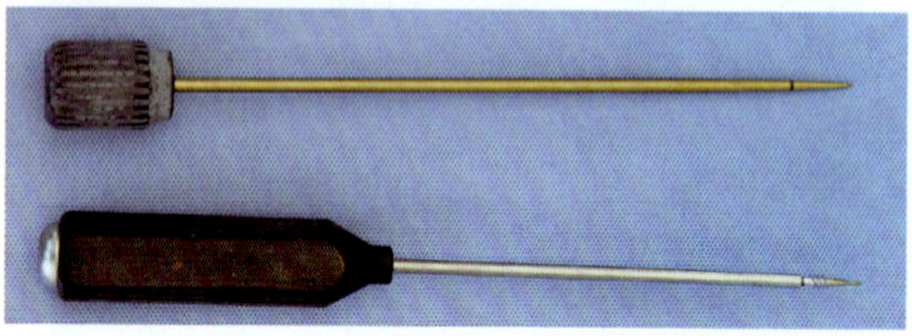

图3-2-51　4.5 mm Healicoil锚钉定位器

（5）Footprint锚钉定位器械：3.8 mm开路器（图3-2-52）。

（6）Gryphon锚钉定位器械（图3-2-53）：Gryphon锚钉定位器械配置见表3-2-21。

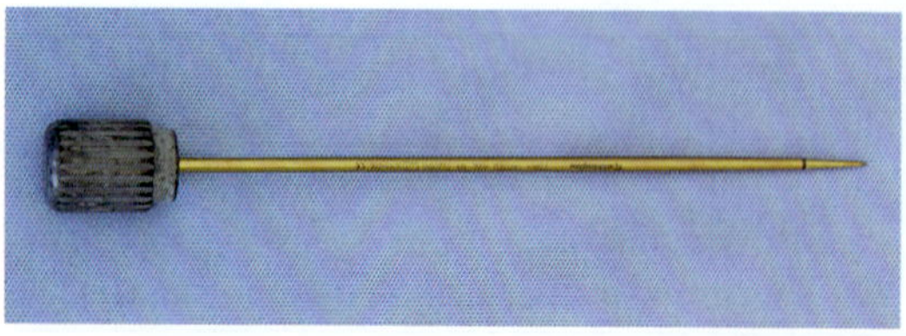

图3-2-52　3.8 mm开路器

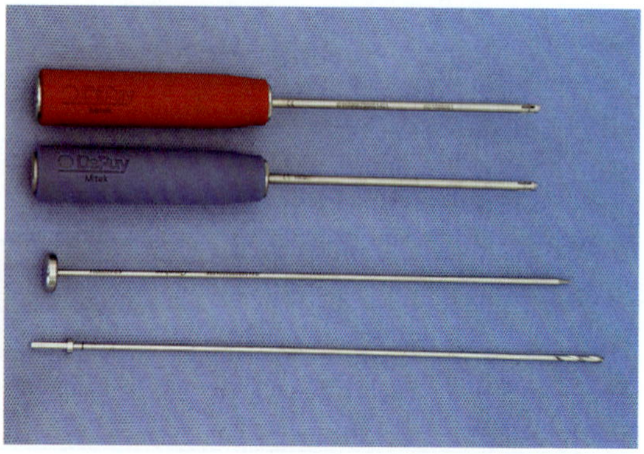

图3-2-53　Gryphon锚钉定位器械

表3-2-21 Gryphon锚钉定位器械配置

器械名称	规格	数量/个	器械名称	规格	数量/个
开槽导向器	锯齿形	1	闭塞器	—	1
	鱼嘴形	1	钻头	—	1

（7）Healix锚钉定位器械（表3-2-22）：3.4 mm Healix Transtend锚钉定位器（图3-2-54）、4.5 mm/5.5 mm/6.5 mm Healix Advance锚钉定位器（图3-2-55）。

表3-2-22 Healix锚钉定位器械配置

器械名称	规格	数量/个	器械名称	规格	数量/个
套管	4.0 mm	1	开路器	4.5 mm	1
套管阻塞器	—	1	丝攻	4.5 mm	1
带穿刺尖针的导丝	1.1 m	1	开路器	5.5 mm	1
开口器/丝攻	3.4 mm	1	丝攻	5.5 mm	1

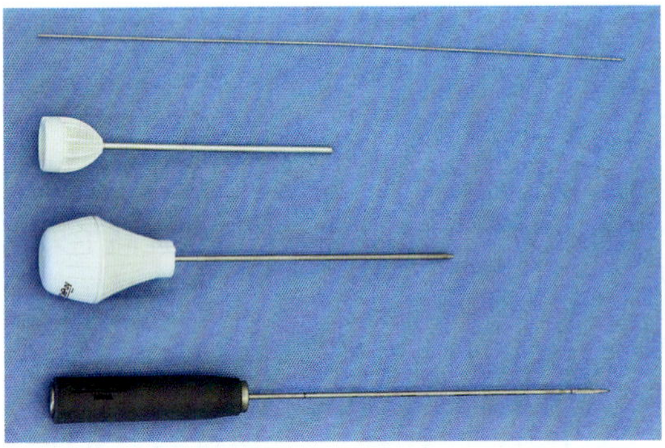

图3-2-54 3.4 mm Healix Transtend锚钉定位器

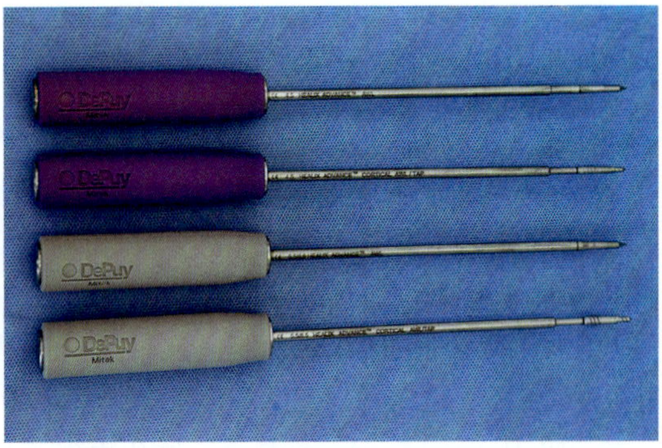

图3-2-55 Healix Advance锚钉定位器

（8）Swivelock锚钉定位器械（表3-2-23）：4.75 mm/5.5 mm Swivelock锚钉定位器（图3-2-56）。

表3-2-23 Swivelock锚钉定位器械配置

器械名称	规格/mm	数量/个
定位器	—	1
钻头	3.5	1
开路器	4.75/5.5	1

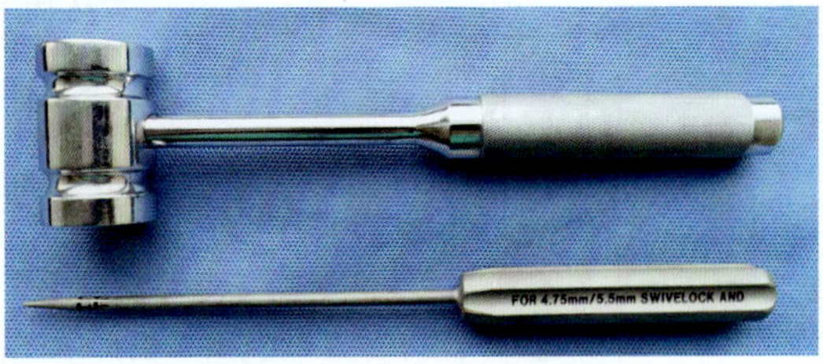

图3-2-56 Swivelock锚钉定位器

（9）2.9 mm Pushlock锚钉定位器械（图3-2-57）：2.9 mm Pushlock锚钉定位器械配置见表3-2-24。

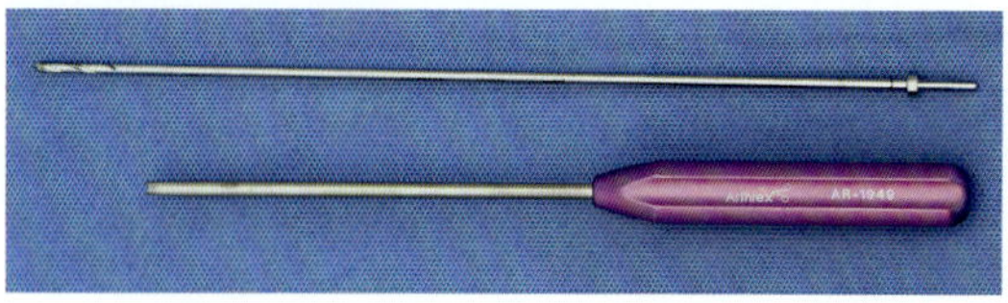

图 3-2-57　2.9 mm Pushlock锚钉定位器械

表 3-2-24　2.9 mm Pushlock锚钉定位器械配置

器械名称	规格/mm	数量/个
定位器	—	1
钻头	2.9	1
阻塞器	—	1

第3节　关节镜手术专科耗材

近年来随着运动医学的发展，各种关节镜手术开展得越来越多，为了适应手术的发展，种类齐全和功能多样的关节镜手术专用高值耗材也应运而生。

为了精准、专业地配合关节镜手术，特将关节镜手术专用高值耗材的种类与功能总结如下。

一、关节镜手术专用高值耗材的种类与功能

1. 一次性等离子刀头

一次性等离子刀头的应用对关节镜手术产生了革命性影响，因其具有切割、止血、消融、皱缩的功能，不仅广泛应用于关节软骨、滑膜等组织的清理、修整、切除，还用于交叉韧带和肩关节囊紧缩术以及肌腱炎的治疗，极大地改善了关节镜手术视野，提高了关节镜手术的效率。

以Arthrocare公司生产的一次性等离子刀头为例进行介绍。该公司生产的一次性等离子刀头型号规格齐全、刀头精巧，其型号中字母代码含义：A表示关节镜（arthroscopy）、S表示吸引（suction）、C表示一体化电缆（integrated cable）、H表示手柄控制（handle）。

常用的一次性等离子刀头主要有ASC4630-01、ASC4830-01、AC4330-01、AC5531-01、ASC4250-01、AC4050-01、AC2823-01、ASC4730-01、AC2340-01等型号。各型号一次性等离子刀头的性能及用途如图3-3-1～图3-3-9所示。

一次性等离子刀头	
型号	ASC4630-01
直径	3.0 mm
角度	50°
挡位	6～8
用途	可用于膝关节镜手术，因具有吸引功能，可保持手术视野的清晰 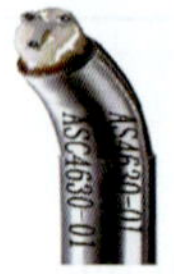

图 3-3-1　ASC4630-01一次性等离子刀头

一次性等离子刀头	
型号	ASC4830-01
直径	3.75 mm
角度	50°
挡位	6～8
用途	可用于膝关节镜手术。高效切除滑膜、滑膜皱襞等组织 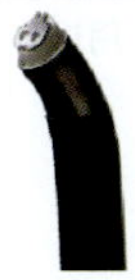

图3-3-2　ASC4830-01一次性等离子刀头

一次性等离子刀头	
型号	AC4330-01
直径	3.0 mm
角度	30°
挡位	6～8
用途	钩状电极，可切割和热凝各类软组织 在膝关节镜手术中可用于外侧支持带松解，盘状半形。髋关节镜手术中可用于切割关节囊 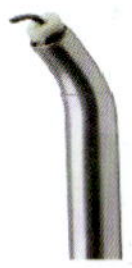

图3-3-3　AC4330-01一次性等离子刀头

一次性等离子刀头	
型号	AC5531-01
直径	2.3 mm
角度	15°
挡位	5～7
用途	环形电极，可用于关节软骨损伤的修整成形，可对不同方向进行精确消融 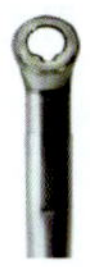

图3-3-4　AC5531-01一次性等离子刀头

一次性等离子刀头	
型号	ASC4250-01
直径	3.75 mm
角度	90°
挡位	7～9
用途	球状工作电极，可用于肩关节镜手术，如肩峰下软组织的清理 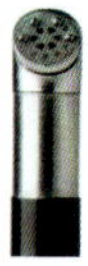

图3-3-5　ASC4250-01一次性等离子刀头

一次性等离子刀头	
型号	AC4050-01
直径	1.4 mm
角度	30°
挡位	4
用途	小关节刀头，可用于腕、踝、肘等小关节镜手术 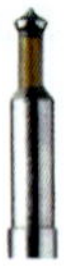

图3-3-6　AC4050-01一次性等离子刀头

一次性等离子刀头	
型号	AC2823-01
直径	2.3 mm
角度	35°
挡位	5～8
用途	小关节刀头，可用于腕、踝、肘等小关节镜手术 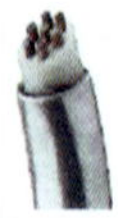

图3-3-7　AC2823-01一次性等离子刀头

一次性等离子刀头	
型号	ASC4730-01
直径	3.75 mm
角度	50°
挡位	7～9
特点	加长的操作杆
用途	用于髋关节镜手术，如髋臼盂唇修整、软骨成形等 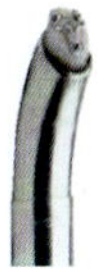

图 3-3-8　ASC4730-01 一次性等离子刀头

一次性等离子刀头	
型号	AC2340-01
直径	3.4 mm
角度	55°
挡位	6～8
特点	可折弯
用途	用于髋关节镜手术，可处理臼底增生组织等 

图 3-3-9　AC2340-01 一次性等离子刀头

2. 一次性刨削刀头

刨削刀头由外层中空外鞘和窗口的可旋转的中空内套管组成。内鞘的窗如同在外部中空管中旋转的一个双刃的圆筒状刀片，负压吸引将组织吸引进来，当刀片旋转时切断并吸出滑膜和组织碎块，收集在吸引瓶中。

刨削刀头主要用于刨削和清理半月板及滑膜组织，清除剥脱的软骨碎片或软骨成形以及骨赘切除等。

以 Smith-Nephew 公司生产的一次性刨削刀头为例进行介绍。常用的刨削刀头有滑膜刨削刀头、软骨刨削刀头、髋关节专用刨削刀头、小关节专用刨削刀头、小关节专用磨钻、普通磨钻、髋关节专用磨钻等（图 3-3-10～图 3-3-16）。

滑膜刨削刀头			
直径	3.5 mm	4.5 mm	5.5 mm
切割窗	有齿卵圆形		有齿泪滴形
特点	齿状设计可加快切割效率		
用途	用于关节滑膜切除 3.5 mm可用于肘、踝关节镜手术 4.5 mm可用于膝、肩关节镜手术 5.5 mm可用于臀肌挛缩带松解术中工作腔隙的建立等	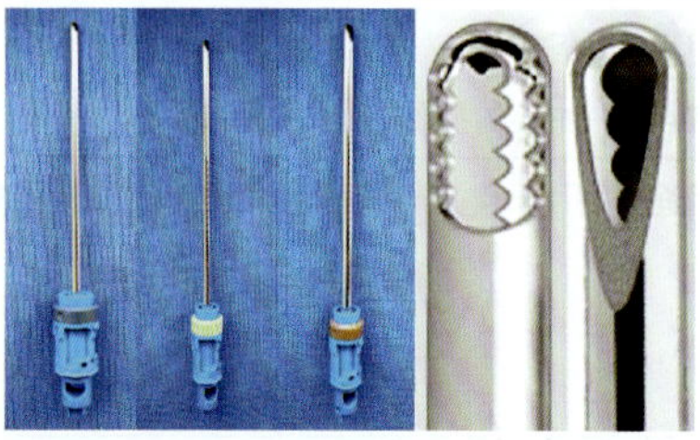	

图3-3-10　滑膜刨削刀头

软骨刨削刀头		
直径	4.5 mm	
切割窗	无齿卵圆形	无齿泪滴形
特点	无齿设计，可保护软骨	
用途	用于膝关节镜、肩关节镜手术，如关节软骨损伤的修整成形等	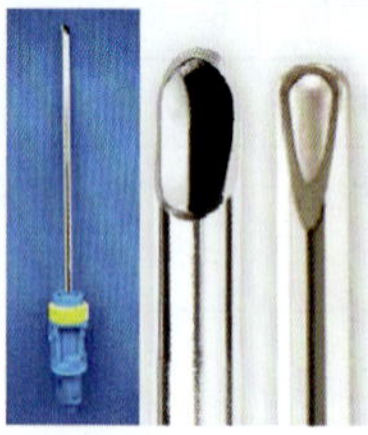

图3-3-11　软骨刨削刀头

髋关节专用刨削刀头		
直径	4.5 mm	
切割窗	无齿卵圆形	
特点	头部弯形设计，可满足髋关节解剖需求，处理臼底病变	
用途	用于髋关节镜手术	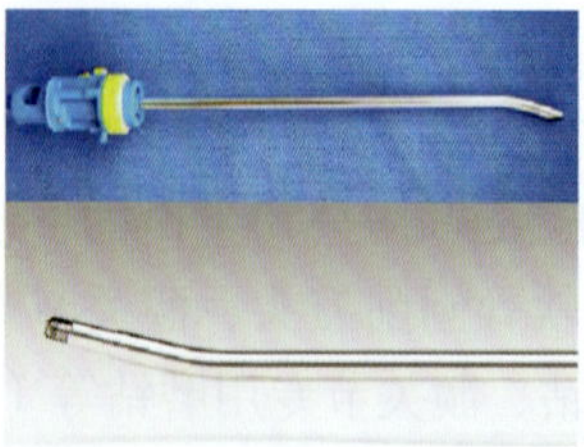

图3-3-12　髋关节专用刨削刀头

小关节专用刨削刀头	
直径	2.9 mm
切割窗	有齿卵圆形
用途	用于小关节镜手术，如腕、踝、肘关节镜手术 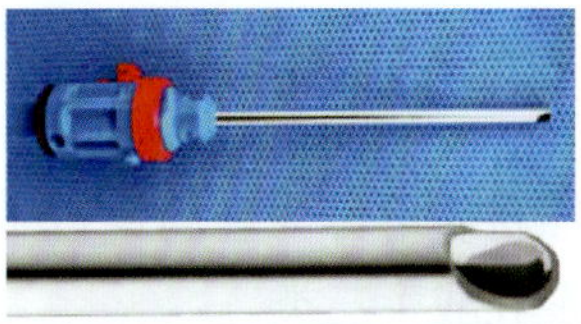

图 3-3-13　小关节专用刨削刀头

小关节专用磨钻	
直径	2.9 mm
形状	球形
用途	用于小关节镜手术，如腕、踝、肘关节镜手术，用于骨赘切除 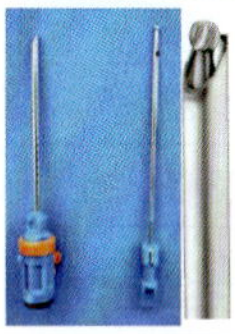

图 3-3-14　小关节专用磨钻

普通磨钻		
直径	4.0 mm	
形状	球形	圆柱形
用途	用于骨赘的切除 球形磨钻可集中处理切除区域，用于膝关节镜髁间窝成形手术等 圆柱形磨钻可有更大的组织接触面，用于肩关节镜中肩峰成形术 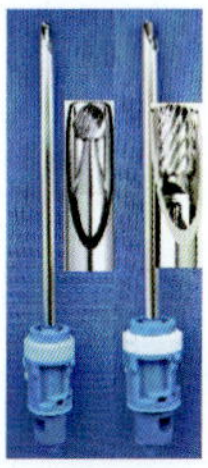	

图 3-3-15　普通磨钻

髋关节专用磨钻		
直径	4.0 mm	5.5 mm
形状	球形	
特点	加长设计	
用途	多用于髋关节镜手术 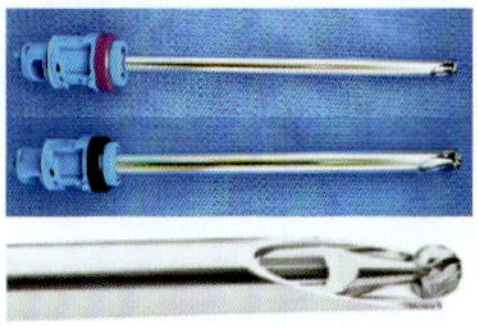	

图 3-3-16　髋关节专用磨钻

二、关节镜手术专用锚钉的种类与功能

锚钉在关节镜手术中应用的作用是将肌腱或韧带等软组织固定在骨骼上，用于软组织的修复。

锚钉按照材质可分为金属锚钉（钛合金）、不可吸收非金属锚钉（聚醚醚酮）、可吸收材质锚钉（聚乳酸）三类。

市场上锚钉种类繁多，常用的锚钉有Twinfix Ti、Twinfix PK、Twinfix HA、Healicoil、Healix Advance、Swivelock、Healix Advance Knotless、Footprint、Pushlock、Healix Transtend、Bioraptor Knotless、Osteoraptor、Osteoraptor Curved、Gryphon等（图3-3-17～图3-3-30）。

Twinfix Ti锚钉		
材质	钛合金	
直径	2.8 mm、3.5 mm、5.0 mm、6.5 mm	
置入方式	拧入式	
带线	2.8 mm单线	3.5 mm、5.0 mm、6.5 mm双线
特点	1. 锚纹形状是高、低螺纹间距存在，可提高锚钉的固定强度 2. 螺纹设计，利于翻修手术 3. 把持力强，适用于骨质疏松患者	
用途	可用于膝关节韧带损伤修复、肩关节盂唇损伤缝合 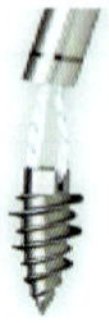	

图3-3-17　Twinfix Ti锚钉

Twinfix PK/HA锚钉		
材质	PEEK	HA
直径	4.5 mm、5.5 mm、6.5 mm	
置入方式	拧入式	
带线	双线	
特点	1. 螺丝刀与70%的锚钉长度接触，稳定锚钉，增加抗扭力 2. 传统的螺纹设计（远端切除螺纹）使拧入非常轻松，近端的“锁定”螺纹可使固定非常牢固 3. 锚钉拧入速度快、抗拔出力强	
用途	适用于肩关节镜手术，如肩袖损伤修复术 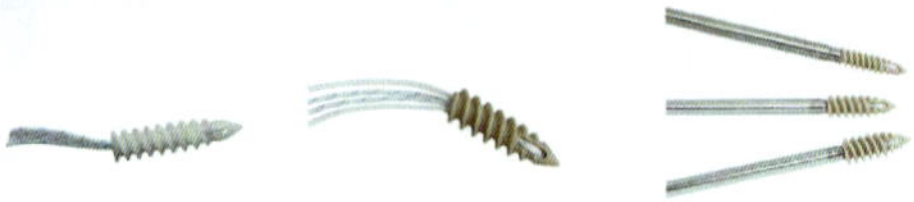	

图3-3-18　Twinfix PK/HA锚钉

Healicoil锚钉	
材质	PEEK
直径	4.5 mm、5.5 mm
置入方式	拧入式
带线	双线
特点	1. 减少了钉体内部结构，使骨细胞与锚钉交错生长，促进愈合 2. 锚钉体全螺纹设计，抗拔出能力强 3. 插入杆与锚钉体100%契合，抗扭能力强
用途	适用于肩袖损伤的修复 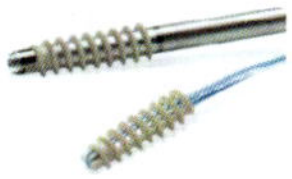

图3-3-19　Healicoil锚钉

Healix Advance锚钉		
材质	BR	PEEK
直径	4.5 mm、5.5 mm、6.5 mm	长度为17.5 mm
带线	2股或3股（PK）Orthocord缝线	
特点	1. 双螺纹设计，独立的皮质骨和松质骨螺纹，使骨与锚钉精准匹配，头端四螺纹提升一倍拧入速度 2. 无错尖端，缝线与硬骨质接触时，降低磨损断裂的风险，术者更易将锚钉置入预制孔道 3. 延长置入杆，置入硬骨质时，延长置入杆，提供更大扭力矩，减少钉体断裂 4. 空芯钉体，血流接触骨表面促进肩袖修复 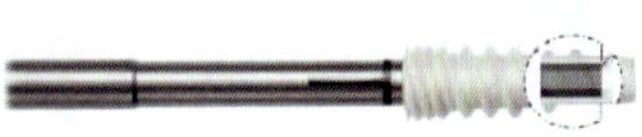 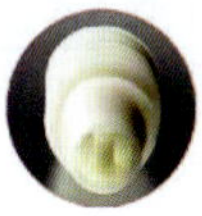	
用途	可用于肩袖损伤的修复	

图3-3-20　Healix Advance锚钉

Swivelock锚钉	
材质	PEEK＋PLLA（聚乳酸）
直径	3.5 mm、4.75 mm、5.5 mm
带线	1股缝线
张力环	将缝线带入锚钉
缝线数量	可穿2股FiberTape缝线
置入方式	敲击＋拧入式
特点	无结式固定设计，软组织张力可调节，钉体不同材质，侧面有骨长入孔
用途	可用于肩袖损伤缝合双排固定 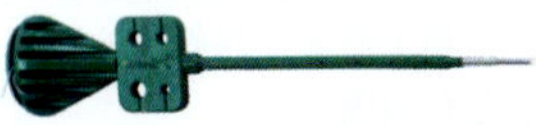 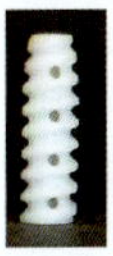

图3-3-21　Swivelock锚钉（一）

Swivelock锚钉	
材质	PEEK＋HA
直径	6 mm、7 mm、8 mm
置入方式	拧入式
特点	1．全镜下修补，无须将肌腱拉出体外 2．特殊叉状挤压固定，无须锁缝肌腱 3．轻松调节位置及张力，无须预判定肌腱长度
用途	可用于肱二头肌长头肌腱断裂固定及长头肌腱移位术固定 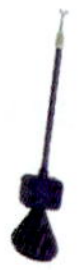

图3-3-22　Swivelock锚钉（二）

Healix Advance Knotless锚钉		
钉体	同Healix Advance钉体	
材质	BR	PEEK
直径	4.75 mm、5.5 mm、6.5 mm	长度为17.8 mm
带线	1股Orthocord缝线	
张力环	将缝线带入钉体，并与置入杆方向一致，避免缠绕	
缝线数量	6股Orthocord缝线	2股FiberTape缝线
置入方式	拧入式	
用途	可用于肩袖损伤缝合后外排固定 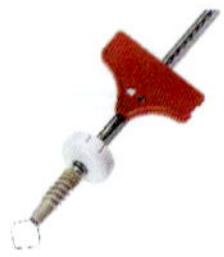 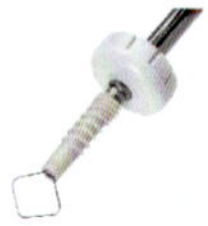	

图3-3-23　Healix Advance Knotless锚钉

Footprint锚钉	
材质	PEEK
钉体	外壳＋内栓
直径	4.5 mm、5.5 mm
置入方式	击入式
特点	1．内栓向下旋入外壳，固定锚钉内排缝线，形成锚钉-缝线-锚钉界面内固定，保证锚钉内缝线安全 2．内栓可调松、可拧紧，能在锚钉植入后调节肩袖的缝线张力
用途	适用于肩袖损伤修复、髁间棘撕脱骨折复位内固定 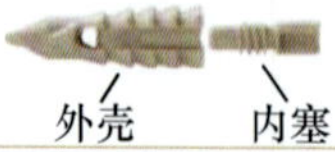

图3-3-24　Footprint锚钉

Pushlock锚钉	
材质	PEEK＋HA
直径	2.9 mm、3.5 mm
张力环	将缝线带入锚钉
缝线数量	1股FiberTape缝线
置入方式	敲击式
特点	无结式固定设计，软组织张力可调节，钉体不同材质
用途	可用于肩关节盂唇损伤、踝关节外侧韧带损伤等 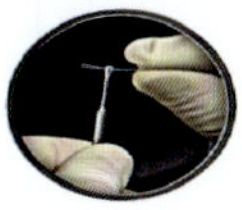

图3-3-25 Pushlock锚钉

Healix Transtend锚钉			
钉体	同Healix Advance钉体		
材质	BR	PEEK	金属
直径	8.4 mm（PK/BR）、2.9 mm（金属）		长度为13.8 mm
带线	1股（Ti/PK/BR）或2股（BR）Orthocord缝线		
置入方式	拧入式		
用途	可用于肩袖部分损伤（关节侧-PASTA）、上盂唇损伤、希尔-萨克斯（Hill-Sachs）损伤 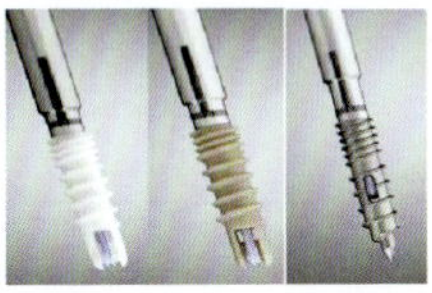		

图3-3-26 Healix Transtend锚钉

Bioraptor Knotless锚钉	
材质	PEEK
直径	2.9 mm
置入方式	击入式
特点	1. 无结锚钉，保护关节的同时，提高工作效率 2. 缝线张力可调节，锚钉置入后能拉紧缝线，再进行锁定，将内排缝线固定于锚钉内部
用途	适用于肩关节不稳修复、髋关节盂唇修复 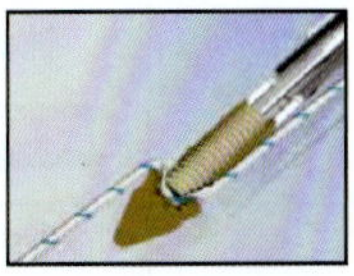

图3-3-27 Bioraptor Knotless锚钉

Osteoraptor锚钉		
材质	HA	
直径	2.3 mm、2.9 mm	
带线	2.3 mm单线	2.9 mm双线
置入方式	击入式	
用途	适用于肩关节盂唇损伤修复、髋关节盂唇修复 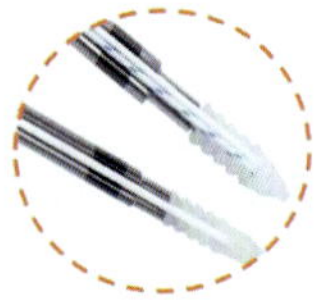	

图3-3-28　Osteoraptor锚钉

Osteoraptor Curved锚钉		
材质	PEEK	PLLA/HA
直径	2.3 mm	
带线	单线	
置入方式	击入式	
特点	1. 锚钉远端可弯曲25°，为缝合盂唇提供更好的角度 2. 锚钉置入时可远离软骨表面，使其得到保护 3. 可弯曲钻头及锚钉插入杆确保插入轨道，控制锚钉置入	
用途	适用于肩关节不稳修复、SLAP损伤修复、髋关节盂唇修复 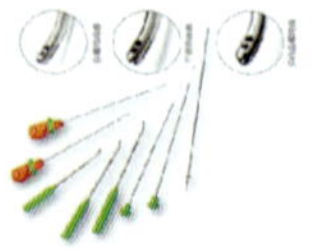	

图3-3-29　Osteoraptor Curved锚钉

Gryphon锚钉		
材质	BR	PEEK
分类	“P”击入式（BR，PEEK）	“T”拧入式（BR）
直径	3.0 mm	长度为10.8 mm
带线	单股Orthocord缝线	双股Orthocord缝线
特点	1. P：倒刺型，提高15%的抗拔出力 2. T：螺纹拧入式锚钉，获得更好触感反馈 3. 中空设计：可使血液排出到表面，促进愈合 4. 缝线桥：缝线桥结合内部槽口，提供最佳的缝线滑动性 5. 钝头：易找到定位点，不易偏离轴向 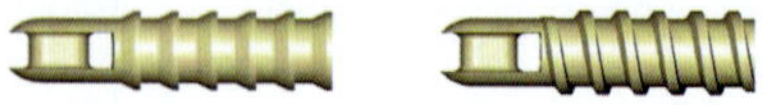	
用途	可用于肩关节Bankart损伤、SLAP损伤、ACL/PCL缝合、髋关节盂唇缝合	

图3-3-30　Gryphon锚钉

三、韧带重建耗材的种类与功能

韧带重建耗材用于关节重建韧带的固定，常用的有Rigidfix、Endobutton CL、Endobutton CL BTB、Rigidloop、界面螺钉、胫骨固定翼、LARS人工韧带、Tightrope等（图3-3-31～图3-3-38）。

Rigidfix	
材质	可吸收交叉钉（PLA多聚乳酸）
直径	3.3 mm
耗材	套管2个、横穿套针、横穿钉2个
器械	导向器、股骨干7/8/9/10/11/12 mm、插入棒、拔出器
用途	用于股骨端自体移植物或异体移植物ACL固体 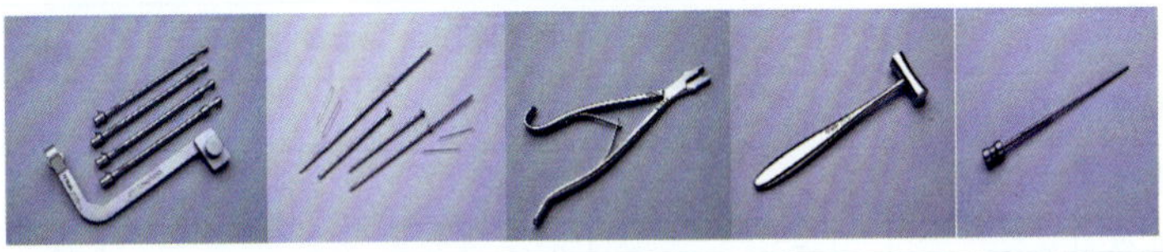

图3-3-31 Rigidfix

Endobutton CL				
组成	钛质悬吊钛板＋白色牵引线＋绿色翻转线			
钛板	长度12 mm			
常用袢的长度	15 mm	20 mm	25 mm	30 mm
用途	适用于ACL股骨端移植物的固定 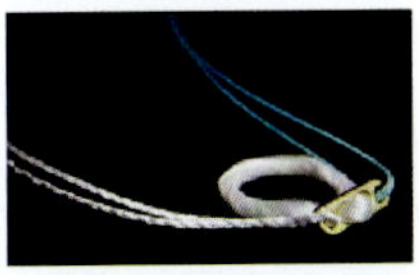			

图3-3-32 Endobutton CL

Endobutton CL BTB	
组成	钛质悬吊钛板＋长线环＋短线环
钛板	长度12 mm
特点	1. 提供可靠的骨-髌腱-骨重建的固定，可以覆盖整个骨道，骨面不会有任何异物进入，促进移植物的愈合 2. 防止螺钉松动、移植物撕裂
用途	可用于骨-髌腱-骨ACL重建股骨端固定 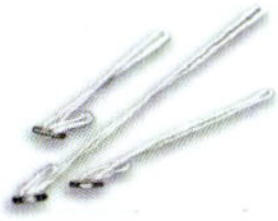

图3-3-33 Endobutton CL BTB

Rigidloop			
分类	标准线圈长（用于前内侧入路）	长型线圈（用于经胫骨入路）	超大号悬吊钛板（用于皮质骨裂）
组成	钛质悬吊钛板＋绿白相间牵引线＋白色调节线＋绿色翻转线		
钛板	直径3.75 mm	长度12 mm	厚度1.5 mm
超大号钛板	直径5.5 mm	长度20 mm	厚度1.65 mm
袢长度	标准型60 mm	长度90 mm	超大型60 mm
用途	可用于ACL股骨端移植物的固定 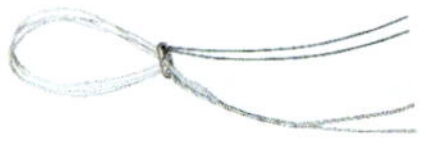		

图3-3-34　Rigidloop

界面螺钉					
材质	HA				
长度	20 mm	25 mm	30 mm		
直径	6 mm	7 mm	8 mm	9 mm	10 mm
特点	1. 根据肌腱直径及骨髓道长度选择不同型号的界面螺钉 2. HA的螺钉会诱导骨组织生长，吸收后没有过多空腔				
用途	可用于韧带重建移植物的固定 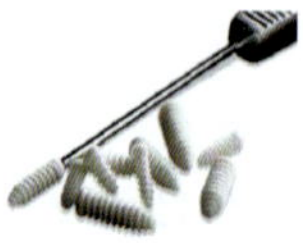				

图3-3-35　界面螺钉

胫骨固定翼						
材质	PEEK					
组成	固定翼＋界面螺钉					
固定翼尺寸	5～6 mm	7～8 mm		9～10 mm		11～12 mm
螺钉尺寸	6 mm×25 mm	7 mm×25 mm	8 mm×25 mm	9 mm×25 mm	10 mm×25 mm	11 mm×25 mm
特点	1. 插入固定翼后，4股移植物均在翼之间 2. 使肌腱360°骨-腱接触，形成双重固定					
用途	可用于韧带重建移植物的固定 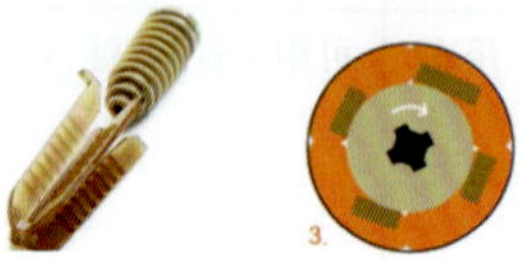					

图3-3-36　胫骨固定翼

LARS人工韧带		
材质	高韧性的聚酯纤维（聚对苯二甲酸乙二醇酯）	
分类	左/右膝ACL人工韧带	PCL人工韧带
直径	ACL 7.5 mm	PCL 6 mm
特点	1. 属支架型人工韧带，不被降解，不易变性，组织相容性好 2. 仿人体韧带构造设计、关节内的自由纤维设计	
用途	可用于膝关节交叉韧带断裂重建 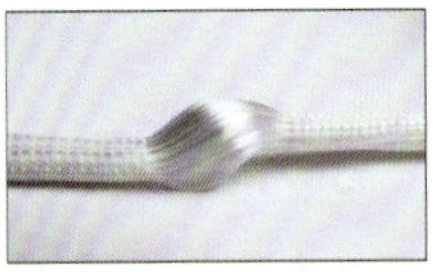	

图3-3-37 LARS人工韧带

Tightrope	
组成	克氏针＋钛合金钛板＋线
器械	导向器＋克氏针＋钻头
直径	6.5 mm
特点	自我锁定，4点无结锁定
用途	可用于下胫腓联合韧带损伤修复 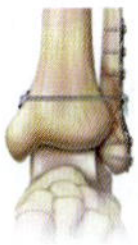

图3-3-38 Tightrope

（朱娟丽 梁宝富 弓亚会 任浩伟 王姝南 高 远）

第4章 关节镜围手术期护理管理

第1节 手术访视

关节镜手术作为一种应激源，因其具有侵入性，存在一定的手术风险，因此患者易产生焦虑、抑郁等负面情绪，从而影响手术进程及术后康复。为降低患者的不良情绪，对实施手术患者进行访视有着积极的作用。手术访视作为外科手术患者围手术期护理的一个重要环节已越来越得到重视，其包括术前访视和术后访视两个部分。

一、术前访视

1. 术前访视目的

术前访视是指患者在手术之前，关节镜手术室护士一对一、面对面地对病房患者讲解手术操作过程中的注意事项，以增加患者对疾病和手术认知，缓解患者对手术的焦虑、恐惧感，激发患者的主观能动性，积极配合治疗，最大限度地降低患者的压力，改善患者的情绪。

2. 术前访视重点

（1）询问患者自身的基本情况，如过敏史、皮肤情况等。

（2）询问患者对于本次手术内容的了解情况。

（3）询问患者是否掌握术前禁食、禁水等情况。

（4）告知患者手术相关注意事项。

3. 术前访视内容

（1）查阅病历

① 了解患者的基本情况，如检验、检查结果等；

② 了解手术方式；

③ 了解手术签字情况。

（2）访视患者

① 自我介绍（注意着装、仪表及话说时的语调），说明访视目的，增加患者对护理人员的信任；

② 为患者讲解手术一般流程、手术前注意事项、手术需要的物品以及手术室环境等；

③ 了解患者的心理状态，根据患者的年龄、性别、职业、文化程度等采取相应的交流方式与患者进行沟通；

④ 观察患者的身体情况，如皮肤、血管、面部表情等；

⑤ 交代注意事项，如勿化妆、佩戴首饰及假牙等；

⑥ 对患者提出的问题给予反馈，询问患者所担心的事情，用患者容易理解的方式进行解答；

⑦ 讲解并发放手术访视单（图4-1-1）。

关节镜手术室手术访视单

日期　　　　科室　　　　　床号　　　　住院号

患者姓名　　　性别　　　　年龄　　　麻醉方式　　　　　手术体位

为了您的手术顺利，我们已经做好了各项准备；

为了您能更好地配合医护人员，顺利地完成手术，请您仔细阅读访视单，如有不明之处或有什么要求，请您告诉探望您的手术室护士以便我们尽可能地帮助您。配合您手术的护士为：

手术前

1. 术前按照护理人员的要求做好准备；
2. 请将假牙、手表、首饰及发卡摘下，请不要带钱及贵重物品进入手术室；
3. 有以下情况请告知手术室护士：
   体内有金属置入物或起搏器、对药物及消毒液有过敏史；您是否打了术前针、是否发热或来月经；其他特殊要求；
4. 不要化妆、涂口红及指甲油，以免影响观察病情变化；
5. 术日局麻关节镜手术可正常饮食；其他麻醉方式请术前一日晚21:00以后禁食、禁水；
6. 术前请排空大小便，准备好影像学资料（X线片、核磁、CT等），身着病号服卧床静候，手术室护士会到您床旁接您；
7. 家属请注意：是否完成手术签字；
8. 当患者进入手术室后，请家属在中厅休息区等候，请勿在手术室门口滞留，以免影响手术环境，需要时我们会联系您，手术结束后立即通知您。

进入手术室后

1. 我们会再次为您进行全面的核对；
2. 您上手术床后，我们会为您系上安全带，方便手术操作，手术床很窄，您在床上时不要随意翻身，以免坠床；
3. 手术室护士为您做的技术操作有：①静脉输液；②摆置麻醉体位；③摆置手术体位；
4. 在麻醉过程中，如出现心慌、头晕、恶心等请及时告诉医师或护士；
5. 在手术前要先为您消毒，请您配合医师消毒，不要乱动；
6. 局麻关节镜手术，在手术过程中您会有感觉，但不会疼痛；
7. 手术间内各种手术仪器、监护器会发出声响，请您不要紧张；
8. 手术过程中，如出现头晕、心慌、恶心等不适感觉，请告诉医师或护士。

手术结束后

手术结束，在出院前，关节镜手术室会有专人为您送来手术图文分析报告并做详细讲解，如有疑问，请您告知。

我们将以高度的责任心，全力做好手术配合。

图4-1-1　关节镜手术室手术访视单

4. 术前访视注意事项

（1）访视时间适宜，应在手术前一天进行，并避开治疗和用餐时间，时间不宜过长。

（2）与患者交流时，采用通俗易懂的语言，尽量少用医学术语。

（3）在术前访视中，对患者的隐私、个人资料等都要严格保密，不得泄露。

二、术后访视

1. 术后访视目的

术后访视是关节镜手术室整体护理的重要组成部分，术后访视不仅是对手术患者的护理服务，同时还肩负着信息反馈的作用。通过术后访视反馈信息可以评价护理程序实施的效果，不断改进工作流程，提高患者满意度及护理服务质量。

2. 术后访视重点

（1）了解术后患者的身体情况。

（2）了解患者的心理感受。

（3）为患者进行术后健康宣教。

3. 术后访视内容

（1）查阅病历：了解术后患者的一般情况，对术后不适、疼痛的耐受情况。

（2）对手术给患者带来的疼痛、活动受限等不适给予解释。

（3）对手术时间长、特殊体位或消瘦的患者，如出现皮肤压力性损伤的情况，术后访视中应重点观察恢复情况。

（4）征求患者对手术室护理服务的意见和建议。

（5）发放手术回访单（图4-1-2）。

关节镜手术室手术回访单

回访日期　科室　床号　住院号

患者姓名　性别　年龄　麻醉方式　手术体位

精神状态：□好　□较好　□较差　□差

疼痛情况：□无　□轻度　□中度　□剧痛

伤口情况：□无渗出　□淡黄色渗出　□其他

目前体温：□高　□较高　□正常

引流情况：□较多　□较少　□正常　□无

活动情况：□只能床上活动　□协助下床　□自行下床

对手术室的评价

1. 手术室的环境：□好　□一般　□差

2. 手术室工作人员的态度：□好　□较好　□一般　□差

您的建议和意见：

回访护士：　患者签名：

图4-1-2　关节镜手术室手术回访单

4. 术后访视注意事项

（1）仪表整洁、态度和蔼，携带访视单到患者床旁与患者及家属热情介绍自己，核实患者身份及手术名称。

（2）询问患者恢复情况，关注患者体温、切口敷料、受压皮肤及活动情况。

（3）有特殊情况及时向护士长反馈。

第2节 术中护理

术中护理是指患者从进入手术室至手术结束、麻醉恢复期的护理，包括术前手术间环境以及各种用物的准备、患者的心理护理、保温、手术体位的安置、术中用药、输液治疗、患者转运以及各个工作环节的核查，是围手术期护理的重要组成部分。

一、手术患者安全核对

手术室护士接患者入手术室进行核对，进入手术间后，巡回护士协助患者平卧于手术床，建立静脉通路后由麻醉医师主持填写《手术安全核对表》。在实施麻醉前、手术开始前、患者离室前由手术医师、麻醉医师、巡回护士三方共同核对，保证患者安全（图4-2-1）。

手术安全核对的内容

（1）麻醉实施前：手术医师、麻醉医师、巡回护士共同进行第一次核对确认。由麻醉医师按《手术安全核对表》中的内容依次提问患者身份（姓名、性别）、手术部位、知情同意、麻醉安全检查、患者过敏史、术前备血等，手术医师逐一回答，同时巡回护士按照病历逐项核对并回答。眉栏由麻醉医师负责填写。

（2）手术开始前：三方进行第二次核对确认，手术医师、麻醉医师、巡回护士按上述方式，再次核对患者（姓名、性别）、手术部位、手术方式，并确认风险预警内容。

（3）患者离开手术室前：三方进行第三次核对确认，手术医师、麻醉医师、巡回护士按上述方式，共同核对实际手术名称、清点手术用物、确认手术标本、检查皮肤完整性、动静脉通路、引流管、患者去向等。

（4）三方确认签名后，巡回护士负责将安全核对表随病历带回病房。

二、手术物品清点制度

1. 清点时机

（1）第一次清点：手术开始前。

（2）第二次清点：关闭体腔前。

（3）第三次清点：关闭体腔后。

（4）第四次清点：缝合皮肤后。

解放军总医院手术安全核对表

姓名＿＿＿＿　性别＿＿＿＿　年龄＿＿＿＿　住院号＿＿＿＿

科室＿＿＿＿　拟手术名称＿＿＿＿＿＿＿＿＿＿　日期＿＿＿＿

1. 麻醉实施前	核对时间：
手术医师、麻醉医师及巡回护士共同确认 患者姓名 □　年龄 □ 手术部位 □　手术知情同意 □　麻醉知情同意 □	
麻醉方式 □ 麻醉安全检查完成：是□　否□　患者过敏史：有□　无□ 术前备血：有□　无□　其他：＿＿＿＿	

手术医师签名：＿＿＿＿　麻醉医师签名：＿＿＿＿　巡回护士签名：＿＿＿＿

2. 手术开始前	核对时间：
手术医师、麻醉医师及巡回护士共同确认 手术方式 □ 风险预警： 手术医师陈述：失血量 □　手术预计时间 □　其他 □ 麻醉医师陈述：重要脏器功能状态 □　其他 □ 手术护士陈述：物品准备完备等 □　其他 □ 其他：＿＿＿＿	

3. 患者离室前	核对时间：
手术医师、麻醉医师及巡回护士共同确认 实际手术名称确认 □ 手术用物清点核对 □ 病理标本：有 □　无 □　标本患者姓名核对□ 皮肤状况检查 □ 患者体内留置：中心静脉置管□　动脉置管□　气管插管□　硬膜外置管□ 伤口引流□　胃管□　尿管□　其他□ 患者去向：恢复室□　病房□　ICU□　急诊留观□ 其他＿＿＿＿	

实施手术名称＿＿＿＿＿＿＿＿＿＿

手术医师签名＿＿＿＿　麻醉医师签名：＿＿＿＿　巡回护士签名：＿＿＿＿

图4-2-1　手术安全核对表

2. 清点原则

（1）两人逐项清点。

（2）同步唱点。

（3）逐项即刻记录。

（4）原位清点。

3. 清点内容

手术医师、洗手护士、巡回护士对手术中无菌台上使用的各类手术用物，包括各种手术器械及配件、纱布、纱垫、缝针等进行清点。

4. 注意事项

（1）清点时巡回护士与洗手护士应对台上每一件物品原位清点、唱点两遍，特别注意特殊器械上的螺丝钉、关节镜器械上的小帽等附属结构及配件是否齐全，不仅保证数量准确，还应确保物品的完整性。

（2）第一次清点应在手术开始前完成，清点无误后方可开始，必要时手术医师应等待护士完成清点和记录。

（3）手术中，未经洗手护士允许，任何人不得随意挪用清点项目里的物品，不得将纱布类物品剪开使用。

（4）术中应使用有显影标记的物品。

（5）手术过程中，增减清点项目中的物品时应及时清点并记录，手术台上掉落的物品，应放于指定位置，便于清点。

三、术中输液治疗

输液总量由麻醉医师根据手术患者的体液变化情况进行控制。

1. 液体种类的选择

（1）晶体溶液：晶体溶液分子小，在血管内存留时间短，对维持细胞内外水分的相对平衡起着重要作用，对纠正体内电解质失衡效果显著。常用的晶体溶液有0.9%氯化钠注射液、5%～10%葡萄糖注射液、5%碳酸氢钠注射液、乳酸钠林格注射液、20%甘露醇注射液等。

（2）胶体溶液：胶体溶液相对分子量大，在血管内存留时间长，对维持血浆胶体渗透压、增加血容量有显著效果。常用的胶体溶液有琥珀酰明胶注射液、羟乙基淀粉注射液等。

2. 注意事项

（1）在建立静脉通道及遵医嘱用药时，严格执行无菌操作原则及“三查七对”制度。

（2）巡回护士在手术中要严密观察静脉通道，应将输液侧的肢体放于外露处，避免管路打折、扭曲等，保证其通畅性。

（3）巡回护士建立静脉通道时，宜选用16～20 G留置针，便于液体的快速输注，确保患者安全。

四、手术患者术中体位摆放

标准手术体位有仰卧位、侧卧位、俯卧位。

1. 手术体位的摆放原则

（1）参加人员：由手术医师、麻醉医师、巡回护士共同完成。

（2）保证患者安全舒适，呼吸通畅：通过体位垫的使用，可更好地固定体位及降低体位改变对呼吸循环功能的影响。为了最大限度增加受力面积、降低局部组织所受压力，可在骨隆突处使用保护垫，预防压力性损伤发生；肢体固定时使用衬垫，不可过紧；患者的上肢应置于躯干两侧或置于支臂板上，不能交叉于胸前，避免胸腹部受压，并检查呼吸管路是否通畅，确保患者呼吸通畅。

（3）维持患者正常的血液循环：患者处于侧卧或俯卧位时，可减少回心血量。为了避免外周血液回流受阻，摆放体位时应注意保持静脉回流良好。

（4）防止外周神经受压：患者麻醉期间运动感觉及保护性反射均消失，四肢、颈部应加强保护，否则会因受压或过度牵拉旋转而发生神经麻痹或损伤。例如上肢外展不应超过90°，避免损伤臂丛神经；俯卧位时应抬高小腿，以保证足部自然下垂处于功能位。

（5）避免肌肉骨骼过度牵拉：因为患者麻醉后肌肉缺乏保护性反应，所以要确保患者处于功能位。

（6）手术视野充分暴露：固定手术体位，避免术中肢体移位影响手术医师操作，从而减少损伤和缩短手术时间。

（7）预防体位并发症的发生：在摆放体位时，应告知麻醉医师，共同做好相应准备。移动患者时动作应轻缓，用力协调一致，防止发生体位性血压变化以及颈椎、肢体脱位等严重意外。

2. 标准手术体位的摆放方法

（1）仰卧位：将患者头部垫头圈，抬高3～5 cm，避免头部过度后仰；肩部适当抬高，使颈椎处于水平位置。上肢外展，掌心向上，上肢远端关节应高于近端关节，也可将双臂置于躯干两侧。仰卧位时，要注意做好枕部、肩胛部、骶尾部、外踝骨突处及足跟处皮肤保护，预防压力性损伤的发生。

（2）侧卧位：患者健侧卧位，侧卧 90°，头下放置头圈，肩部嵌入硅胶体位垫槽内，并安放腋垫，胸下放置可塑形体位垫，防止受压，双上肢置于垫有软垫的可调节托手架上，肩关节外展或上举不超过90°，双上臂呈抱球状。双下肢之间置方形体位垫，双下肢自然屈曲。侧卧位时要特别保护耳郭、肩峰外侧、肘部、胸部（女性）、会阴（男性）、股外侧、膝外侧、外踝等部位皮肤，防止发生压力性损伤。

（3）俯卧位：头部置于头圈上，避免眼、耳受压及鼻骨扭曲。双上臂置于有软垫的可调节托手架上，肩肘呈90°，双上肢远端关节低于近端关节，用约束带固定。腹部悬空，避免大血管受压。用凝胶垫垫好膝部，保持双下肢在功能位。双髋、双膝屈曲20°，双下肢远端关节低于近端关节平放于手术床上，使双足自然下垂、足跟分离、足尖离开床面。俯卧位应做好面颊部、胸部、髂前上棘及膝部的皮肤保护，预防发生压力性损伤。

（4）注意事项

① 根据不同手术要求为患者摆放不同的体位。

② 摆放体位过程中做好患者生命体征的密切监测，摆放好手术体位之后对患者体位的安全性再次进行全面核查，确保手术患者的安全。

五、手术患者术中的保温护理

手术室属低温环境，术中输注液体、使用消毒剂及身体暴露等因素，使患者易发生低体温现象。术中低体温对患者造成的危害十分严重，对术中低体温进行有效预防是术中护理的重要内容。术中低体温的预防措施主要有如下几方面。

（1）调节室温：患者入室前30 min将温度调控至22～24℃，根据手术进展随时调节室温。

（2）术前评估：术前根据患者的病情、年龄、手术时间等评估手术期间是否有体温下降的可能及下降的程度，并制定保温措施。

（3）体表加热：由于代谢产生的热量大部分是通过皮肤丢失以及麻醉后肌肉松弛使机体产热减少，抑制体温调节的防御反应，因此有效的体表加温方法可降低皮肤热量的丢失。采用为患者盖被等保暖措施，让患者在术中感到温暖舒适。也可采用保温毯等对患者体表进行加温，可有效预防体温下降，减少其危害。

（4）液体加温：为了防止大量输注液进入人体和冲洗液冲洗关节腔引起的低体温，可以使用恒温加热器、温箱等加温设备，将输入体内的液体和关节腔冲洗的液体加温，以预防低体温的发生。

（5）预热消毒剂：皮肤散热是患者热量丢失的主要原因，消毒时皮肤向周围环境通过辐射和对流进行散热的面积增大，可使体温迅速下降。皮肤消毒时，消毒液温度低，同时消毒液挥发后才能达到消毒的目的，消毒液挥发带走大量的热量，使患者体温下降。使用恒温箱将皮肤消毒液和灌洗液预先加热到人体体温，这样消毒皮肤和冲洗体腔时可以减少对患者的冷刺激。

（6）监测体温变化：在手术过程中做好体温监测，维持患者中心体温在36℃以上。

六、手术标本的管理

手术标本指从患者身体可疑病变部位取出的组织（可采用钳取、穿刺吸取等方法）、手术切除的组织，根据需要进行病理学检查，以便明确病变性质、获得病理诊断。有效的手术标本管理，可防止手术标本丢失、错误送检等问题的发生。

手术标本“三及时”管理原则

（1）及时核对：标本产生后洗手护士应及时与手术医师核对标本来源，并应妥善保管，根据标本的体积、数量，选择合适的容器盛装，防止标本干燥、丢失或污染无菌台。

（2）及时记录：标本取出并核对无误后，巡回护士或其他病理处理者应及时记录标本的来源、名称及数量。

（3）及时处理：标本产生后应尽快固定，术中冰冻标本不应用固定液固定。填写标本登记交接记录，记录内容包括患者的姓名、住院号、手术日期、送检日期及送检标本的名称、数量等，经交接双方人员签字后，送至病理科处理。

（4）注意事项

① 手术标本不得与清点物品混放。

② 手术标本未经手术医师同意不得遗弃。

③ 手术标本洗手护士要根据医嘱妥善保管、及时处理。

④ 手术标本要按规定固定保存、专人送检。

⑤ 严格落实查对、登记、签名制度。

七、患者离室前护理

手术结束后，手术室护士为患者离室前做好准备工作，以保证患者生命体征平稳。

离室前准备内容

（1）协助手术医师包扎切口，戴好支具；粘贴管路标识，妥善固定尿管及切口引流管。

（2）检查患者全身受压部位皮肤完整性及清洁度，将患者恢复仰卧体位。

（3）整理衣裤，使患者穿戴整齐。

（4）观察患者心率、血压、呼吸以及血氧饱和度，确保各项指标平稳；将患者移至转运车上，固定好各类管路，保持通畅。

（5）巡回护士组织麻醉医师、手术医师进行第三次手术安全核查，完善护理记录，整理病历资料，将病历、影像学资料等需带回病房的物品统一放置于转运车置物袋内。

（6）再次观察患者的生命体征，经手术医师和麻醉医师同意后由手术医师、麻醉医师和巡回护士共同护送患者离开手术室。

第3节 手术交接

手术交接是确保护理工作整体性和延续性的关键环节。规范的手术交接可以杜绝和减少护理缺陷，保证护理工作连续性、安全性和有效性，从而提高护理质量，在手术室工作开展中意义重大。

一、术前交接流程

（1）主班护士接到手术室护士电话通知后，立即通知责任护士。

（2）由责任护士通知患者：摘去义齿，如厕，脱去内衣、内裤、袜子，备好影像资料，并在病床耐心等待。

（3）交接内容

① 交接病历、术中带药、影像资料。

② 床旁交接患者皮肤，有无过敏史，有无活动的义齿，有无导尿、输液、胃管，以

及患者衣服、特殊物品等。

③ 协助手术室护士将患者转运到平车上。

（4）手术室护士填写术前交接单，由病房责任护士审核（图4-3-1）。

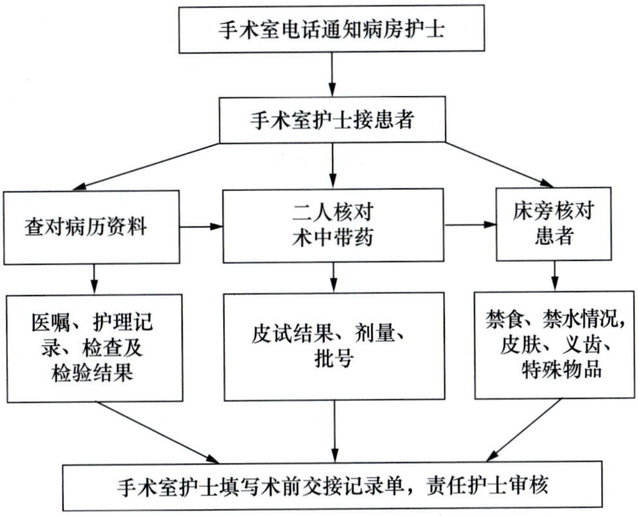

图4-3-1　术前病房与手术室交接流程图

二、术后交接流程

患者返回病房后，责任护士与手术室护士、手术医师、麻醉医师协助患者安全过床，测量生命体征，遵医嘱给予患者吸氧。

交接内容主要如下：

（1）交接患者的意识状态、患肢感觉和运动、伤口敷料包扎、支具佩戴、皮肤受压、液体和各类管路情况等。

（2）床旁交接患者的衣物及影像资料。

（3）交接病历资料：麻醉方式、手术名称、术中出血及输液情况等。

（4）病房责任护士填写术后交接单，由手术室护士给予审核，并打印审核单（图4-3-2、图4-3-3）。

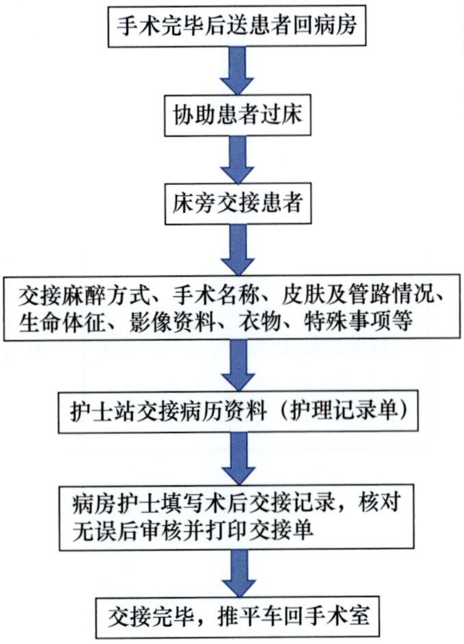

图4-3-2　术后手术室与病房交接流程图

中国人民解放军总医院

手 术 患 者 交 接 单

手术患者信息（巡回护士填写）

手术间号（台）：________（ ）病区：________ 姓名：________ID号：________

手术日期：________ 手术名称：________

入手术室时间：________ 出手术室时间：________ 通知家属：________

洗手/巡回护士：________出血量：________mL

特殊交流：________

术前交接	术后交接（恢复室）	术后交接（病房）
【交接时间】________	【交接时间】________	【交接时间】________
【过敏史】 有 无 ________ ________	【液 体】 有 无 标识 通畅 部位已查	【液 体】 有 无 标识 通畅 部位已查
【术前针】 有 无	【尿 管】 有 无 标识 通畅 部位已查	【尿 管】 有 无 标识 通畅 有 无
【术前带药】 有 无 ________ ________	【引流管】 有 无 部位已查个数________	【引流管】 有 无 部位已查个数________
【手术标记】 有 无	【常规血液制品】 有 无	【常规血液制品】 有 无
【导 尿】 有 无	血液________U	血 浆________U
【液 体】 有 无	自体血________ml	自体血________ml
【胃 管】 有 无	红细胞________U	红细胞________U
【活动、假牙】 有 无	血小板________U	血小板________U
	冷沉淀________U	冷沉淀________U
【患者衣服】________件	【患者衣服】________件	【患者衣服】________件
【影像资料】____张____	【影像资料】____张____	【影像资料】____张____
【皮 肤】 好 异常 ________ ________	【皮 肤】 好 异常 ________ ________ ________	【皮 肤】 好 异常 ________ ________ ________
【特殊物品】 有 无 ________ ________	【特殊物品】 有 无 ________ ________	【特殊物品】 有 无 ________ ________
护士签名：手术室________ 病房________	护士签名：手术室________ 恢复室________	护士签名：手术室________ 恢复室________ 病 房________
特殊情况说明： ________	特殊情况说明： ________	特殊情况说明： ________

图4-3-3 手术患者交接单

（王姝南 谢 志 高 静 张建平 吕坤芳 朱娟丽 梁宝富 高 远）

下　篇

关节镜手术护理配合

第5章 膝关节镜手术护理配合

第1节 膝关节的解剖、手术常用体位及麻醉方式

一、膝关节解剖

膝关节常被称为铰链式关节，但实际上比铰链式关节更复杂，因为除了屈伸功能外，膝关节还具有旋转及内外翻功能。由于膝关节解剖结构特点、所处外力环境及其功能需要等原因，致使膝关节成为人体发生损伤最多的关节之一。膝关节是由骨性结构、关节内结构和关节外结构组成。

（1）骨性结构：膝关节的骨性结构由三部分组成，即髌骨、股骨髁远端、胫骨平台近端或胫骨髁（图5-1-1）。

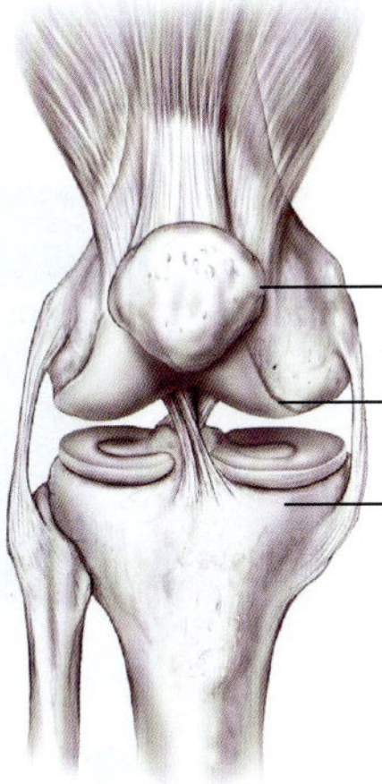

图5-1-1 膝关节骨性结构示意图（右膝）

（2）关节内结构：膝关节内的重要结构包括内、外侧半月板和前、后交叉韧带等（图5-1-2）。

（3）关节外结构：膝关节外结构包括关节外腱性结构和关节外韧带结构。支持和影响关节功能的重要关节外结构包括：关节囊、侧副韧带和跨越关节的肌-腱单位。关节囊、侧副韧带是主要的关节外静力性稳定结构，肌-腱单位是主要的关节外动力性稳定结构，如股四头肌装置、腓肠肌、腘绳肌、腘肌和髂胫束。

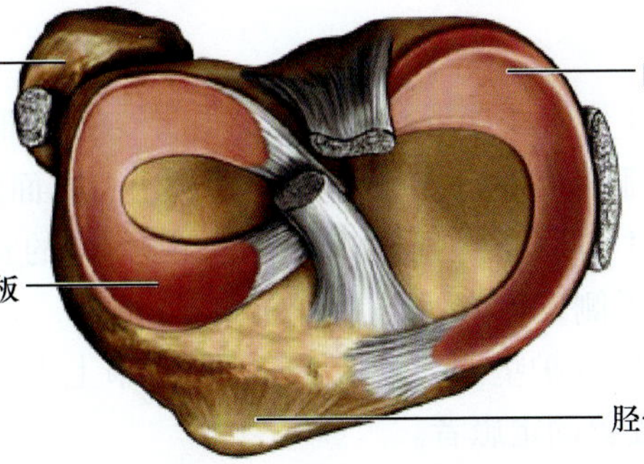

图5-1-2 膝关节内结构示意图（右膝）

二、膝关节镜常用手术体位

膝关节镜手术体位根据手术需要和术者要求采取仰卧位或仰卧下肢下垂位，通常采用仰卧位。仰卧位是将患者头部放于枕上，两臂置于身体两侧或自然伸开，两腿自然伸直的一种体位，术中可以根据术者的需求将患侧膝关节屈曲下垂于床的侧方。特殊仰卧位是在标准仰卧位的基础上演变而来。

1. 仰卧位的体位摆放

（1）适用手术类型：膝关节滑膜清理、软骨修整、半月板修整成形及缝合、游离体取出、交叉韧带缝合手术、交叉韧带重建、髌骨内侧支持带重建、内外侧副韧带重建术等。

（2）物品准备：枕头或头圈1个、约束带3个、支臂板1个、足跟保护垫1个、支腿架1个、侧方顶子1个、海绵垫2个（图5-1-3）。

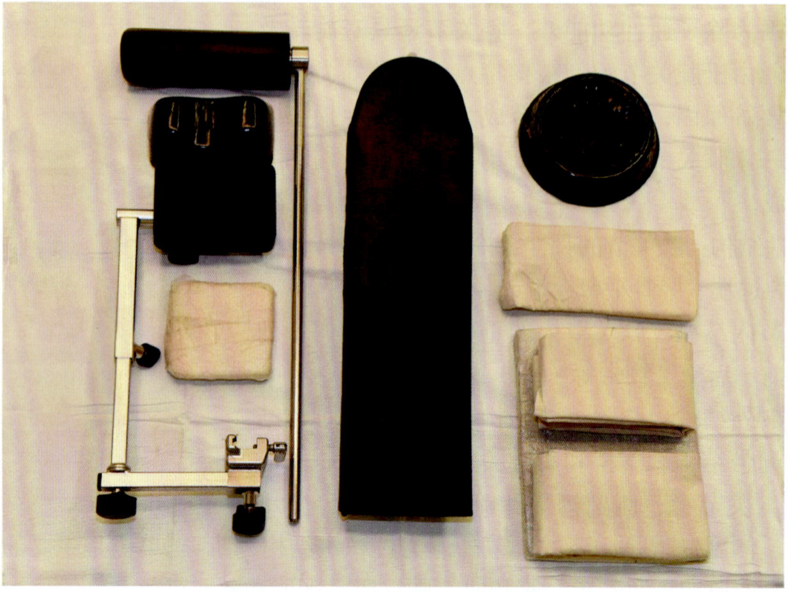

图5-1-3　物品准备

（3）摆放方法

① 患者头部置于头圈上并处于中立位，高度适宜，头和颈椎处于水平中立位置。

② 一侧上肢（留置静脉通路侧）外展置于支臂板上，掌面向下，远端关节略高于近端关节，肩关节外展不超过90°，以免损伤臂丛神经，手术床的安置见图5-1-4。

③ 另一侧上肢置于躯干侧，中单固定（图5-1-5）。

④ 健侧下肢踝部垫足跟保护垫，约束带固定于膝关节上方或下方5 cm处（图5-1-6）。盖被保暖后，使用约束带妥善固定患者。

⑤ 患侧安放支腿架，使患肢屈膝呈90°（图5-1-7）。

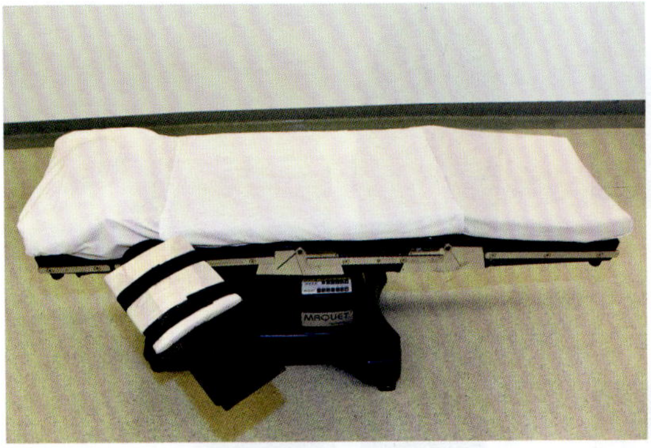

图5-1-4　安置手术床

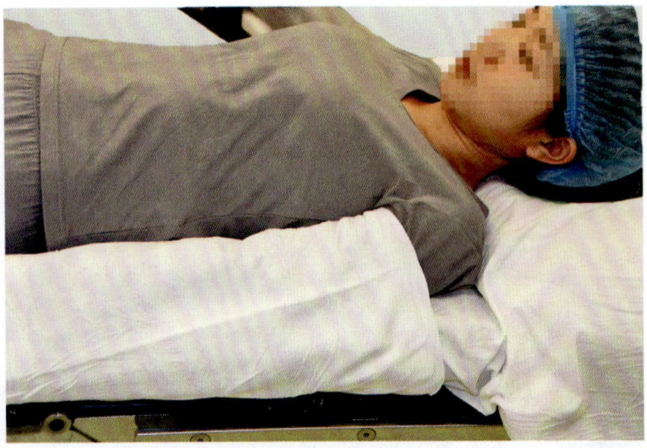

图5-1-5　中单固定上肢

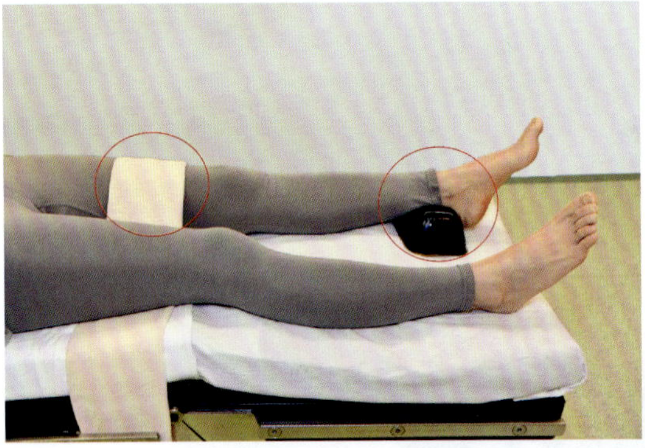

图5-1-6　约束带固定健肢

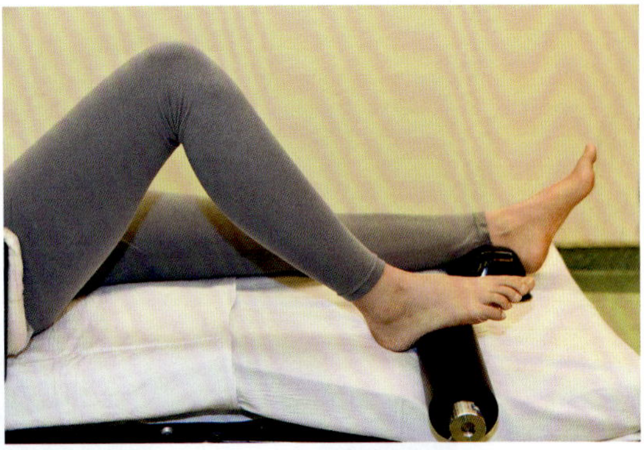

图5-1-7　安放支腿架

⑥ 使用侧方顶子为患侧髋部提供支撑，防止髋关节外旋，造成患肢坠床，使膝关节屈曲时，患侧下肢呈中立位（图5-1-8）。

2. 仰卧下肢下垂位摆放

（1）适用手术类型：同仰卧位。

（2）物品准备：枕头或头圈1个、约束带1个、支臂板1个、腘窝垫1个（图5-1-9）。

（3）摆放方法

① 患者头部置于头圈上并处于中立位，高度适宜，头和颈椎处于水平中立位置。

② 一侧上肢（留置静脉通路侧）外展置于支臂板上，掌面向下，远端关节略高于近端关节，肩关节外展不超过90°，以免损伤臂丛神经，手术床的安置见图5-1-4。

③ 另一侧上肢置于躯干侧，中单固定（图5-1-5）。

④ 使患者双下肢下垂，于腘窝处安置腘窝垫（此为我科自制，由荞麦皮填充而成，长65 cm、直径20 cm的圆柱形腘窝垫），使膝关节屈曲呈90°（图5-1-10）。

⑤ 骨突处、骶尾部用凝胶垫保护，防止压疮发生。

⑥ 使用约束带妥善固定患者。

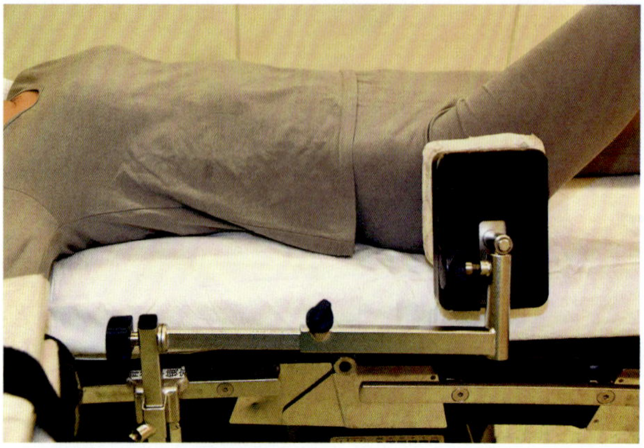

图5-1-8 安装侧方顶子

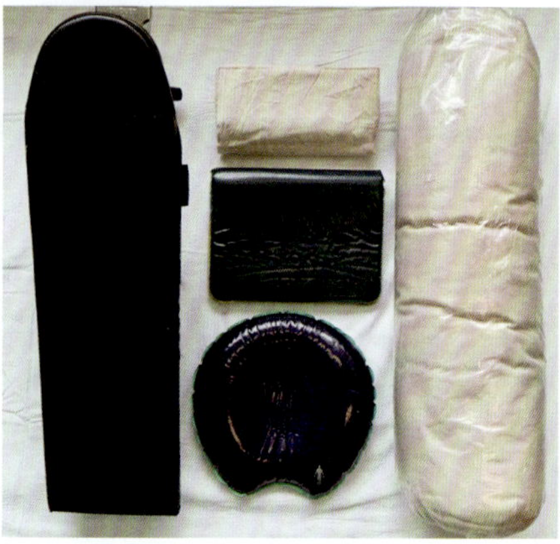

图5-1-9 物品准备

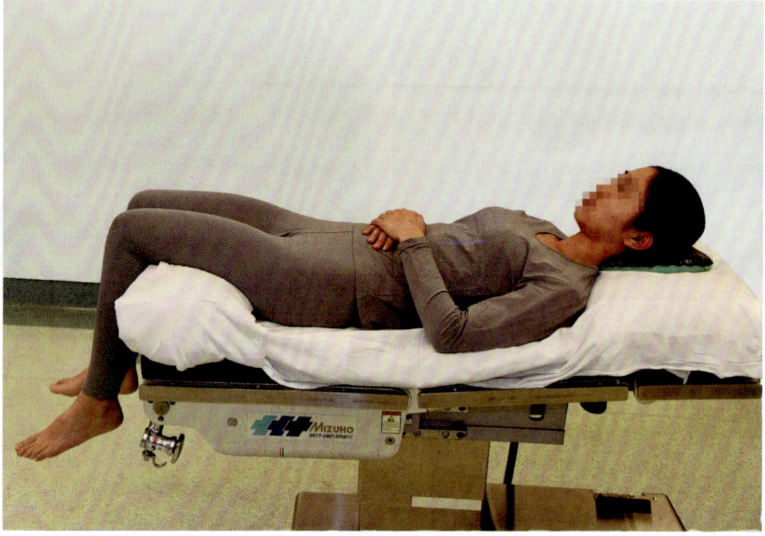

图5-1-10 膝关节屈曲呈90°

（4）注意事项

① 患肢消毒前注意保护患侧腹股沟及会阴处皮肤，可用治疗巾包裹以保护大腿根部和会阴处皮肤，防止皮肤灼烧。

② 术后观察患者皮肤情况。

三、膝关节镜手术常用麻醉方式

膝关节滑膜切除、骨性关节炎清理、半月板修整成形、半月板缝合、前交叉韧带缝合等手术通常采用局部麻醉。韧带修复与重建手术通常采用硬膜外麻醉或全身麻醉。

第2节 膝关节镜检查、关节腔清理的手术护理配合

一、膝关节镜下解剖

髌股关节、左膝关节内侧间室、右膝关节外侧间室、前交叉韧带、后交叉韧带镜下解剖见图5-2-1～图5-2-5。

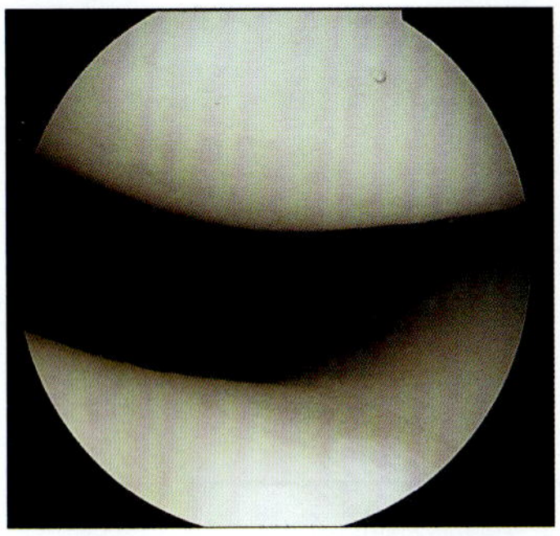

图5-2-1 髌股关节

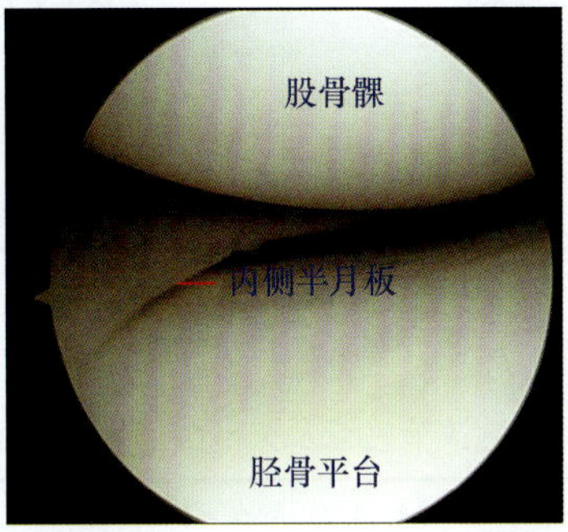

图5-2-2 左膝关节内侧间室

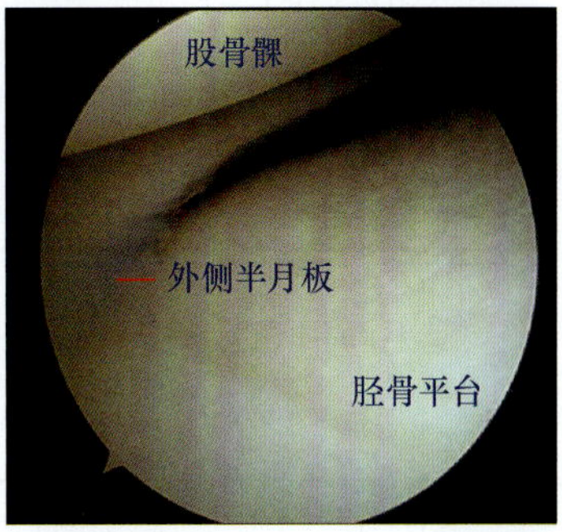

图5-2-3 右膝关节外侧间室

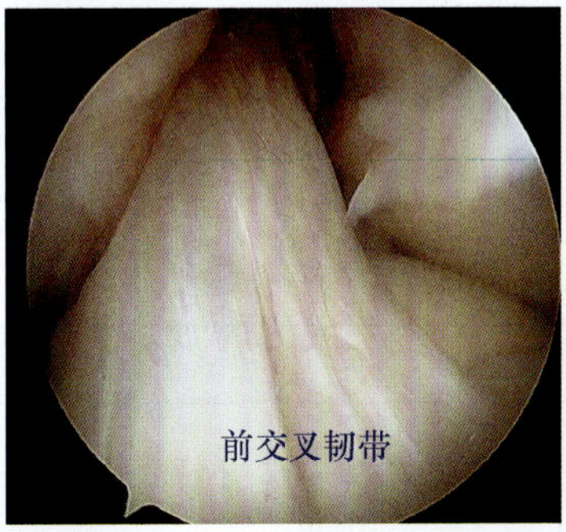

图5-2-4 前交叉韧带

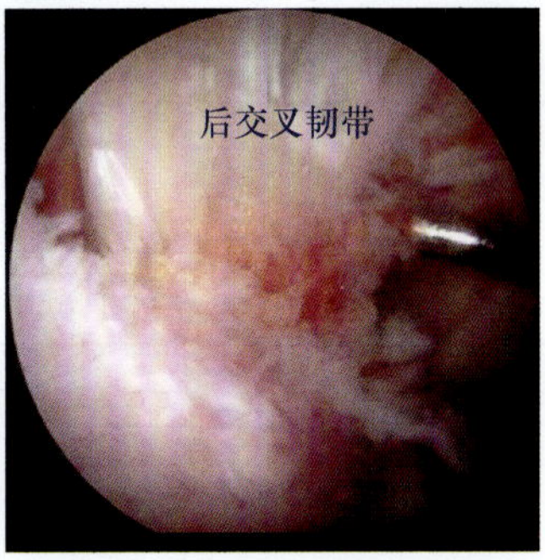

图5-2-5 后交叉韧带

二、麻醉方式

局部麻醉。

三、手术体位

仰卧下肢下垂位。

四、物品准备

（1）手术器械：膝关节检查及关节腔清理术所需器械主要有膝关节清理基础器械、关节镜专科基础器械、半月板修整成形器械、半月板缝合器械、软骨修整微骨折器械等。

（2）普通耗材：见表5-2-1。

表5-2-1 膝关节检查及关节腔清理术普通耗材

耗材名称	数量	耗材名称	数量
刀片（11#）	1个	无菌手术衣	若干
一次性吸引器管	4个	显影纱布	3包
一次性Y型管	1个	显影纱垫	1包
无菌手套	若干	10 mL注射器	1个

（3）高值耗材：见表5-2-2。

表5-2-2 膝关节检查及关节腔清理术高值耗材

耗材名称	规格	数量	耗材名称	规格	数量
一次性等离子刀头	ASC4830-01	1个	半月板缝合双针	—	若干
一次性刨削刀头	4.2 mm/4.5 mm	1个	Orthcord缝合线	—	若干
半月板缝合器	Fast-Fix 360/Outside-In	若干	膝关节支具	按需选择	

（4）手术敷料：见表5-2-3。

表5-2-3 膝关节检查及关节腔清理术手术敷料

敷料名称	数量	敷料名称	数量
大单	1个	保护套	1个
头部单	1个	治疗巾	4个
足部单	1个	洞巾（含积液袋）	1个
侧单	2个	自粘胶条	若干
U形单	1个	弹力绷带	2卷
中单	4个		

（5）灌注系统：关节腔的灌注和扩张在关节镜手术操作过程中是必需的。通常采用的是3000 mL生理盐水＋1%盐酸肾上腺素注射液1 mL进行灌注冲洗，加入盐酸肾上腺素可起到止血、改善手术视野的作用。将液体袋置于关节平面以上1 m处，或使用加压水泵维持灌注压力。

五、消毒铺单及膝关节探查

（1）消毒：以手术切口为中心，由内向外、从上到下，消毒范围近端至大腿根部，远端至足尖。

（2）铺单顺序：大单→足部单→U形单→侧单→包裹患肢→侧单→头部单→洞巾（图5-2-6）。

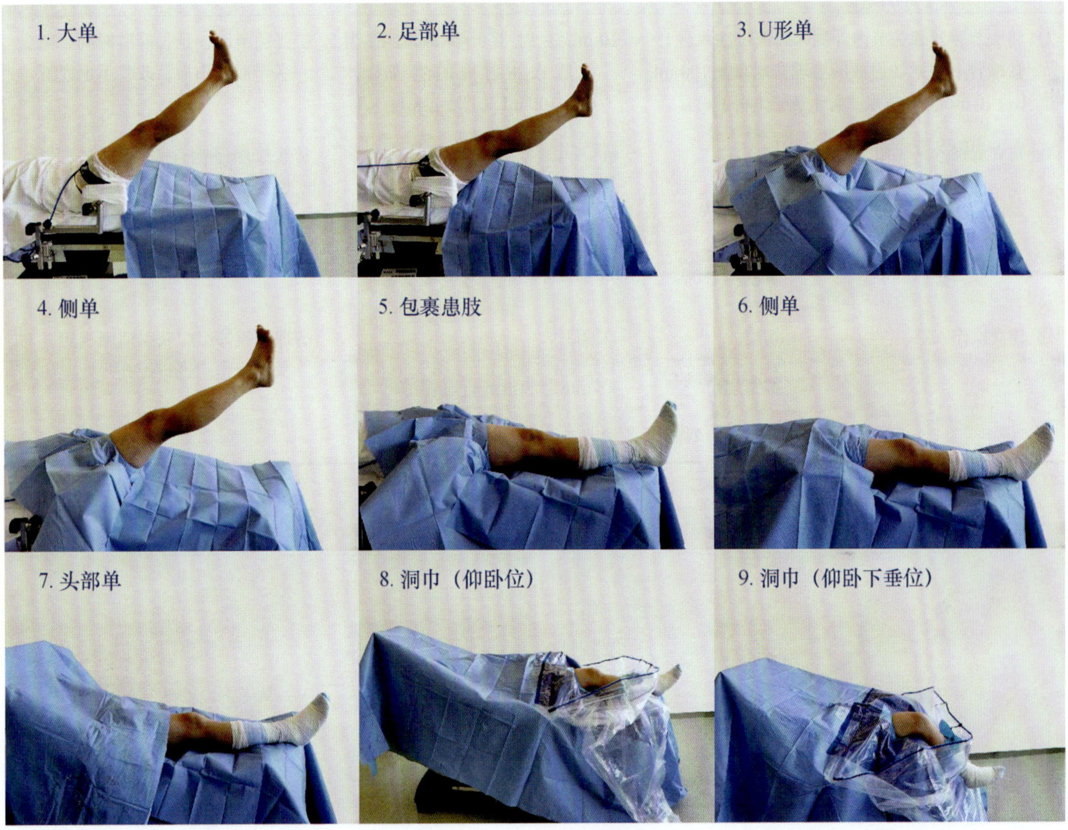

图5-2-6 铺单顺序

（3）连接关节镜导线（图5-2-7）

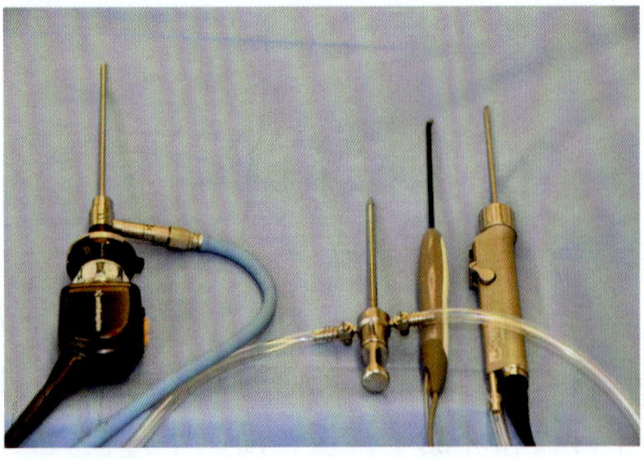

图5-2-7 关节镜导线连接

① 术者左手侧为观察侧。耦合器螺纹顺滑旋入摄像头后，连接关节镜镜头、光导纤维，所有导线与进水管（一根吸引器管连接Y型管）固定于手术单上。进水管Y型端连接灌注液，另一端连接直径6.0 mm穿刺锥进水阀。

② 术者右手侧为操作侧。刨削刀手柄、一次性等离子刀头及直径6.0 mm穿刺锥出水阀各连接一根吸引器管，固定于手术单上。三根出

水管可以利用两个三通与一个负压吸引器连接。

③ 导线长度：长短适宜，便于操作。

④ 洗手护士将4根导线的主机连接端交给巡回护士，巡回护士连接时要将导线顺直并分别与各主机准确连接，点对点直插直拔，确保设备处于功能状态。

（4）膝关节镜探查手术护理配合流程：见表5-2-4。

表5-2-4 膝关节镜探查手术护理配合流程

手术步骤		传递物品	操作目的
① 将关节腔及膝关节内外侧入路部位注入含1%盐酸肾上腺素注射液的生理盐水60～100 mL（每10 mL生理盐水＋肾上腺素1滴）		10 mL注射器、含1%盐酸肾上腺素注射液的生理盐水60～100 mL（图5-2-8）	扩张关节腔，延长麻醉时间，减少关节腔内出血，改善手术视野
② 建立观察入路（图5-2-9）	切皮	11#刀片	常规按顺序检查膝关节的髌上囊、膝内侧间隙、髁间切迹、膝外侧间隙
	扩张切口	4.5 mm穿刺锥或直血管钳	
	置入关节镜	6.0 mm穿刺锥、关节镜	
③ 建立操作入路	切皮	11#刀片	清理滑膜等组织获得清晰视野，对关节内组织进行探查并处理病变
	扩张切口	4.5 mm穿刺锥或直血管钳	
	置入手术器械	刨削刀头、等离子刀头、探钩	

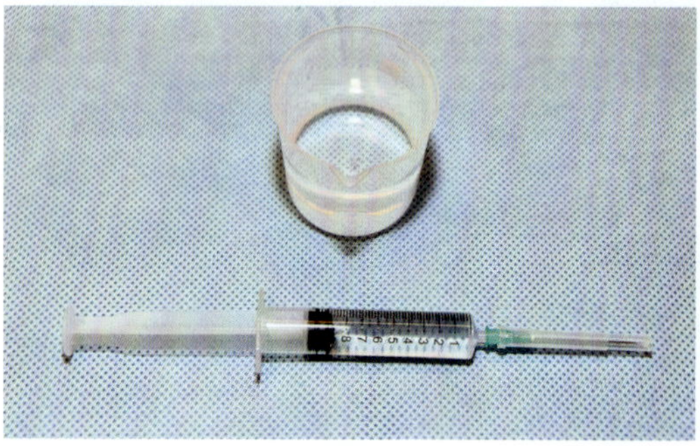

图5-2-8 膝关节注射用物

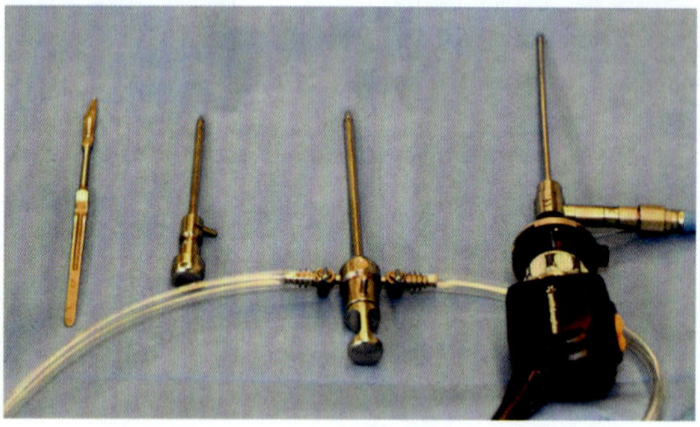

图5-2-9 建立观察入路器械

六、膝关节常见疾病及其手术护理配合

（一）半月板损伤

1. 半月板解剖

半月板位于股骨内、外侧髁与胫骨内、外侧髁之间，主要由纤维软骨组成，每块半月板覆盖胫骨平台关节面的2/3。半月板外缘厚，内缘薄而凹，边缘游离。半月板分为内侧半月板和外侧半月板，内侧半月板大，呈“C”形；外侧半月板小，近似“O”形。半月板可分为前角、体部和后角。

2. 半月板的修复

半月板的修复潜力取决于其血液供应情况。半月板周缘的毛细血管丛可提供半月板周缘10%～20%区域的血液供应，半月板周围有血供的区域可以产生类似于其他结缔组织的修复功能。半月板撕裂部位根据其所处的不同血供区域分为：红区（血液丰富区）、红-白交界区（血管区边缘）、白区（无血管区）（图5-2-10、表5-2-5）。这种分类方法有助于判断半月板修补后的愈合能力。

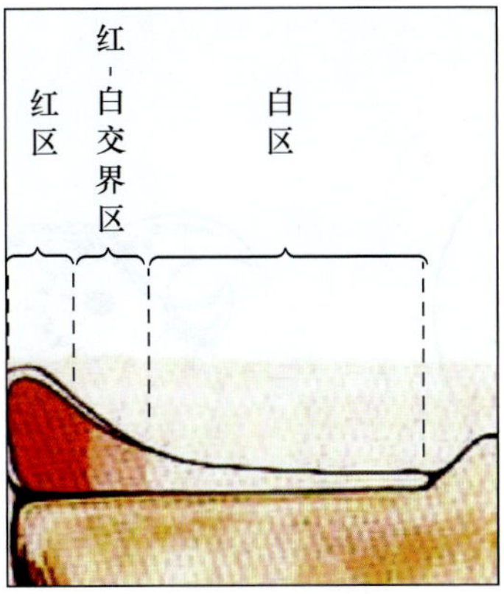

图5-2-10　半月板分区

表5-2-5　半月板分区撕裂愈合能力

损伤区域	部位	愈合能力
红区撕裂	关节囊边缘止点处	容易
红-白交界区撕裂	血管周围处	可
白区撕裂	无血管区	不容易

3. 半月板的功能

（1）负重和负载。

（2）吸收振荡。

（3）加强关节稳定性。

（4）润滑关节。

4. 半月板损伤机制

根据半月板损伤的病因可分为慢性退变或急性外伤性撕裂，前者与老龄化和反复慢性损伤有关。

5. 半月板损伤分类

（1）半月板撕裂：依据半月板撕裂的位置、类型、病因等因素，有许多分类方法。根据术中所见的撕裂分为纵形撕裂（图5-2-11）、水平撕裂（图5-2-12）、斜行撕裂（图5-2-13）等，根据损伤的部位分为纵形桶柄样撕裂（图5-2-14）、瓣状撕裂（图5-2-15）、放射状撕裂（图5-2-16）等。

① 临床表现：膝关节疼痛、交锁与弹响，腿软无力。

② 治疗原则：如果半月板轻微损伤且半月板稳定，可不处理，对于已确诊的半月板撕裂需要关节镜手术治疗；半月板红区损伤应尽可能修补；半月板白区损伤可行半月板部分切除（半月板成形）；对于无法修复的，行半月板切除术。

（2）半月板囊肿：半月板囊肿又名半月板囊性变，是半月板病变的另一种表现形式。半月板囊肿多见于20～30岁的年轻人，小的囊肿如花生米大小（图5-2-17）。

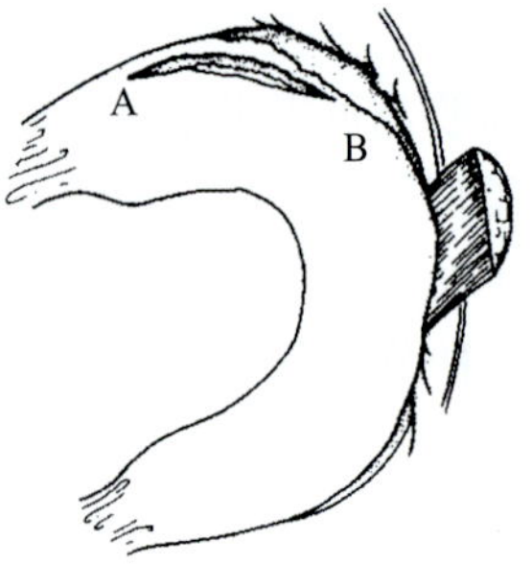

图 5-2-11　纵形撕裂

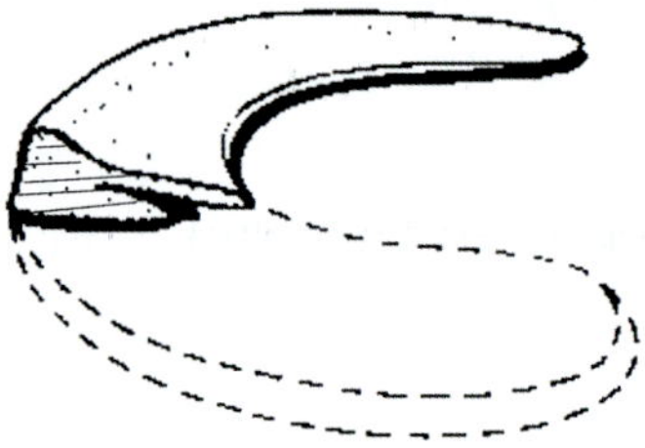

图 5-2-12　水平撕裂

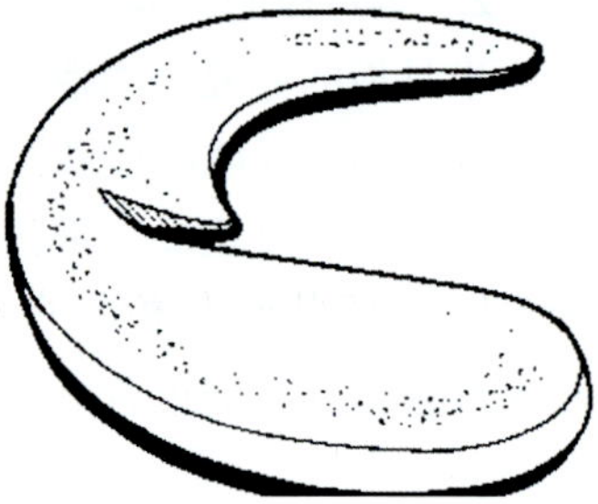

图 5-2-13　斜行撕裂

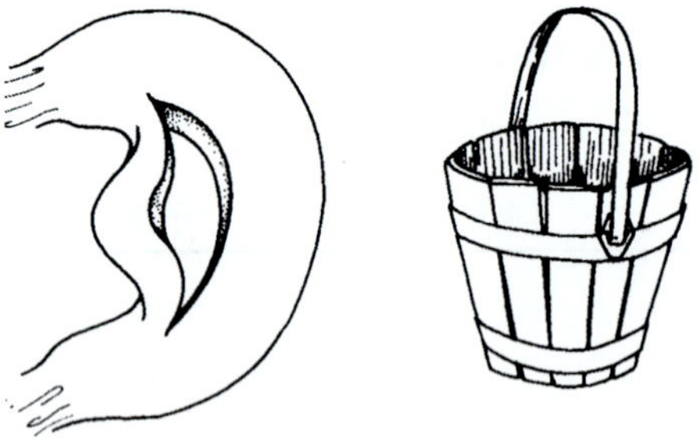

图 5-2-14　纵形桶柄样撕裂

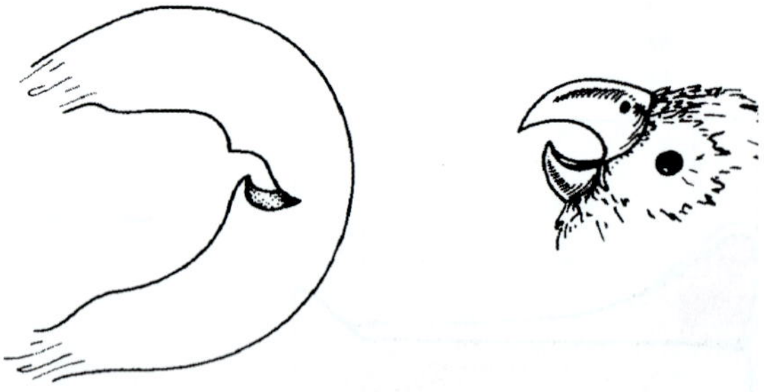

图 5-2-15　瓣状撕裂

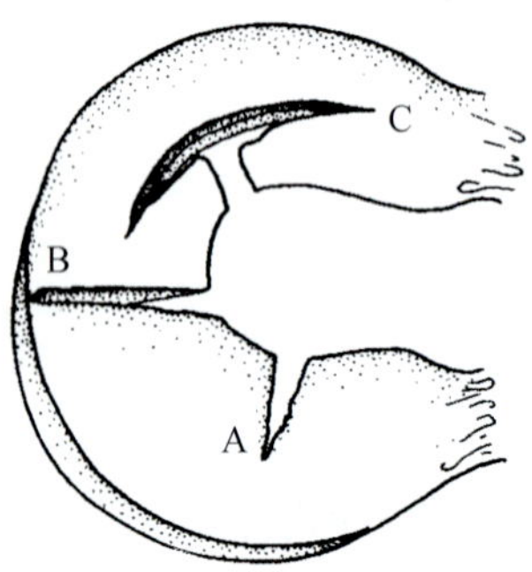

图 5-2-16　放射状撕裂

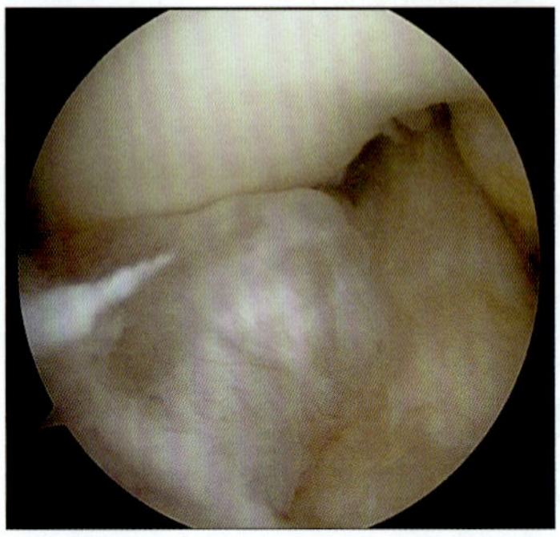

图 5-2-17　半月板囊肿

① 病因

a．先天因素。

b．退行性变，贝斯托（Baistow）认为半月板囊肿的形成系组织退变引起，与腱鞘囊肿的发生机制一样。

c．畸形学说。

d．外伤学说：卢因（Lewin）认为半月板外伤后磨损，在体内形成水平裂，并积液形成囊肿。

② 临床表现

以膝关节外侧钝痛肿胀为主，特别是剧烈活动后疼痛症状加重，发现囊肿增大才引起注意。

③ 治疗原则

大的半月板囊肿会影响半月板的稳定性，小的半月板囊肿仅累及部分半月板组织。半月板囊肿可以采用关节镜探查，进行囊肿切除，必要时进行半月板缝合。

（3）盘状半月板：盘状半月板分为完全性盘状半月板和不完全性盘状半月板，大多数盘状半月板不是完全“盘状”，只是比正常半月板宽。盘状半月板不仅干扰膝关节功能产生症状，而且变型损伤后容易发生半月板撕裂、继发囊肿、软骨磨损、滑膜充血水肿和纤维化等改变（图 5-2-18）。

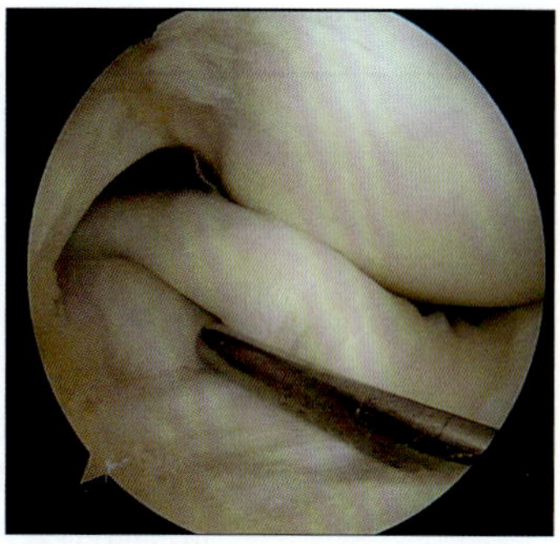

图 5-2-18　盘状半月板

① 病因

a．先天性异常学说：持有此观点的学者居多。

b．中心吸收不全学说：斯米利（Smillie）认为原始型为完全的盘状，出生后中心软化，开始部分裂口逐渐增大直到成人。

c. 发育阻止学说：卡普兰（Kaplan）认为系先天性半月板发育阻止所致。

d. 发育平衡失调学说：麦克尤因（MacEwin）认为是半月板发育平衡失调所致。

② 治疗原则

由于症状较重，步态不稳，怀疑有盘状半月板磨损引起的创伤性关节炎和滑膜炎导致膝关节反复积液时应考虑手术治疗，可进行半月板成形术（图 5-2-19），必要时进行半月板缝合。

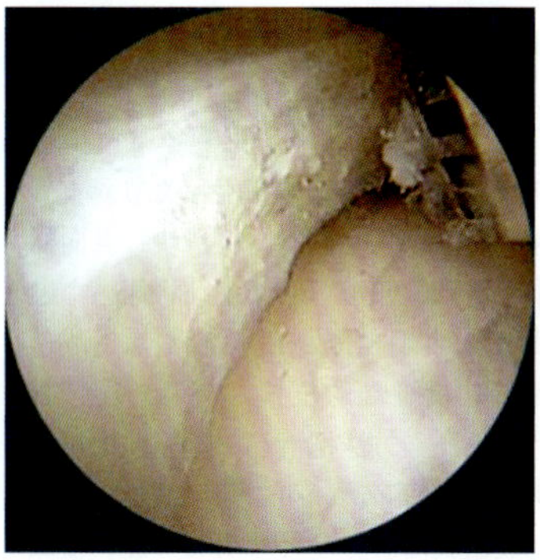

图 5-2-19　盘状半月板成形术后

6．半月板手术护理配合

半月板手术护理配合流程见表 5-2-6。

表 5-2-6　半月板手术护理配合流程

手术步骤		传递物品	操作目的
1．关节镜进入关节腔，探查半月板		探钩	探查半月板损伤情况（图 5-2-20）
2．半月板成形		刨削刀头、等离子刀头、篮钳、半月板剪刀（图 5-2-21）	根据半月板损伤情况，如不能缝合者，做半月板修整成形（图 5-2-22）
3．半月板缝合	① 由内向外缝合方法：适用于半月板体部和后角缝合	探钩	将移位的半月板复位
		半月板锉及刨削刀头	打磨半月板损伤缘的瘢痕组织
		由内向外缝合套管（图 5-2-23）	根据缝合部位角度选取不同方向的缝合单及双导管
		半月板缝合双针	半月板缝合导管和双针线，对准半月板裂口，经缝合套管插入半月板缝合双针进行缝合（图 5-2-24）

续表

手术步骤	传递物品	操作目的
	11[#]刀片、止血钳、探钩、剪刀（图5-2-25）	用手术刀切开皮肤，血管钳分开皮下组织达关节囊，双针缝线在1个切口通过皮下组织牵出、打结，剪线，完成缝合（图5-2-26）
② 由外向内缝合方法：适用于半月板前角和体部缝合	穿刺针及内芯	根据缝合角度选择直或弯穿刺针，穿刺针穿入半月板撕裂区域，拔出内芯（图5-2-27）
	钢丝套环	将钢丝套环穿进穿刺针（图5-2-28）
	缝合线去针（2[#]W4843/Orthocord/PDS缝合线）、弯止血钳或抓线钳	将缝线穿入钢丝套环中，牵拉钢丝套环，使缝线和穿刺针一起拔出（图5-2-29）
缝合另一针	11[#]刀片、探钩	切开皮肤，使缝合线两端从同一切口引出
	推结器	打结固定
	线剪	剪线，完成缝合（图5-2-30）
③ 全内缝合方法：适用于半月板后角和体部缝合	半月板深度探钩	半月板深度探钩测定所需的缝合深度限制
	槽缝合管	避免软组织干扰或软骨损伤
	Fast-Fix 360缝合器（图5-2-31）	穿刺针穿过半月板撕裂部位和关节囊直到深度限制器的末端时，将滑块一直向前推，听到"咔嗒"声，主动将第一个缝线锚定的挡杆释放出去。释放后滑块返回到其最近端的位置。在第二次穿刺后，用同样方法把滑块一直向前推也能听到"咔嗒"声，第二个缝线锚定挡杆释放出去随后穿刺针移出关节腔，仅保留缝合线游离端，牵拉缝线并将其滑结向前推
	推结剪线器	推结，剪线，完成缝合
4．半月板囊肿切除	探钩	探查半月板囊肿的位置及范围
	刨削刀头、等离子刀头	切除半月板囊肿，并清理半月板边缘，若需缝合，见"半月板缝合手术配合"
5．盘状半月板修整成形	探钩	探查盘状半月板的类型
	刨削刀头、等离子刀头、篮钳、半月板剪刀	半月板成形，若需缝合，见"半月板缝合手术配合"
6．半月板缝合术后遵医嘱给予支具固定患肢		

（二）关节软骨损伤

关节软骨属于透明软骨，表面光滑，厚度为1～5 mm，位于长骨端形成关节面。软骨质地坚韧，受压时变形，去除压力后可复原，没有神经、血管及淋巴组织，其修复能力有

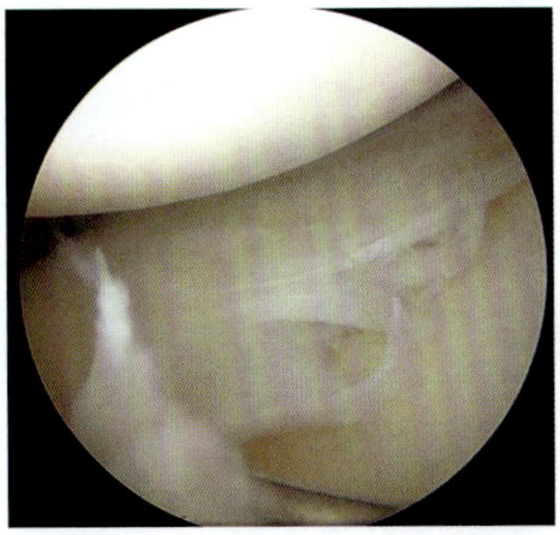

图5-2-20 探查半月板损伤情况

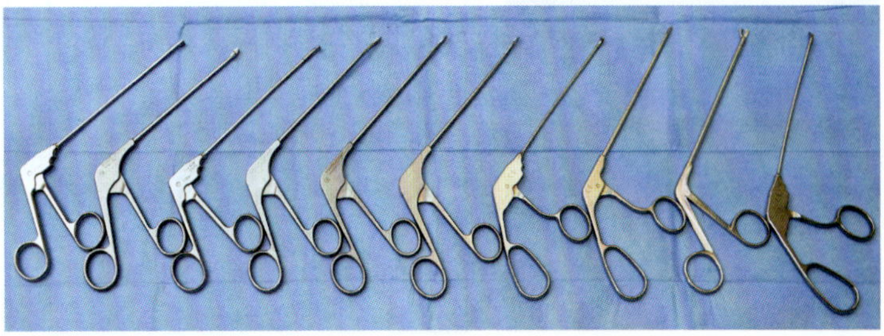

图5-2-21 半月板修整成形器械

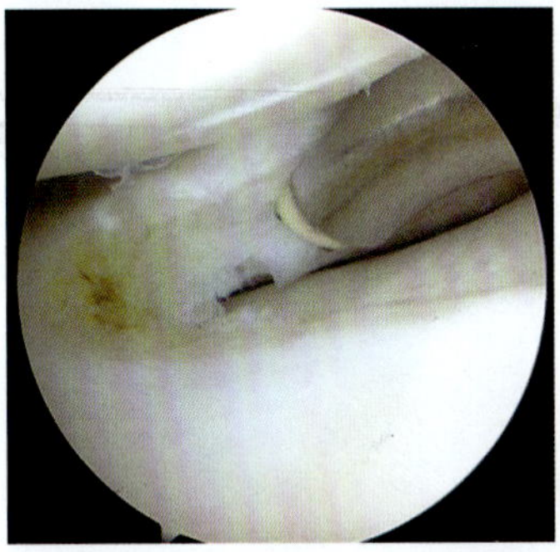

图5-2-22 半月板修整成形

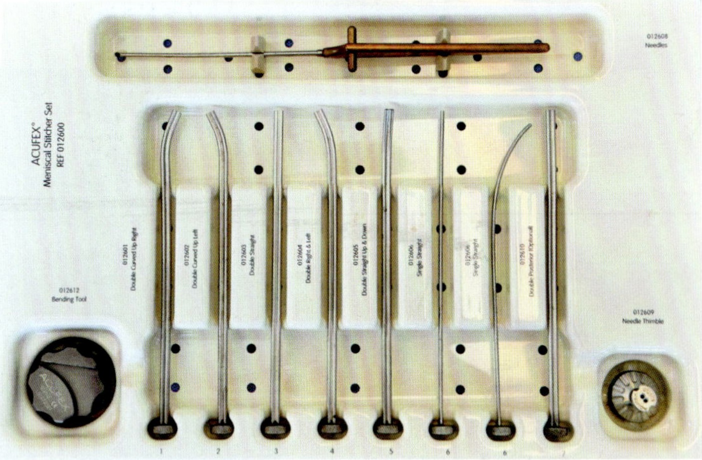

图5-2-23 半月板缝合套管

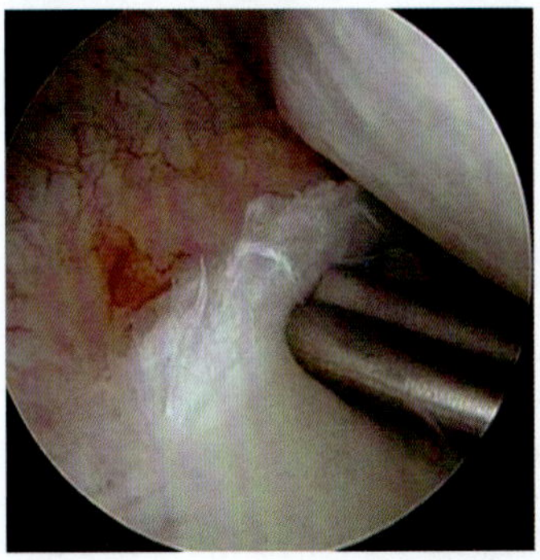

图5-2-24 套管缝合半月板镜下图

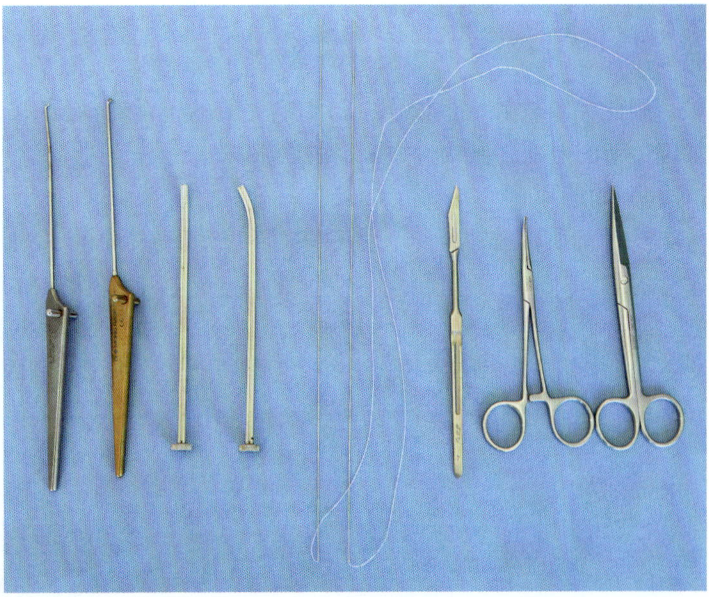

图5-2-25 套管缝合器械

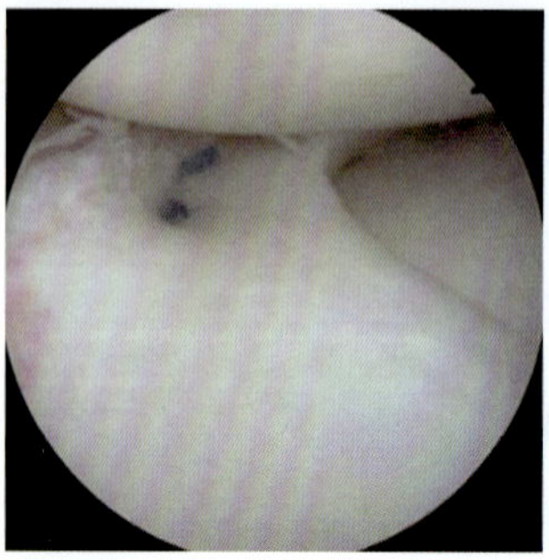

图5-2-26　半月板双套管缝合完成

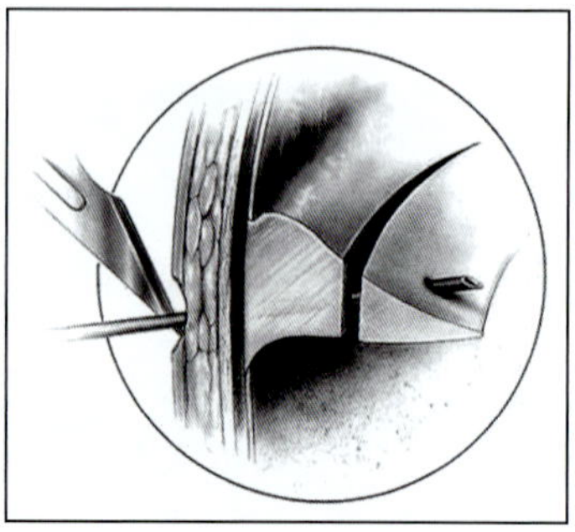

图5-2-27　插入穿刺针示意图

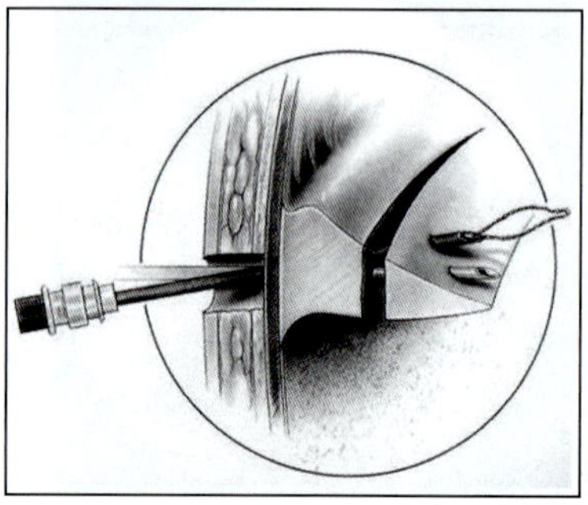

图5-2-28　插入钢丝套环示意图

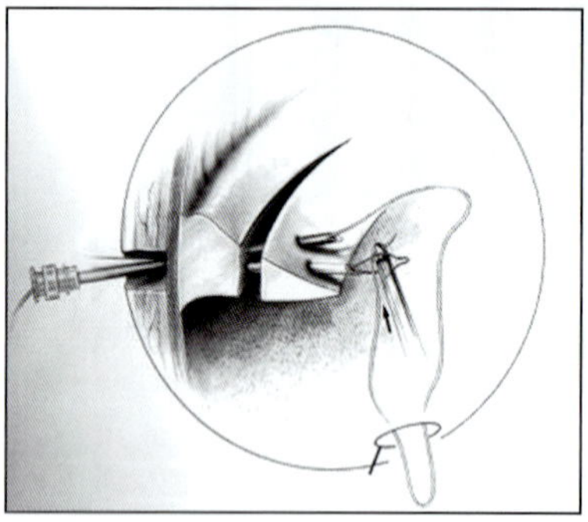

图5-2-29　钢丝套环牵引缝线示意图

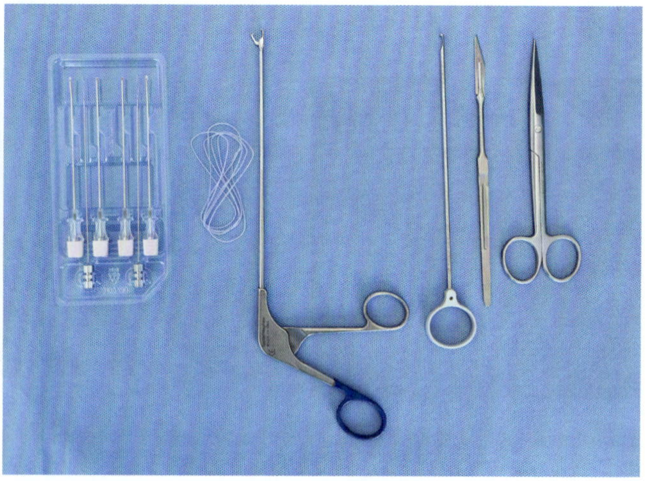

图5-2-30　半月板前角缝合器械

限，因此关节软骨一旦损伤，将影响关节的正常活动，引起疼痛、不稳和关节功能障碍，加速关节的退变，导致骨关节炎的发生。

1. 功能

软骨基质由胶原纤维、蛋白多糖和充填于其中的水三部分组成，通过它们的有机结合，使软骨具有传递负荷、吸收振荡、润滑关节等功能。

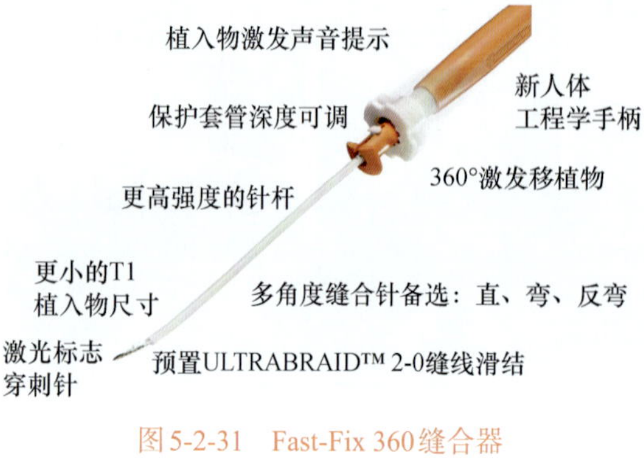

图5-2-31　Fast-Fix 360缝合器

2. 病因

（1）急性损伤，外伤导致膝关节软骨的损伤。

（2）慢性损伤，长时间进行单一的动作，造成软骨的慢性磨损。

（3）发展到整个关节的疾病，如类风湿关节炎、痛风等。

（4）关节不稳，导致软骨磨损。

3. 临床表现

（1）活动时疼痛。

（2）按压时有疼痛感，关节灵活性下降。

（3）可出现关节畸形，如类风湿关节炎、骨关节炎等。

4. 治疗原则

（1）保守治疗

① 减轻体重。

② 改变活动方式。

③ 康复训练：指导患者进行有助于避免软骨损伤的运动，如游泳。

④ 药物治疗：口服止痛药和非甾体抗炎药来缓解疼痛症状，服用营养软骨类药物。

⑤ PRP 治疗、注射透明质酸钠、局部封闭、理疗和支具保护等。

（2）手术治疗

① 关节镜下关节软骨的清理成形、钻孔微骨折术。

② 自体或异体骨软骨移植和软骨细胞移植。

5. 软骨损伤手术护理配合

软骨损伤手术护理配合流程见表 5-2-7。

表 5-2-7 软骨损伤手术护理配合流程

手术步骤	传递物品	操作目的
1. 关节镜进入关节腔，探查软骨损伤情况	关节镜、探钩	检查软骨损伤情况
2. 修整软骨	刨削刀头、等离子刀头、环形刮勺	修整软骨病变的外形，去除退变、无活性或已经分离的关节软骨，清理软骨碎屑和颗粒，消除炎症致痛物质和交锁症状，从而达到治疗目的
3. 根据软骨损伤面积选择手术方式	微骨折：面积＜15 mm^2 的软骨损伤 自体软骨细胞移植：面积＞15 mm^2 的软骨损伤	
4. 微骨折术（图 5-2-32）	微骨折器、骨锤。微骨折器由把手和尖锥组成，尖锥角度有25°、45°等（图 5-2-33）	通过打磨损伤的软骨面，采用微骨折器在软骨损伤区钻孔至软骨下骨，使软骨下骨血液渗出，形成一层血膜（图 5-2-34）

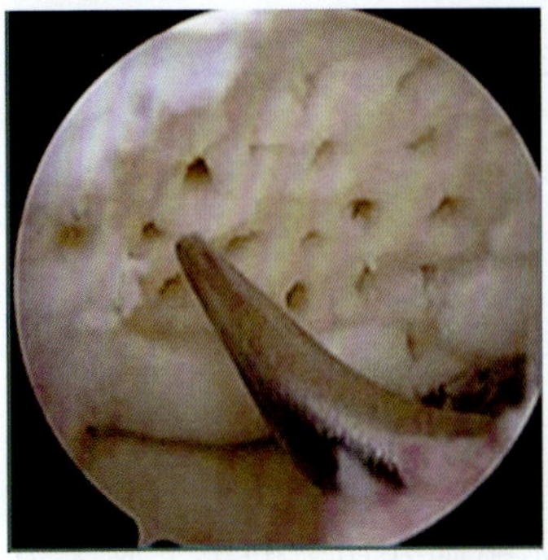

图 5-2-32 关节镜下微骨折术

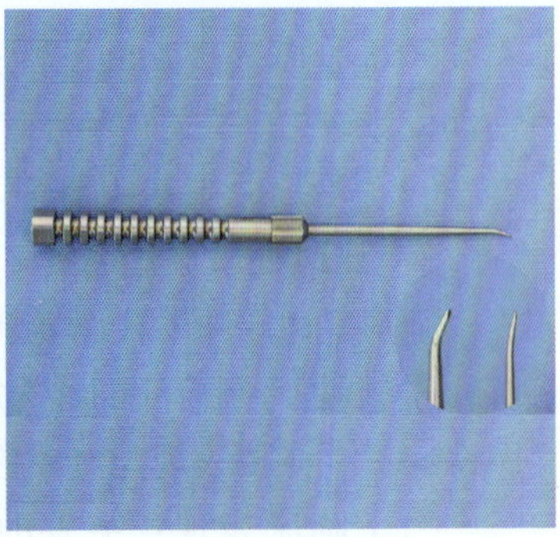

图 5-2-33 微骨折器械

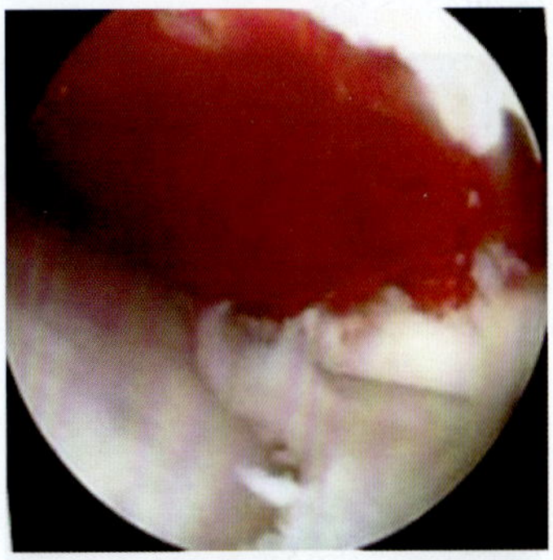

图 5-2-34 微骨折术后局部出血形成血膜

（三）滑膜类疾病

1. 色素沉着绒毛结节性滑膜炎

色素沉着绒毛结节性滑膜炎是病变部位的滑膜组织或腱鞘发生增殖性病变，滑膜组织呈绒毛或结节样纤维结缔组织增生（图5-2-35、图5-2-36）。

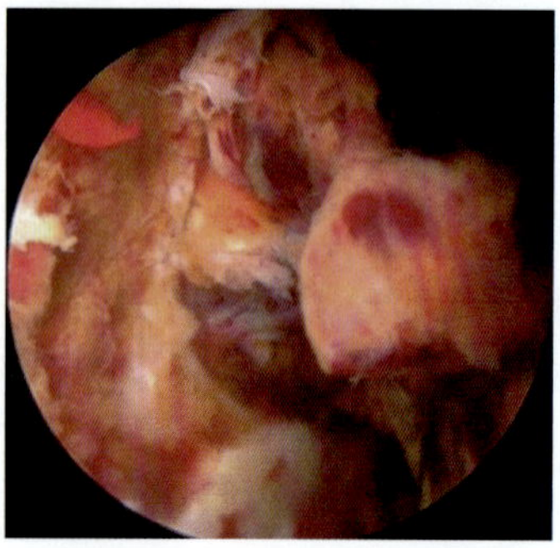

图5-2-35 色素沉着

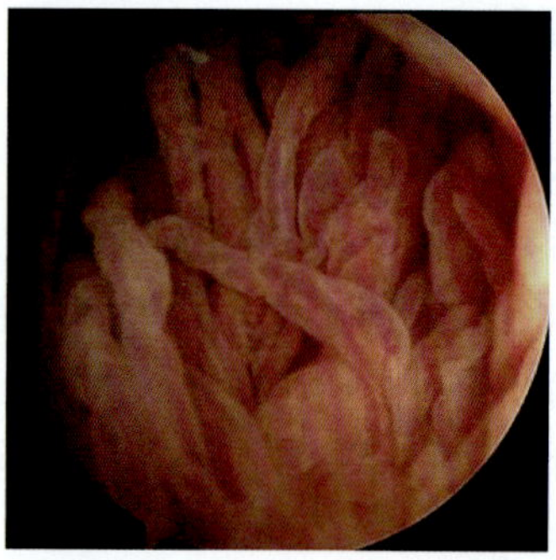

图5-2-36 黄褐色绒毛滑膜增生

（1）病因：病因不甚明确，可能与脂肪代谢紊乱、创伤出血、炎症和肿瘤等因素有关。滑膜组织出血有大量含铁血黄素沉着，外观呈黄褐铁锈色，有侵蚀性，可侵蚀关节软骨和骨组织，术后复发率高。

（2）临床表现：本病隐匿，以单关节肿胀伴关节腔积液为主要表现，受累的关节呈慢性肿胀疼痛，局部皮温增高。

（3）治疗原则：手术明确诊断，早期手术治疗可较彻底地切除，同时行小剂量放射治疗，预防复发。

2. 滑膜软骨瘤病

滑膜软骨瘤病是以关节内多发游离体伴滑膜异常化生为特征的疾病。

（1）病理：滑膜软骨瘤病的病理变化分为三个阶段。局限性滑膜软骨瘤早期，组织内无软骨瘤结节形成，以滑膜病变为主，表现为滑膜充血、水肿、肥厚；滑膜软骨瘤中期在滑膜病变的基础上有多个带蒂的滑膜软骨结节形成，应与带蒂的游离体（包裹型游离体）区别；晚期滑膜病变软骨结节脱落到关节腔内形成游离体（图5-2-37），伴有关节内渗出、疼痛及交锁。

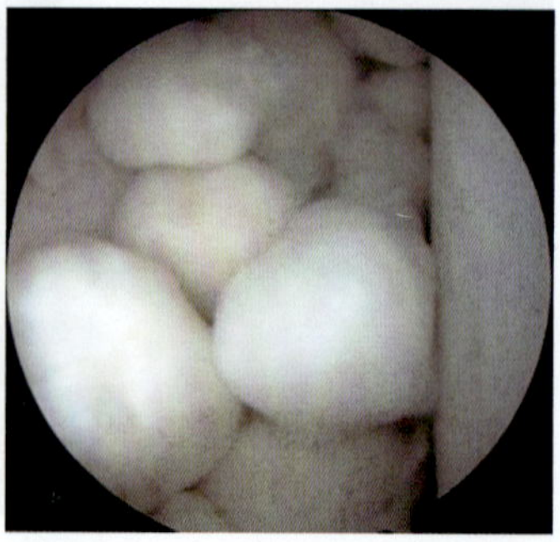

图5-2-37 滑膜软骨瘤形成游离体

（2）临床表现：间歇性关节疼痛、肿胀、交锁和关节活动受限。

（3）治疗原则：关节镜下检查清理术。

3. 痛风性滑膜炎

痛风是由于嘌呤代谢异常引起的血尿酸异常，尿酸结晶沉积于软骨、滑膜表面而诱发急性关节炎症状（图5-2-38、图5-2-39），主要表现为血尿酸增高，关节内尿酸盐结晶。

（1）临床表现：突发的无明确外伤史的单个膝关节剧烈疼痛，伴或不伴有关节活动受限。追问病史可能既

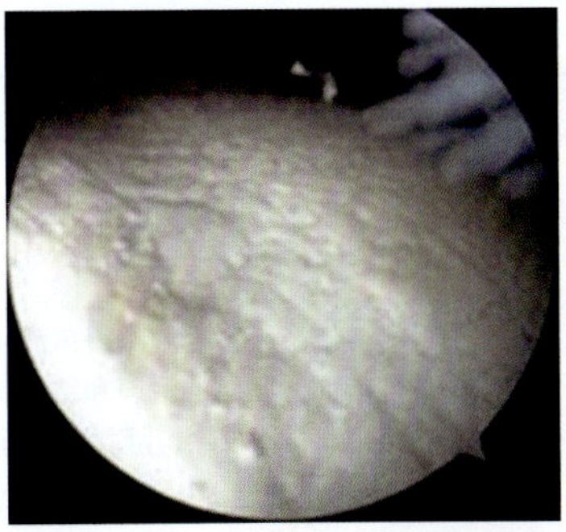

图 5-2-38　软骨表面尿酸盐结晶沉积

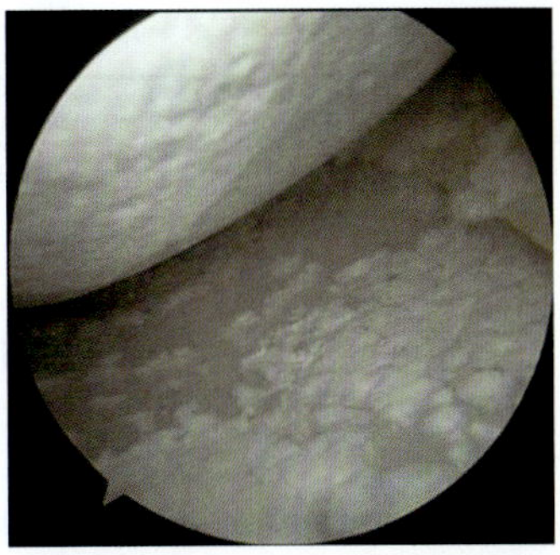

图 5-2-39　半月板表面尿酸盐结晶沉积

往有突发的跖趾、跗、踝关节红肿剧痛，关节突然刀割样剧痛，夜间突然发作更多，疼痛甚至不能忍受局部轻微的活动。关节周围明显的潮红，关节肿胀。实验室检查：血尿酸增高。

（2）治疗原则：规范的内科治疗，控制尿酸。关节镜技术为本病诊断和治疗的重要组成部分。

4. 膝关节滑膜皱襞综合征

膝关节滑膜皱襞是胚胎发育过程中，关节腔内滑膜间隔吸收不完全，形成突入关节腔的条索状组织。滑膜皱襞与其他滑膜组织的结构一样，若发育异常或受到创伤、炎症等因素的刺激，可出现滑膜皱襞充血水肿、增生肥厚等病理改变，并导致相应的临床症状。

根据解剖位置，膝关节滑膜皱襞可分为髌上（图 5-2-40）、髌下（图 5-2-41）、髌内侧和髌外侧滑膜皱襞。关节镜下可动态观察滑膜皱襞，并行滑膜皱襞切除术。

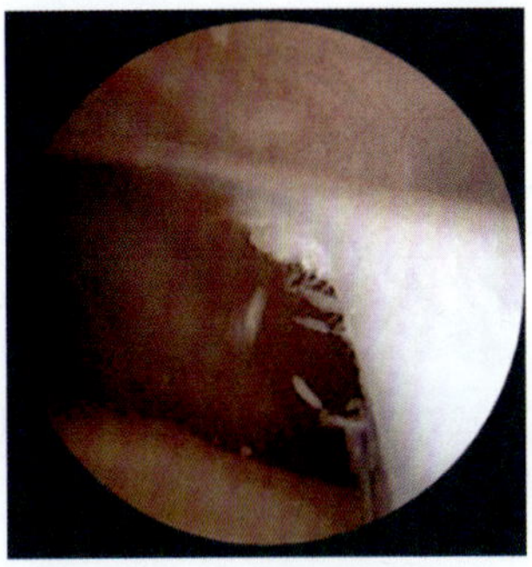

图 5-2-40　髌上皱襞

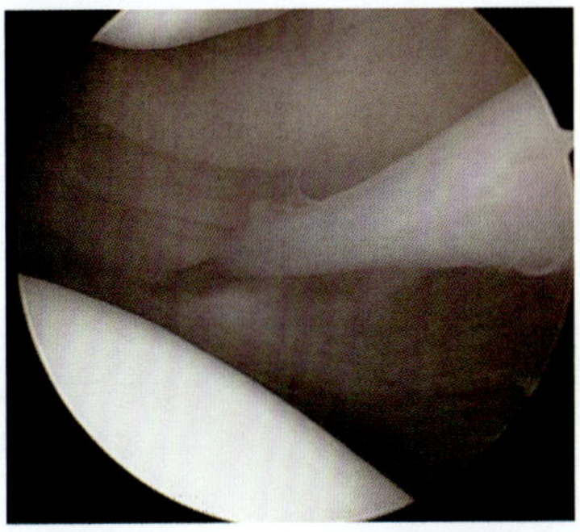

图 5-2-41　髌下皱襞

5. 滑膜类疾病手术护理配合

滑膜类疾病手术护理配合流程见表 5-2-8。

（四）髌股关节高压综合征

髌骨外侧支持带紧张使髌骨在股骨滑车内移动过程中向外侧倾斜，使髌股关节外侧面应力增加，关节软骨退变，称为外侧髌股关节高压综合征。

（1）临床表现：膝前疼痛、反复肿胀，上下楼梯、下蹲和屈膝位久坐时疼痛加重。

表 5-2-8 滑膜类疾病手术护理配合流程

手术步骤		传递物品	操作目的
1. 色素沉着绒毛结节性滑膜炎滑膜切除术	(1) 关节镜进入关节腔，探查增生滑膜	关节镜	检查滑膜增生情况
	(2) 切除增生滑膜	刨削刀头、等离子刀头、髓核钳	刨削增生滑膜，等离子刀头汽化止血处理创面，肥厚的滑膜和结节状增生也可用髓核钳咬除，留取病理标本
	(3) 对于累及关节外者，彻底的滑膜清理常会造成半月板与关节囊分离；后角分离则采用全关节内修补法，将半月板与关节囊复位缝合；体部和前角分离则采用由内向外的方法，将半月板复位缝合；对于弥漫性色素沉着绒毛结节性滑膜炎及关节外等关节镜下滑膜切除，结合必要手术切开，手术切除关节外病变		
2. 滑膜软骨瘤取出术	(1) 关节镜进入关节腔，探查滑膜软骨瘤	关节镜	检查滑膜软骨瘤情况
	(2) 关节镜下取出滑膜软骨瘤	刨削刀头、等离子刀头、髓核钳	刨削刀切除滑膜，等离子刀头汽化止血，髓核钳取出游离体
3. 痛风性滑膜炎滑膜切除术	(1) 关节镜进入关节腔，探查痛风结晶	关节镜	检查痛风结晶情况
	(2) 刮除尿酸盐结晶	刨削刀头、等离子刀头、环形刮勺	刨削、等离子刀头汽化或刮除软骨及半月板表面沉积的尿酸盐结晶
4. 膝关节滑膜皱襞切除术	(1) 关节镜进入关节腔，探查滑膜皱襞的情况	关节镜	切除滑膜皱襞
	(2) 切除滑膜皱襞	刨削刀头、等离子刀头	

（2）治疗原则：关节镜下松解髌骨外侧支持带。

（3）手术护理配合：见表5-2-9。

表 5-2-9 髌骨外侧支持带手术护理配合流程

手术步骤	传递物品	操作目的
1. 关节镜进入关节腔，探查髌骨运动轨迹、软骨退变及髌骨外侧支持带（图5-2-42）	关节镜	探查紧张的髌骨外侧支持带（图5-2-43）
2. 松解髌骨外侧支持带	等离子刀头 ASC4830-01 或钩刀等离子刀头 AC4330-01	等离子刀头松解髌骨外侧支持带
3. 根据软骨退变情况，处理软骨	刨削刀头、等离子刀头	修整软骨

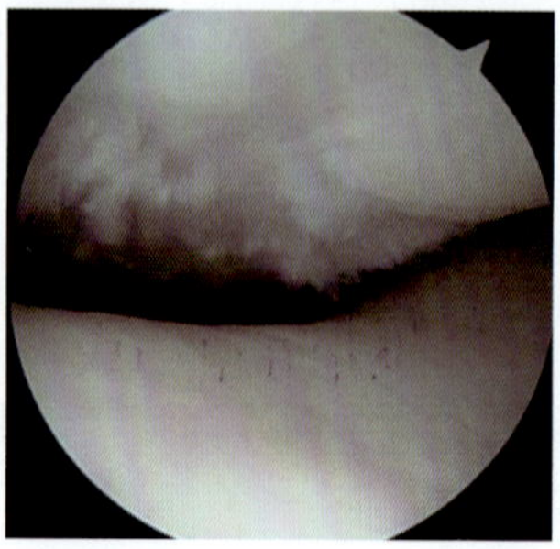

图 5-2-42 镜下观察髌骨运动轨迹

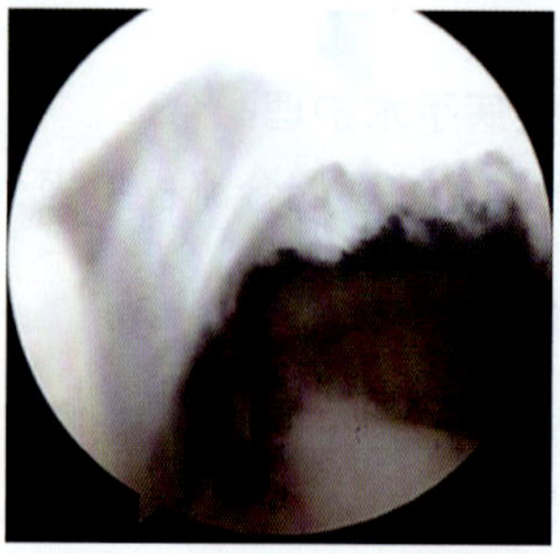

图 5-2-43 髌骨外侧支持带紧张

第 3 节 膝关节前交叉韧带重建手术护理配合

一、前交叉韧带定义

前交叉韧带（anterior cruciate ligament，ACL）由纵行排列的胶原纤维束组成，较大的功能束内形成紧密的簇状排列。一般认为，前交叉韧带分为前内侧束和后外侧束，其命名是依据韧带束在胫骨面上附着的位置关系而定（图5-3-1）。

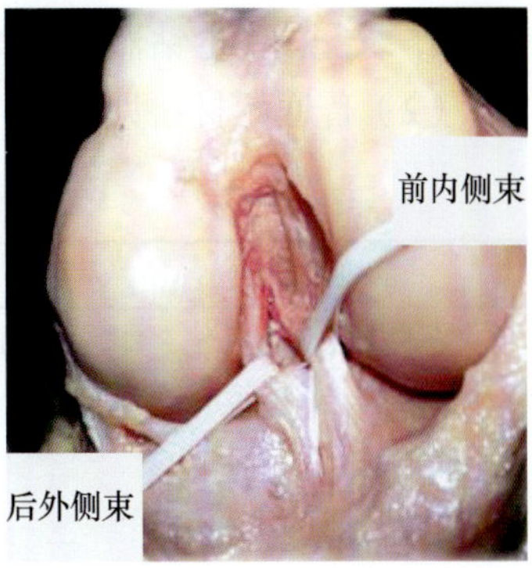

图 5-3-1 前交叉韧带双束结构

二、前交叉韧带解剖

前交叉韧带起于股骨外侧髁髁间内侧面之后部、股骨干纵轴正后方的髁间窝内，止于胫骨上端髁间隆起前部稍内侧及外侧半月板前角，呈扇形从后上向前下走行，长31～35 mm，宽约11 mm，平均横截面积为50 mm^2（图5-3-2）。

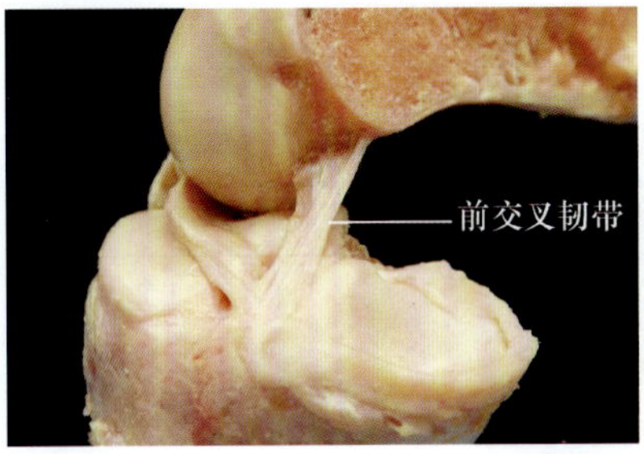

图 5-3-2 前交叉韧带解剖

三、前交叉韧带功能

前交叉韧带是膝关节稳定的重要结构，在膝关节发生正常或异常旋转运动时起作用，防止胫骨前移，限制胫骨部分外旋，防止过伸。

四、前交叉韧带损伤治疗原则

前交叉韧带损伤治疗不当会导致膝关节不稳，继发软骨损伤，最终导致骨关节病的发生，严重影响膝关节的功能。关节镜下重建交叉韧带具有定位准确、固定可靠、损伤小、保持关节囊完整性等特点，是前交叉韧带损伤首选治疗方法。

五、麻醉方式

全身麻醉、硬膜外麻醉或神经阻滞麻醉。

六、手术体位

仰卧位或仰卧下肢下垂位。

七、物品准备

（1）手术器械：韧带重建基础器械、关节镜专科基础器械、交叉韧带重建器械、预张力工作平台、手枪钻器械、Rigidfix 器械、胫骨固定翼器械、人工韧带器械。

（2）普通耗材：见表5-3-1。

表5-3-1 前交叉韧带重建手术普通耗材

耗材名称	规格	数量	耗材名称	规格	数量
刀片	11#、10#、15#	各1个	注射器	10 mL	1个
一次性吸引器管	—	4个	一次性负压引流装置		1套
一次性Y型管	—	1个	医用手术薄膜	60 cm×45 cm	2个
无菌手套	—	若干	一次性使用无菌导尿包		1包
无菌手术衣	—	若干	一次性导尿管		1根
显影纱布	—	3包	无菌画线笔		1支
显影纱垫	—	1包	电刀		1个

（3）高值耗材：见表5-3-2。

表5-3-2 前交叉韧带重建手术高值耗材

耗材名称	规格	数量
一次性等离子刀头	ASC4830-01	1个
一次性刨削刀头	4.2 mm/4.5 mm	1个
胫骨端固定耗材（胫骨固定翼/界面螺钉/Intrafix）	按需选择种类与型号	
股骨端固定耗材（Rigidloop/Rigidfix/Endobutton）	按需选择种类与型号	
手术缝合线	W4843	1包
	MB66	1包
Fiber Loop	AR-7234	4包
手术缝合线	VCP751D（2/0）	1包
Orthocord 手术缝合线	—	4包
手术缝合线	VCP442H（3/0）	1包
人工韧带及螺钉	按需选择种类与型号	

（4）手术敷料：见表5-3-3。

表5-3-3 前交叉韧带重建手术敷料

敷料名称	数量	敷料名称	数量
头部单	1个	U形单	1个
足部单	1个	保护套	1个

续表

敷料名称	数量	敷料名称	数量
中单	4个	弹力绷带	2卷
侧单	2个	自粘胶条	若干
洞巾（含积液袋）	1个	一次性药杯	3个
治疗巾	4个	一次性无菌盆	2个
大单	1个	一次性无菌弯盘	2个

（5）灌注系统的准备：详见本章第2节。

八、消毒铺单及手术护理配合

（1）消毒：详见本章第2节。
（2）铺单顺序：详见本章第2节。
（3）连接关节镜导线：详见本章第2节。
（4）膝关节探查手术护理配合流程：见表5-3-4。

表5-3-4　膝关节探查手术护理配合流程

手术步骤		传递物品	操作目的
1. 将关节腔及膝关节内外侧入路部位注入含1%盐酸肾上腺素注射液的生理盐水60～100 mL		10 mL注射器、含1%盐酸肾上腺素注射液的生理盐水60～100 mL	扩张关节腔，止血，改善关节镜视野
2. 建立观察入路	切皮	11#刀片	常规按顺序检查膝关节的髌上囊、膝内侧间隙、髁间切迹、膝外侧间隙
	扩张切口	4.5 mm穿刺锥或直血管钳	
	置入关节镜	6.0 mm穿刺锥、关节镜	
3. 建立操作入路	切皮	11#刀片	清理滑膜等组织让视野清晰，检查半月板、软骨、前交叉韧带、骨质增生情况，发现问题并处理
	扩张切口	4.5 mm穿刺锥或直血管钳	
	置入手术器械	刨削刀头、等离子刀头、探钩等	

（5）制备移植物手术护理配合流程：见表5-3-5。

表5-3-5　制备移植物手术护理配合流程

手术步骤	传递物品	操作目的
1. 切皮	15#刀片或10#刀片	自胫骨结节内侧1.5 cm向远端做一个2～3 cm的纵行或斜切口
2. 暴露皮下组织	小二双头钩2个或甲状腺拉钩2个	筋膜下钝性分离，显露鹅足，游离股薄肌、半腱肌
3. 剪去筋膜层	有齿镊、组织剪	筋膜下钝性分离，显露鹅足，游离股薄肌、半腱肌
4. 分离股薄肌和半腱肌肌腱，区分其他肌腱	直角钳、肌腱牵引带、中弯止血钳	

续表

手术步骤	传递物品	操作目的
5. 夹持肌腱胫骨止点端并进行分离	直血管钳、组织剪	切取肌腱胫骨止点，防止肌腱回缩
6. 取肌腱	组织抓钳、取腱器（图5-3-3）	切取肌腱
7. 术者将肌腱交洗手护士	准备两块湿盐水纱布，包裹肌腱并定位放置	防止肌腱水分蒸发
8. 修整肌腱	钢尺（图5-3-4）	刮除肌腱上残留的肌肉组织（图5-3-5）
	组织剪	去除肌腱的细小分支和过细的尾端
9. 编织肌腱（图5-3-6）	持针器、手术缝合线（手术缝合线W4843、Orthcord、AR-7234）	分别缝合两条肌腱的4个游离端
10. 测量肌腱直径（图5-3-7）	抓线钳、测量筒、手术缝合线MB66（去针）	测量肌腱直径，获得预制骨隧道的直径
11. 肌腱预张	预张器，预张时间15 min，预张力20 lb	移植物具有蠕变和应力松弛的作用，给予移植物一定的张力，有助于克服由于肌腱蠕变造成的韧带松弛影响膝关节的稳定性

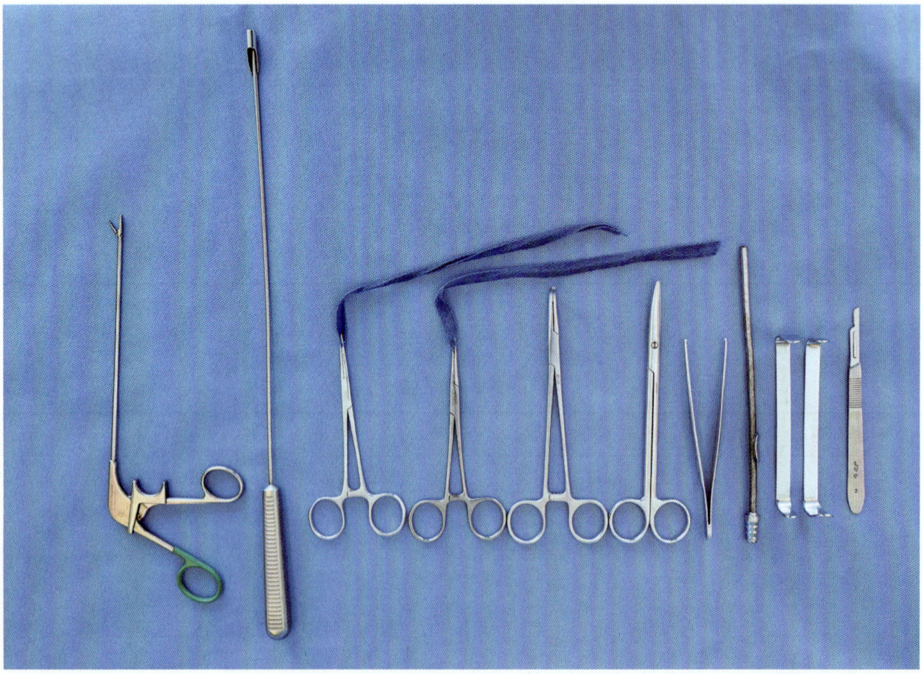

图5-3-3　游离肌腱器械

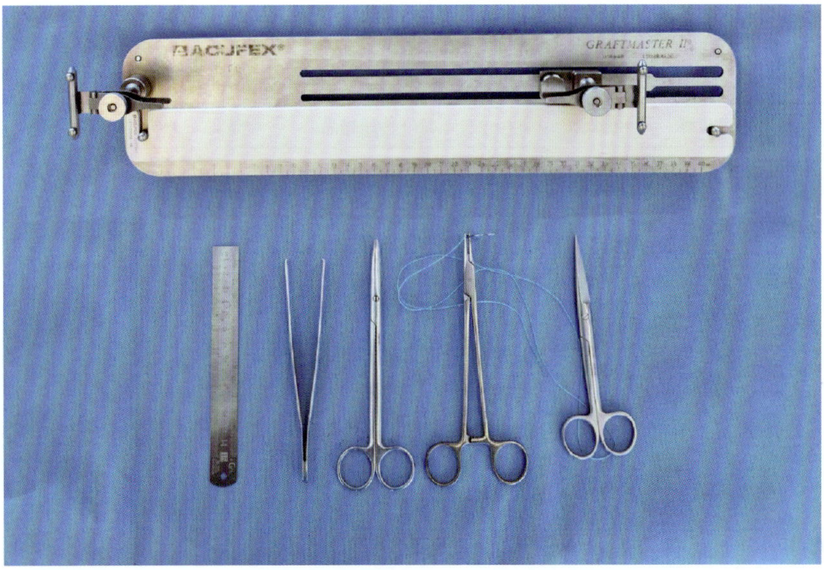

图5-3-4 肌腱修整缝合器械

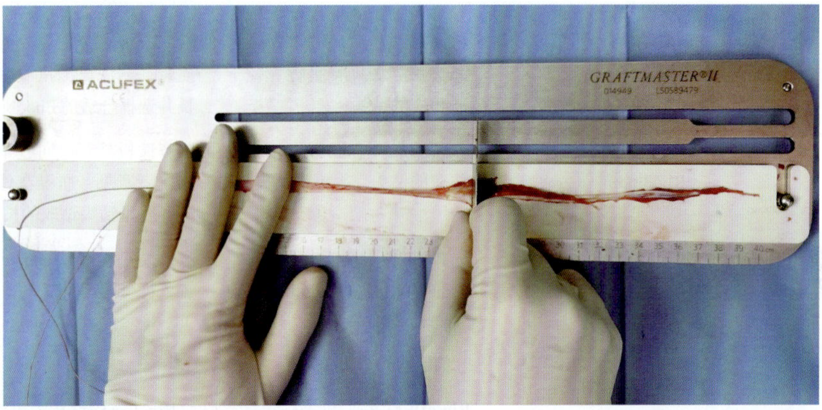

图5-3-5 修整肌腱

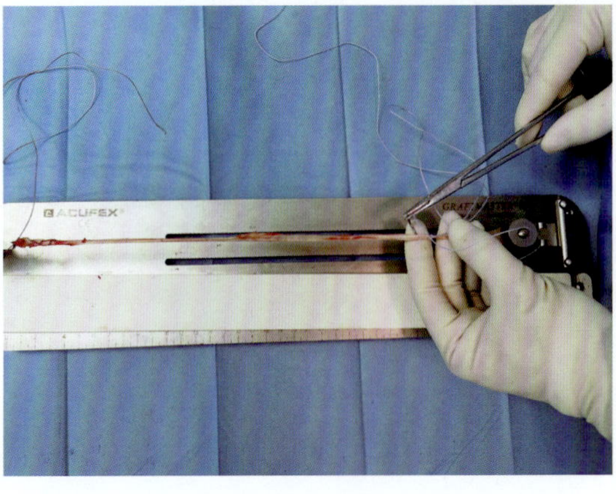

图5-3-6 肌腱编织

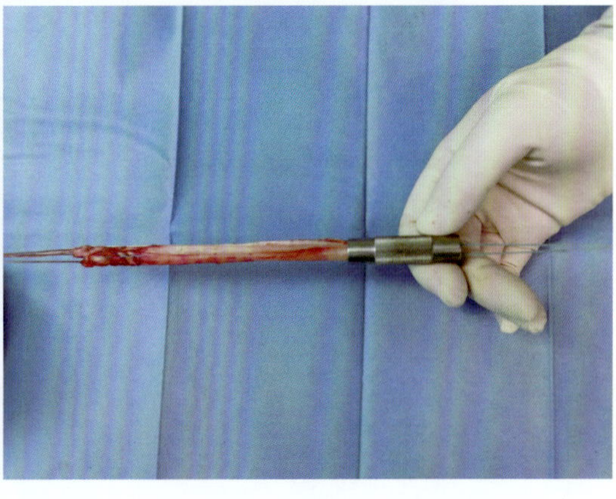

图5-3-7 测量肌腱直径

（6）制备骨隧道手术护理配合流程：见表5-3-6。

表5-3-6　制备骨隧道手术护理配合流程

手术步骤		传递物品	操作目的
1. 胫骨骨隧道的制备	胫骨定位	胫骨定位器、2.4 mm导针、手枪钻夹头（图5-3-8）	定位并制备胫骨骨隧道
	钻取胫骨骨隧道	依据肌腱直径选择相应型号的钻头，建立胫骨骨隧道（图5-3-9）	
	若定位点不理想，可用纠偏器	钻孔偏移矫正器2～5 mm或3～9 mm	
2. 股骨骨隧道的制备	清除股骨外侧髁内侧壁处软组织	等离子刀头	清理前交叉韧带股骨端残端，观察后壁并定位
	股骨定位	股骨定位器、导针、手枪钻夹头（图5-3-10）	确定股骨骨隧道中心点，测量股骨骨隧道长度
	钻取股骨骨隧道（Rigidfix固定）	肌腱直径相应的钻头（图5-3-11）	依据肌腱直径选择相应的钻头，建立股骨骨隧道，选择Rigidfix方式固定时，钻取骨隧道长度为30 mm
	钻取股骨骨隧道（Endobutton固定）	4.5 mm钻头、手枪钻钻头、测深尺、肌腱直径相应的钻头	使用4.5 mm的空心钻钻头钻透股骨皮质骨，测深尺测量股骨骨隧道的全长并选择合适的Endobutton
	钻取股骨骨隧道（Rigidloop）	4.5 mm钻头、肌腱直径相应的钻头、手枪钻钻头	可调节钛板具有单向收紧的功能，根据术者意见，肌腱在骨隧道里的长度，就是钻头钻取的长度
3. Rigidfix横钉孔的钻取		选择与股骨骨隧道相同直径型号的Rigidfix导向器	通过股骨骨隧道，插入Rigidfix股骨置入杆（图5-3-12）
		套筒、11$^{\#}$刀片	
		Rigidfix钻头	钻取Rigidfix横钉孔（图5-3-13）
4. 移除横穿套针，拆除导向器，将远端套筒留在股骨内			

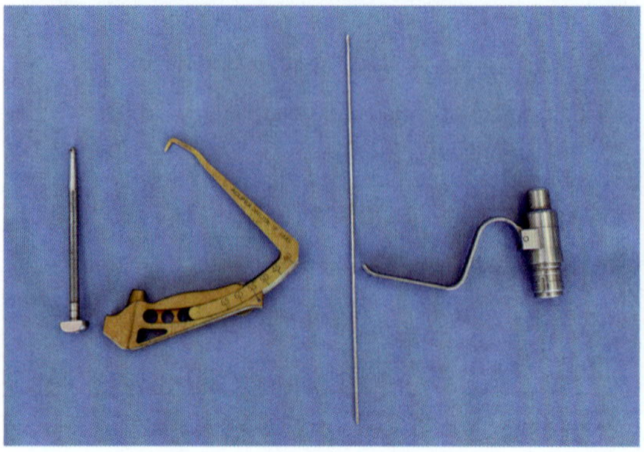

图5-3-8　胫骨骨隧道定位器械

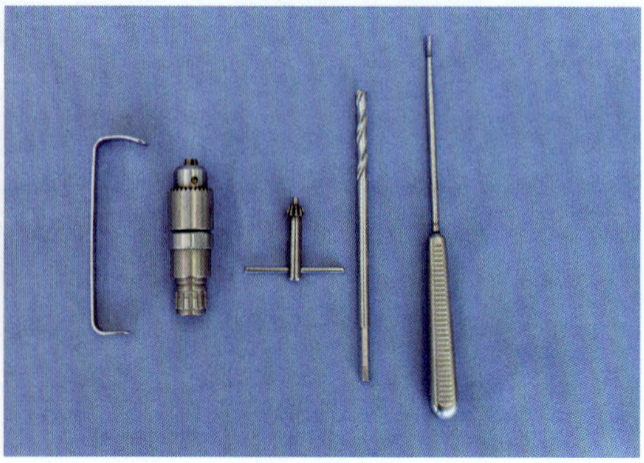

图5-3-9　胫骨骨隧道制备器械

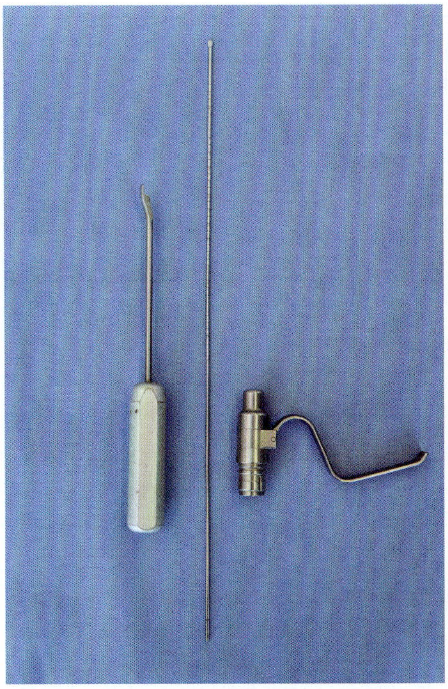

图 5-3-10　股骨骨隧道定位器械

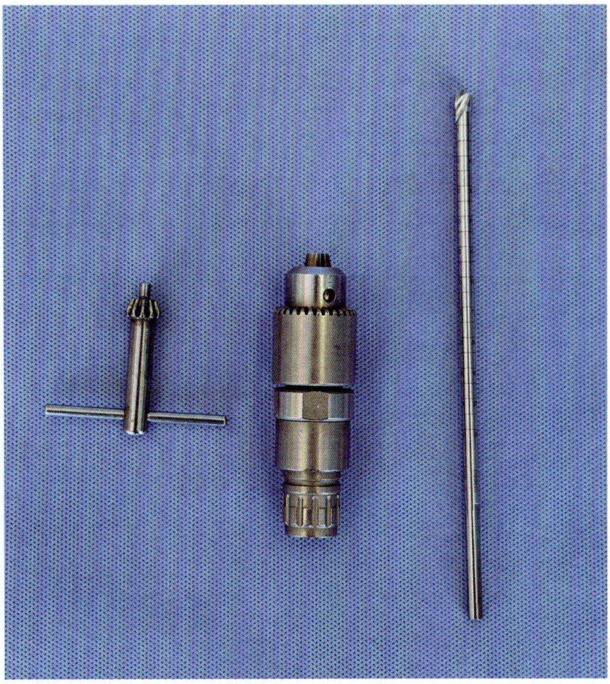

图 5-3-11　Rigidfix 固定股骨骨隧道制备器械

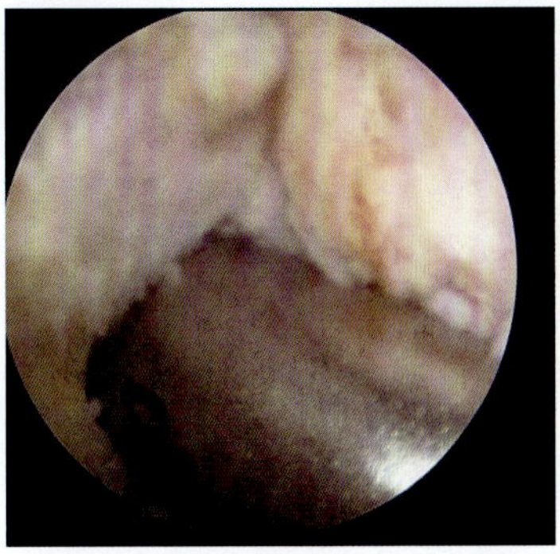

图 5-3-12　插入 Rigidfix 股骨置入杆

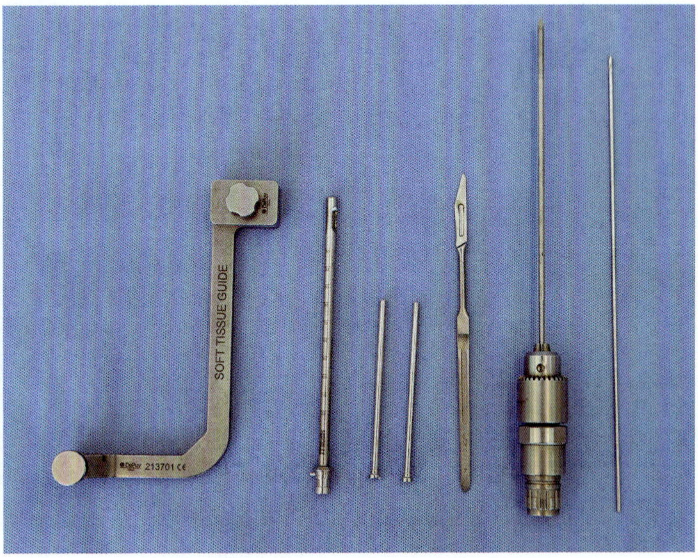

图 5-3-13　Rigidfix 置入骨隧道的钻取器械

（7）肌腱植入与固定手术护理配合流程：见表5-3-7。

表5-3-7　肌腱植入与固定手术护理配合流程

	手术步骤		传递物品	操作目的
1. 肌腱的植入	将导针穿进股骨骨隧道		手术缝合线MB66（去针）、2.7 mm带孔导针（将线穿进带孔导针末端打结）（图5-3-14）	建立肌腱植入牵引线
	经胫骨骨隧道口抓取手术缝合线MB66		抓线钳或探钩	
	肌腱进入隧道		肌腱、纱布两块	
2. 肌腱股骨端的固定	Rigidfix固定方式		Rigidfix固定钉、置钉器、骨锤和拔钉器	将固定钉通过置钉器打入Rigidfix移植物置入骨隧道，直到限深点到达套筒末端，依次置入两枚固定钉，然后拔出套筒，完成股骨端固定
	Endobutton固定方式		Endobutton固定钛板、无菌画线笔	将肌腱悬挂于固定袢上，钛板携带两根线：白线和绿线。白线用于牵引，绿线用于翻转钛板。在肌腱固定前，用无菌画线笔在肌腱上做好标记，便于确定翻转钛板的时机
	Rigidloop固定方式		Rigidloop固定钛板、无菌画线笔、剪线器	将肌腱悬挂于固定袢上，把所测得的股骨骨隧道的总长度，用无菌画线笔标记在固定袢上（图5-3-15），并在肌腱上标记需要移植的股骨端肌腱的长度（图5-3-16）。钛板携带三根线：白线、花线和绿线。花线用于牵引（图5-3-17），绿线用于翻转钛板，白线用于收紧肌腱。牵引花线至固定袢上标记的位置，然后翻转钛板，最后牵引白线，收紧肌腱至标记的位置。特别注意的是，收紧时需要拉紧肌腱胫骨端，给予对抗牵引。完成固定后，需要剪线器依次剪掉白线、花线（图5-3-18），最后将绿线抽出即可
3. 肌腱胫骨端的固定	界面螺钉固定方式		导丝、界面螺钉、螺丝刀	将导丝插入胫骨骨隧道口，使用专用螺丝刀将界面螺钉沿导丝方向固定于胫骨骨隧道（图5-3-19）
	胫骨固定翼固定方式	张力器牵拉肌腱	张力器	确定胫骨骨隧道内的移植物没有扭曲交叉；将同一根肌腱的两个尾端在距离隧道口10 cm处打结；将张力器套入打结处的线圈，拉紧移植物，可根据刻度调整张力
		插入扩张器	扩张器、骨锤	使用适合尺寸的扩张器从肌腱中间穿入，将各束分开并挤压至隧道侧壁
		置入外鞘	导丝、螺丝刀、外鞘、骨锤	将导丝插入胫骨骨隧道，使用螺丝刀将外鞘插入胫骨骨隧道
		置入螺钉	导丝、螺钉、螺丝刀（图5-3-20）	螺钉挤压固定
	Rigidfix固定方式		Rigidfix固定钉、置钉器、骨锤、拔钉器	将固定钉通过置钉器打入Rigidfix移植物置入隧道，直到限深点到达套筒末端，依次置入两枚固定钉，然后拔出套筒，完成胫骨端固定

续表

手术步骤		传递物品	操作目的
4. 人工韧带的应用与护理配合	胫骨骨隧道的制备	前交叉韧带胫骨定位器、2.4 mm导针、手枪钻夹头	LARS人工韧带中前交叉韧带的直径为7.5 mm，分左右侧，注意查对
		7.5 mm钻头、手枪钻钻头、手枪钻钥匙	
	股骨骨隧道的制备	前交叉韧带股骨定位器、2.4 mm导针、手枪钻夹头	
		7.5 mm钻头、手枪钻钻头、手枪钻钥匙	
	移植物的植入与固定	手术缝合线MB66（去针）、2.7 mm带孔导针（将线穿进带孔导针末端打结）、抓线钳	将导针穿入骨隧道，用于牵引人工韧带
		人工韧带	固定人工韧带
		人工韧带专用导丝、固定螺钉、螺丝刀	
	切割人工韧带	人工韧带切割器	切割人工韧带剩余部分
5. 重建后探查		探钩	检查重建后的前交叉韧带有无关节内撞击（图5-3-21）
6. 若存在髁间窝撞击，可行髁间窝成形术			

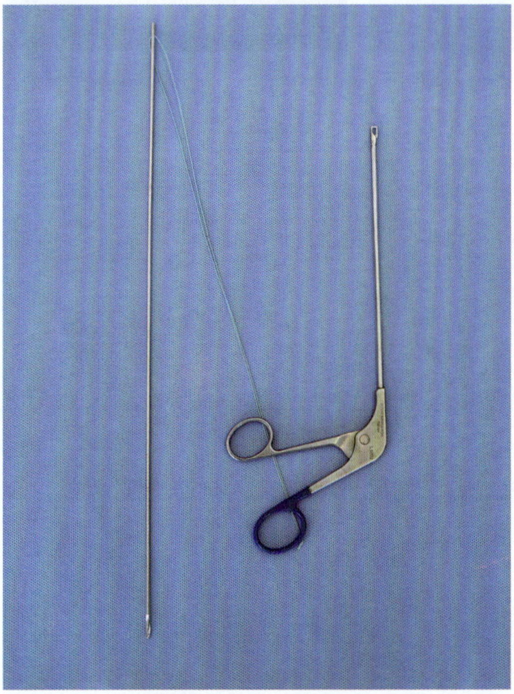

图5-3-14　肌腱植入器械

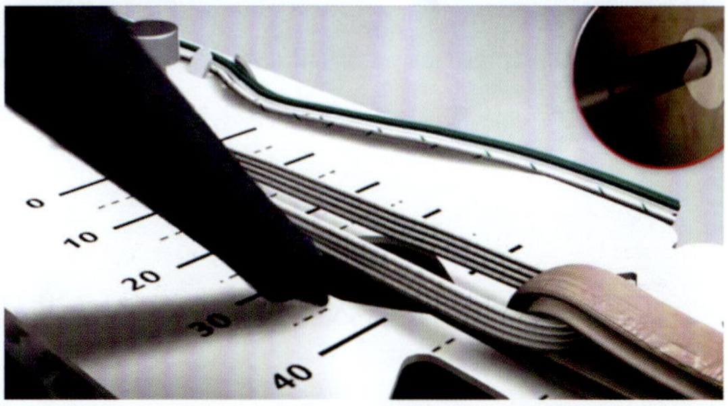

图5-3-15　标记股骨骨隧道总长度

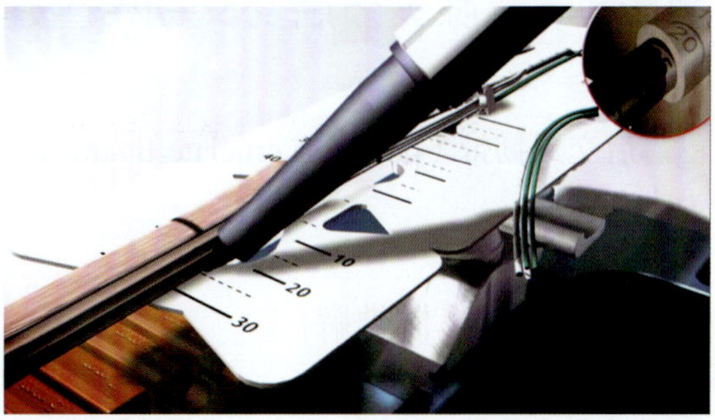

图5-3-16　标记股骨端肌腱长度

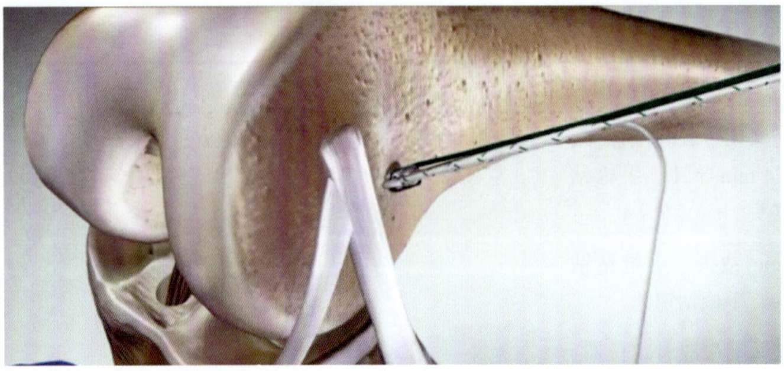

图 5-3-17　花线牵引肌腱

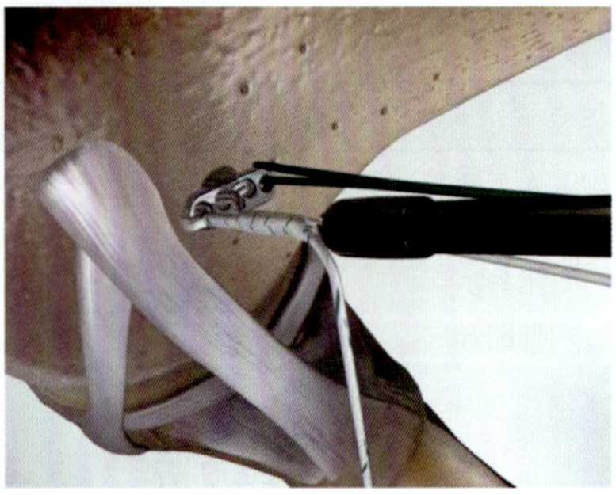

图 5-3-18　剪线

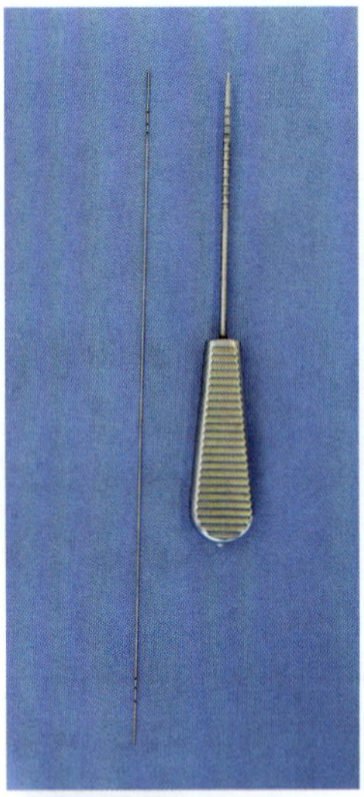

图 5-3-19　界面螺钉置入器械

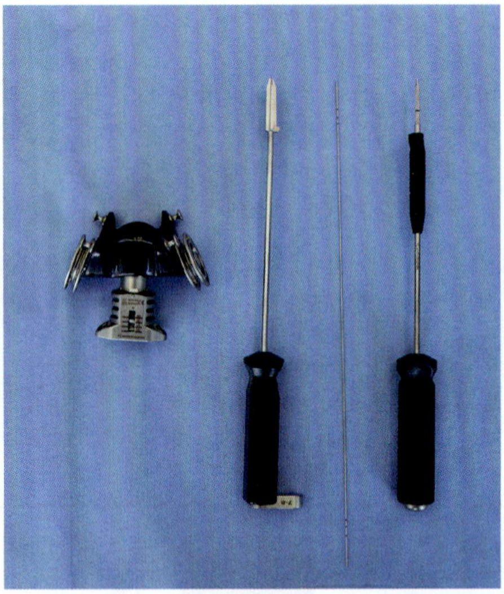

图 5-3-20　胫骨固定翼置入器械

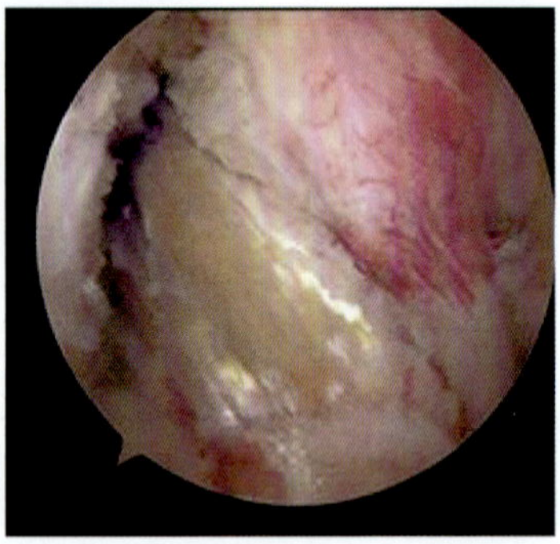

图 5-3-21　前交叉韧带重建术后无撞击

（8）负压引流管置入：准备负压引流装置、大弯血管钳、持针器、线剪、手术缝合线 VCP751D。

第4节　膝关节后交叉韧带重建手术护理配合

后交叉韧带（posterior cruciate ligament，PCL）又称后十字韧带，与前交叉韧带共称为十字韧带。

一、后交叉韧带解剖

后交叉韧带起于股骨内髁髁间窝的后外侧面斜向后外下方，呈扇形走行，止于胫骨髁间隆凸后方的隐窝，并与外侧半月板后角相连，分为前外侧束和后内侧束（图5-4-1）。

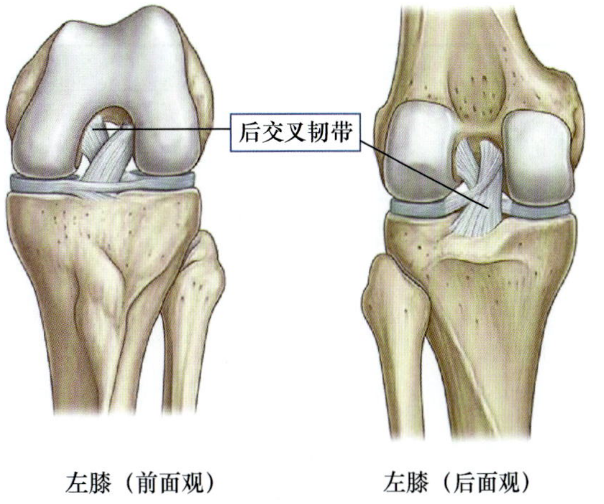

图5-4-1 后交叉韧带解剖示意图

二、功能

后交叉韧带的主要功能为限制胫骨后移、胫骨内旋及膝关节过伸。

三、后交叉韧带损伤的临床表现

后交叉韧带损伤多见于严重膝关节损伤，如车祸伤等。表现为关节肿胀、疼痛、不稳、关节退变、合并半月板撕裂。

四、治疗原则

诊断明确后，尽早行后交叉韧带重建手术；运动水平要求不高、移位不明显的后交叉韧带胫骨止点损伤，可先行保守治疗，保守治疗无效再行手术。

五、麻醉方式

全身麻醉、硬膜外麻醉或神经阻滞麻醉。

六、手术体位

仰卧屈膝位或仰卧伸直位。

七、物品准备

同前交叉韧带重建手术，详见本章第3节。

八、手术护理配合

（1）消毒铺单及关节镜探查：详见本章第2节。
（2）制备移植物手术护理配合流程：同前交叉韧带重建手术，详见本章第3节。
（3）后交叉韧带重建骨隧道的制备手术护理配合流程：见表5-4-1。

表5-4-1 后交叉韧带重建骨隧道的制备手术护理配合流程

手术步骤		传递物品	操作目的
1. 胫骨骨隧道的制备	胫骨定位	后交叉韧带胫骨定位器、后交叉韧带剥离器2.4 mm导针、手枪钻夹头	胫骨定位，钻取胫骨骨隧道
	钻取胫骨隧道	依据肌腱直径选择相应型号的钻头	
	若定位点不理想，可用纠偏器	钻孔偏移矫正器2～5 mm或3～9 mm	
2. 股骨骨隧道的制备	清除股骨内髁侧壁软组织	等离子刀头	清理后交叉韧带股骨止点残端，观察后壁并定位
	股骨定位	后交叉韧带股骨定位器、2.4 mm导针、手枪钻夹头	确定股骨隧道中心点，测量股骨隧道长度
	钻取股骨隧道（Endobutton）	4.5 mm钻头、手枪钻钻头、手枪钻钥匙、测深尺 肌腱直径相应的钻头、手枪钻钻头	使用4.5 mm的空心钻头钻透股骨皮质骨，测深尺测量股骨隧道的全长并选择合适的Endobutton
	钻取股骨隧道（Rigidloop）	4.5 mm钻头、肌腱直径相应的钻头、手枪钻钻头	可调节钛板具有单向收紧的功能，根据术者意见肌腱在隧道里的长度，就是钻头钻取的长度
3. Rigidfix横钉孔的钻取		Rigidfix导向器：选择与股骨隧道相同直径的型号	通过股骨隧道，插入Rigidfix股骨置入杆
		套筒、11#刀片	
		Rigidfix钻头	钻取Rigidfix横钉孔
4. 移除横穿套针，拆除导向器，将远端套筒留在股骨内			

（4）肌腱的植入与固定：基本同前交叉韧带重建术，见本章第3节。不同点在于后交叉韧带重建术中移植物通过胫骨骨隧道后经过“杀手转弯”，需要探钩等器械协助移植物通过。LARS人工韧带应用于后交叉韧带的直径为6 mm。

（5）负压引流管置入：准备负压引流装置、大弯血管钳、持针器、线剪、手术缝合线VCP751D。

第5节 膝关节交叉韧带缝合手术护理配合

针对交叉韧带部分损伤、早期股骨止点撕裂、轻度松弛的患者，可采取交叉韧带缝合的方式，恢复交叉韧带的张力与功能。交叉韧带缝合手术可在局部麻醉的方式下进行。

一、物品准备

（1）手术器械：膝关节镜清理基础器械、关节镜专科基础器械、肩关节镜器械、手枪钻器械、锚钉定位器械（2.3 mm锚钉、2.9 mm锚钉、3.0 mm Gryphon锚钉等）。

（2）普通耗材：见表5-5-1。

表5-5-1 膝关节交叉韧带缝合手术普通耗材

耗材名称	规格	数量	耗材名称	规格	数量
刀片	11#	1个	显影纱布	—	3包
一次性吸引器管	—	4个	显影纱垫	—	1包
一次性Y型管	—	1个	注射器	10 mL	1个
无菌手套	—	若干	医用手术薄膜	60 cm×45 cm	2个
无菌手术衣	—	若干			

（3）高值耗材：见表5-5-2。

（4）手术敷料：详见本章第3节。

表5-5-2 膝关节交叉韧带缝合手术高值耗材

耗材名称	规格	数量
一次性等离子刀头	ASC4830-01	1个
一次性刨削刀头	4.2 mm /4.5 mm	1个
锚钉	3.0 mm Gryphon	2个
	2.3 mm HA不折弯	2个
	2.3 mm HA可折弯	2个
	2.3 mm PK	2个
	2.9 mm HA	2个
Fiber Tape	AR-7237-7	2包
套管	—	1个
手术缝合线	VCP442H（3/0）	1包

二、手术护理配合

（1）消毒铺单及关节镜探查：详见本章第2节。

（2）膝关节交叉韧带缝合手术护理配合流程：见表5-5-3。

表5-5-3 膝关节交叉韧带缝合手术护理配合流程

手术步骤	传递物品	操作目的
1. 探查交叉韧带损伤情况	探钩	检查交叉韧带止点完整性
2. 工作通道的建立	套管	方便器械调整及缝线管理
3. 交叉韧带股骨定位	锚钉定位器	置入带线锚钉
4. 预制锚钉置入孔道（图5-5-1）	手枪钻钻头、手枪钻钥匙、锚钉专用钻	
5. 置入带线锚钉（图5-5-2）	锚钉、骨锤	
6. 缝合前交叉韧带（图5-5-3）	抓线钳 缝合器 推结器 剪线器	缝合固定交叉韧带止点
7. 缝合后探查	探钩	探查交叉韧带缝合后效果（图5-5-4）

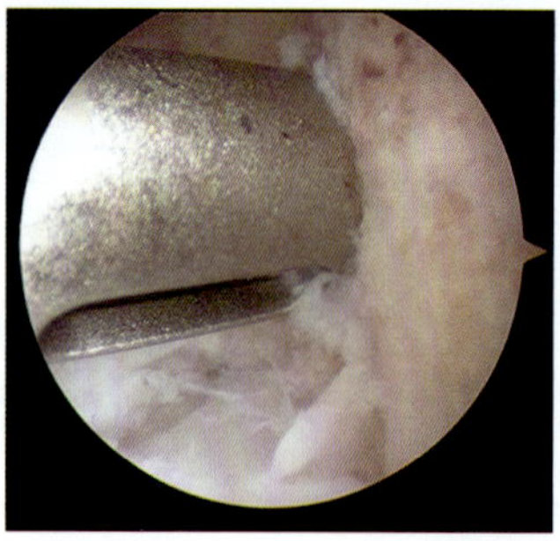

图5-5-1　预制孔道

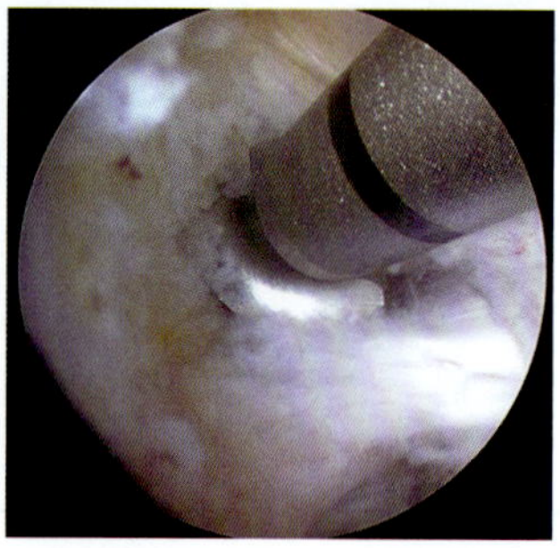

图5-5-2　置入带线锚钉

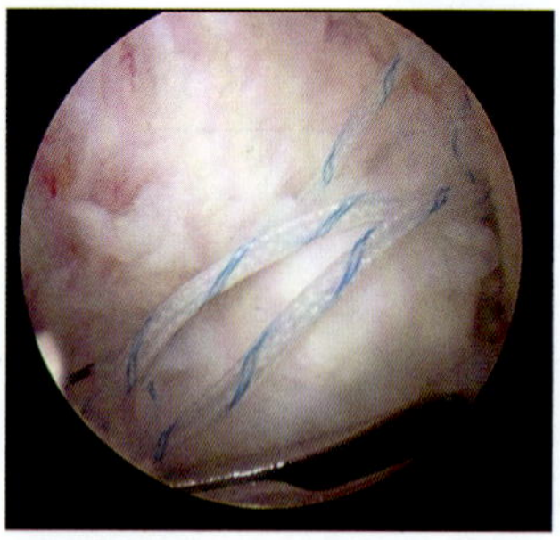

图5-5-3　缝合前交叉韧带

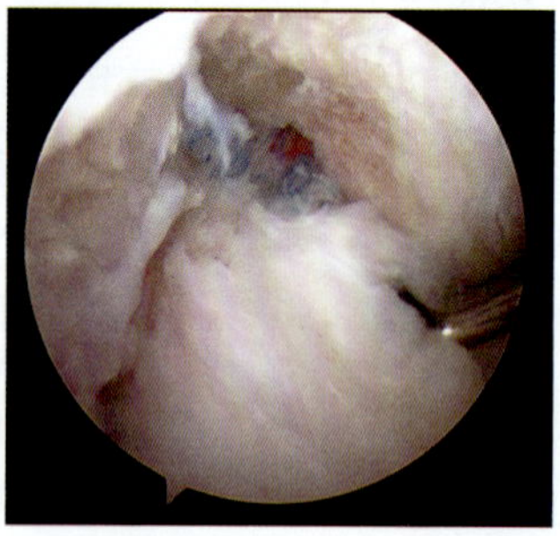

图5-5-4　缝合后效果

第6节　胫骨髁间棘撕脱骨折复位内固定手术护理配合

一、胫骨髁间棘解剖

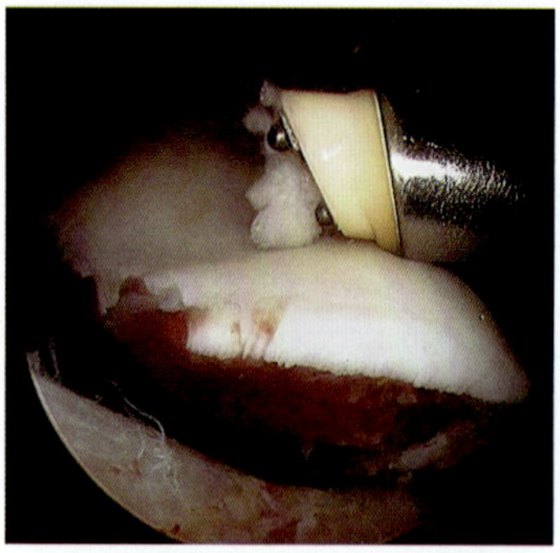

图5-6-1　胫骨髁间棘撕脱骨折镜下观

胫骨髁间棘位于胫骨平台内、外关节面之间，胫骨髁间棘分内、外侧两个棘，内侧髁间棘是前交叉韧带前内侧束附着点，前交叉韧带扁平起于股骨外侧髁内侧面，斜向下止于髁间棘（图5-6-1）。

二、髁间棘骨折的分型

Ⅰ型：无明显骨折移位，胫骨髁间棘仅在前缘抬高。

Ⅱ型：胫骨髁间棘前1/3或1/2的撕脱骨块自基底部像杠杆一样抬高，侧位X线片上呈“鸟嘴”状。

ⅢA型：整个胫骨髁间棘位于基底部之上，与胫骨失去接触。

ⅢB型：整个胫骨髁间棘抬高并有旋转。

Ⅳ型：胫骨髁间棘粉碎性骨折。

三、临床表现

伤后患肢突然肿胀、疼痛和功能障碍。

四、治疗原则

（1）非手术治疗：对移位不明显的Ⅰ、Ⅱ型骨折，复位满意者可行石膏固定或支具固定4～6周。

（2）切开复位内固定。

（3）关节镜下骨折复位内固定，具有创伤小、恢复快、并发症少的优点，关节镜下可以发现并治疗创伤导致的半月板、软骨、韧带、关节囊等合并损伤。

五、麻醉方式

全身麻醉、硬膜外麻醉或神经阻滞麻醉。

六、手术体位

仰卧屈膝位或仰卧伸直位。

七、物品准备

（1）手术器械：韧带重建基础器械、关节镜专科基础器械、肩关节镜器械、手枪钻器械、锚钉定位器械（2.3 mm锚钉、2.9 mm锚钉、3.0 mm Gryphon锚钉、Footprint锚钉、Swivelock锚钉等）。

（2）普通耗材：详见本章第3节。

（3）高值耗材：见表5-6-1。

表5-6-1 胫骨髁间棘撕脱骨折复位内固定手术高值耗材

耗材名称	规格	数量
一次性等离子刀头	ASC4830-01	1个
一次性刨削刀头	4.2 mm /4.5 mm	1个
锚钉	3.0 mm Gryphon	2个
	2.3 mm HA不折弯	2个
	2.3 mm HA可折弯	2个
	2.3 mm PK	2个
	2.9 mm HA	2个

续表

耗材名称	规格	数量
锚钉	4.5 mm Footprint	2个
	4.75 mm Swivelock	2个
Fiber Tape	AR-7237-7	2包
套管	—	1个
手术缝合线	VCP442H（3/0）	1包

（4）手术敷料：详见本章第3节。

八、手术护理配合

（1）消毒铺单：详见本章第3节。

（2）手术护理配合：膝关节胫骨髁间棘撕脱骨折置入双排锚钉复位内固定的手术护理配合流程见表5-6-2。

表5-6-2 胫骨髁间棘撕脱骨折复位内固定手术护理配合流程

手术步骤	传递物品	操作目的
1. 关节镜下关节腔内探查	探钩	探查是否有合并损伤，明确胫骨髁间棘撕脱骨折和前交叉韧带损伤情况
2. 关节腔清理	刨削刀头、等离子刀头	清理陈旧的积血及骨折碎屑，清理充血水肿的滑膜组织
3. 预制锚钉置入孔道	锚钉定位器、锚钉专用钻、手枪钻钻头、手枪钻钥匙	缝线穿过前交叉韧带基底部，形成网状结构，将骨折块下压固定，达到骨折复位内固定的目的
4. 置入带线锚钉（图5-6-2）	带线锚钉、骨锤	
5. 缝合骨折处组织（图5-6-3）	LASSO缝合器	
6. 预制外排锚钉置入孔道	锚钉定位器、骨锤	
7. 穿线固定外排锚钉（图5-6-4）	外排锚钉、骨锤	
8. 剪线	剪线器	
9. 探查缝合复位固定效果（图5-6-5）	探钩	

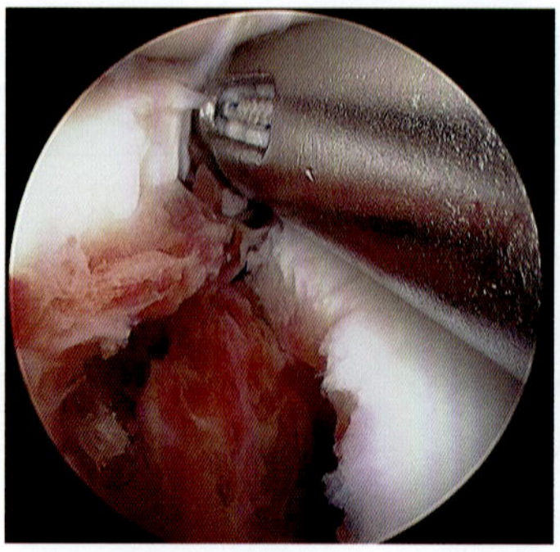

图5-6-2 置入带线锚钉

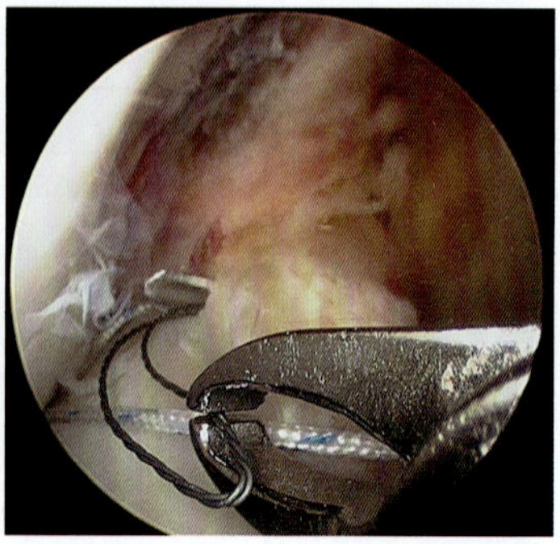

图5-6-3 缝合组织

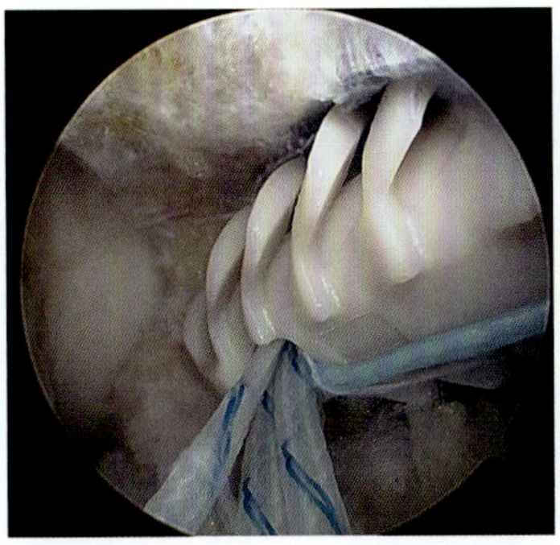

图 5-6-4 置入外排锚钉

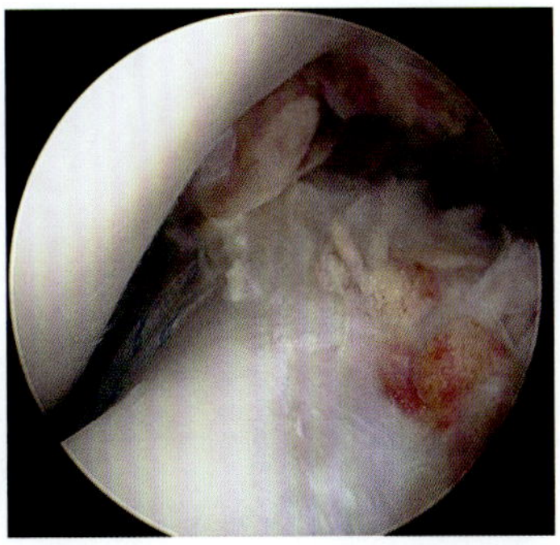

图 5-6-5 缝合固定后效果

第 7 节 膝关节内侧副韧带重建手术护理配合

一、内侧副韧带解剖

内侧副韧带又称为胫侧副韧带，分为浅层和深层。浅层由平行和斜行的纤维组成，起自股骨内侧收肌结节之下，止于胫骨的内侧。深层为浅层下方的关节囊增厚所致（图 5-7-1）。

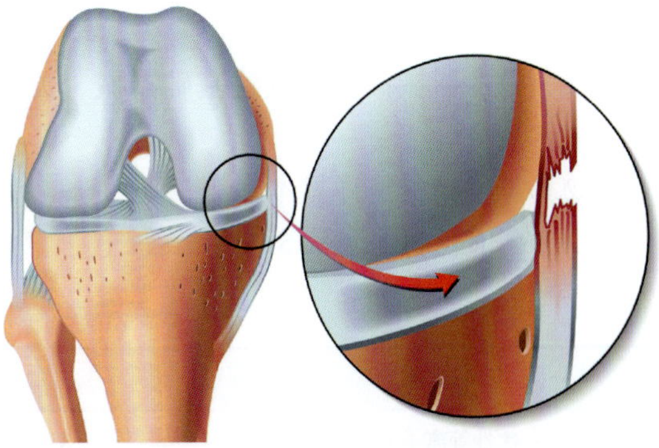

图 5-7-1 膝关节内侧副韧带及其损伤示意图

二、功能

（1）限制膝关节外翻。

（2）限制胫骨外旋。

（3）辅助限制胫骨前移。

（4）韧带紧张时通过神经肌肉反射，加强膝关节的稳定性。

三、损伤分型（图 5-7-2）

（1）单纯Ⅰ度损伤表现为局限性压痛无松弛。

（2）单纯Ⅱ度损伤表现为范围更大的压痛，部分撕裂。

（3）单纯Ⅲ度损伤表现为完全断裂，在外翻应力下可见松弛。

四、临床表现

关节胀痛、压痛、有瘀斑等。

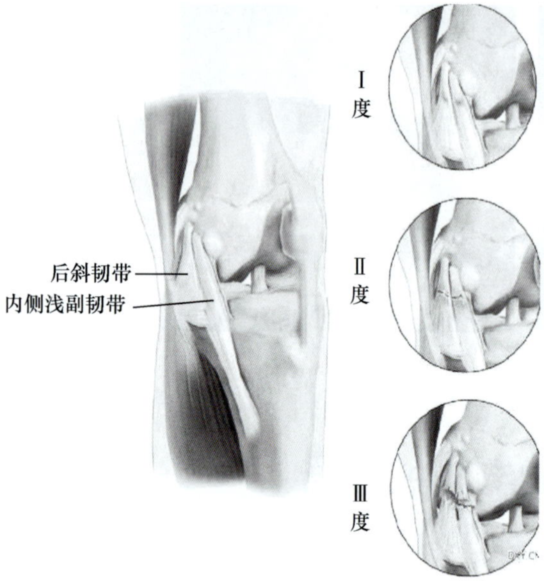

图 5-7-2 膝关节内侧副韧带损伤分型示意图

五、治疗原则

（1）Ⅰ～Ⅱ度损伤可保守治疗，使用石膏或支具固定。

（2）Ⅲ度损伤建议手术治疗。

六、麻醉方式

全身麻醉、硬膜外麻醉或神经阻滞麻醉。

七、手术体位

仰卧位。

八、物品准备

（1）手术器械：韧带重建基础器械、关节镜专科基础器械、交叉韧带重建器械、手枪钻器械。

（2）普通耗材：详见本章第3节。

（3）高值耗材：见表5-7-1。

表 5-7-1 膝关节内侧副韧带重建手术高值耗材

耗材名称	规格	数量
一次性等离子刀头	ASC4830-01	1个
一次性刨削刀头	4.2 mm /4.5 mm	1个
界面螺钉	按需选择种类与型号	
手术缝合线	W4843	1包
	MB66	1包
	VCP751D	1包
	VCP359	1包
Fiber Loop	AR-7234	4包
Orthocord手术缝合线	—	3包

（4）手术敷料：详见本章第3节。

九、手术护理配合

（1）消毒铺单及关节镜探查：详见本章第3节。
（2）移植物的制备
游离半腱肌肌腱，具体手术配合详见本章第3节。
（3）骨隧道的制备、移植物植入与固定手术护理配合流程见表5-7-2。

表5-7-2　骨隧道的制备、移植物植入与固定手术护理配合流程

手术步骤	传递物品	操作目的
1. 胫骨骨隧道的制备	导向器、2.4 mm导针、肌腱相应直径的胫骨钻头、手枪钻钻头、手枪钻钥匙（图5-7-3）	制备骨隧道
2. 股骨骨隧道的制备	导向器、2.4 mm导针、肌腱相应直径的股骨钻头、手枪钻钻头、手枪钻钥匙	
3. 肌腱的植入	手术缝合线MB66（去针）、2.7 mm带孔导针（将线穿进带孔导针末端打结）	建立肌腱植入牵引线
4. 肌腱的固定	导丝、界面螺钉、螺丝刀（图5-7-4）	内侧副韧带股骨端利用界面螺钉固定，胫骨端利用骨桥的方式固定

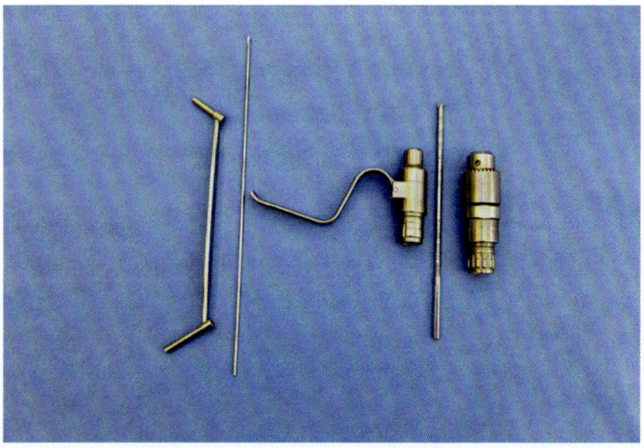
图5-7-3　骨隧道制备器械

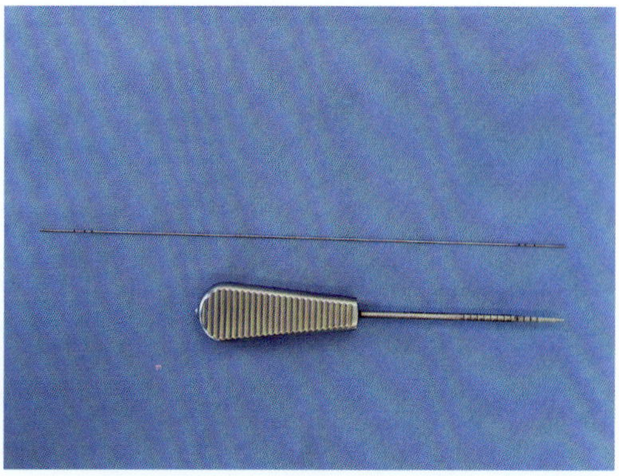
图5-7-4　肌腱固定器械

第8节　髌骨脱位髌骨内侧支持带重建手术护理配合

一、髌骨脱位定义

髌骨脱位是指髌骨在膝关节活动过程中，因外伤或先天发育不良等因素，造成髌骨从滑车中脱位，引起髌股关节对位不良或失去对位关系（图5-8-1、图5-8-2）。

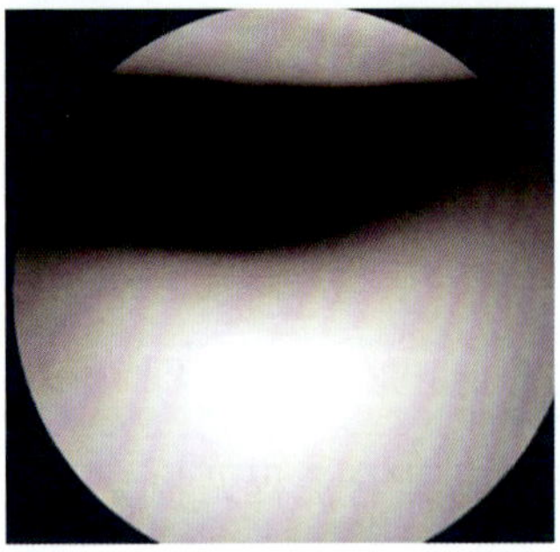

图 5-8-1　髌股关节轨迹正常

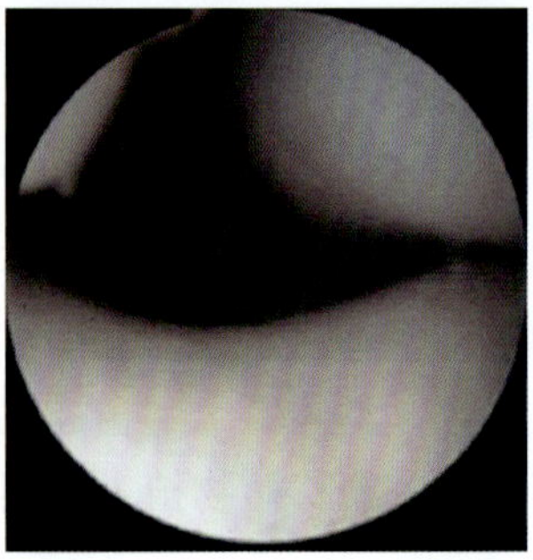

图 5-8-2　髌骨半脱位

二、髌骨解剖

髌骨是人体最大的籽骨，是构成伸膝装置的重要部分。髌骨有其自身的运动轨迹，而维持正常运动轨迹则依赖于髌骨周围的稳定性结构，髌骨内侧支持带是维持髌股关节内侧稳定的重要结构。髌骨外侧支持带的作用是和髌骨内侧支持带共同维持正常的髌骨活动轨迹，保证髌股关节间良好的匹配关系。

三、髌骨脱位临床表现

患者能够自己意识到“膝盖脱出”，主诉“膝关节脱位”伴有膝关节疼痛、肿胀。

四、治疗原则

髌骨不稳的治疗原则是减少向外脱位的牵拉力量，增加向内的牵制力量，恢复髌股关节的正常运动轨迹，避免髌股关节软骨继发性损伤。

（1）非手术治疗：保守治疗主要是制动与康复。

（2）开放手术治疗。

（3）微创治疗方案：髌骨内侧支持带重建和（或）髌骨外侧支持带松解术。

五、麻醉方式

全身麻醉、硬膜外麻醉或神经阻滞麻醉。

六、手术体位

仰卧位。

七、物品准备

（1）手术器械：韧带重建基础器械、关节镜专科基础器械、交叉韧带重建器械、手枪钻器械、锚钉定位器械（2.3 mm锚钉、2.9 mm锚钉、3.0 mm Gryphon锚钉等）。

（2）普通耗材：见表5-8-1。

表5-8-1 髌内侧支持带重建手术普通耗材

耗材名称	规格	数量	耗材名称	规格	数量
刀片	11#、10#、15#	各1	一次性负压引流装置	—	1套
一次性吸引器管	—	4个	医用手术薄膜	60 cm×45 cm	2个
一次性Y型管	—	1个	导尿包	—	1包
无菌手套	—	若干	导尿管	—	1根
无菌手术衣	—	若干	无菌画线笔	—	1支
显影纱布	—	4包	圆针	1/2 11×17（1/2弧，直径为1.1 mm，弦长为17 mm）	1包
显影纱垫	—	1包	电刀	—	1个
注射器	10 mL	1个			

（3）高值耗材：见表5-8-2。

表5-8-2 髌内侧支持带重建手术高值耗材

耗材名称	规格	数量	耗材名称	规格	数量
一次性等离子刀头	ASC4830-01	1个	Fiber Loop	AR-7234	2包
一次性刨削刀头	4.2 mm /4.5 mm	1个	Orthocord手术缝合线	—	3包
界面螺钉	按需选择种类与型号		锚钉	3.0 mm Gryphon	2个
手术缝合线	W4843	1包		2.3 mm HA 不折弯	2个
	MB66	1包		2.3 mm PK	2个
	VCP751D	1包		2.9 mm HA	2个
	VCP359	1包			

（4）手术敷料：详见本章第3节。

八、手术护理配合

（1）消毒铺单：详见本章第2节。

（2）关节镜探查及髌骨外侧支持带松解手术护理配合流程：见表5-8-3。

表 5-8-3　髌骨外侧支持带松解手术护理配合流程

手术步骤	传递物品	操作目的
1. 关节镜进入关节腔	关节镜	检查关节腔有无其他损伤，观察髌股关节运动轨迹
2. 松解外侧支持带	等离子刀头	有助于恢复髌股关节的运动轨迹，解除外侧髌股关节的压力，避免外侧髌股关节软骨磨损

（3）髌骨内侧支持带重建手术护理配合流程：见表 5-8-4。

（4）移植物的制备：游离半腱肌肌腱，具体手术护理配合详见本章第3节。

表 5-8-4　髌骨内侧支持带重建手术护理配合流程

手术步骤	传递物品	操作目的
1. 显露髌骨内缘，新鲜化	15# 刀片、小二双头钩、咬骨钳	暴露髌骨内缘并新鲜化，促进愈合
2. 预制锚钉置入孔道	锚钉定位器械、手枪钻钻头、手枪钻钥匙	预制孔道
3. 置入带线锚钉	带线锚钉、骨锤	将肌腱用带线锚钉缝合固定于髌骨上
4. 缝合肌腱	圆针、持针器、组织镊、线剪	
5. 加强缝合	持针器、手术缝合线 VCP359 或 Orthocord 手术缝合线、组织镊、线剪	
6. 钻取股骨骨隧道	导向器、2.4 mm 导针、肌腱相应直径股骨钻头、手枪钻钻头、手枪钻钥匙	将肌腱固定于股骨端
7. 肌腱的植入	手术缝合线 MB66（去针）、2.7 mm 带孔导针（将线穿进导针末端打结）	
8. 肌腱的固定	导丝、界面螺钉、螺丝刀	

第9节　膝关节前交叉韧带单隧道双功能束重建手术护理配合

膝关节前交叉韧带的双束结构（前内侧束和后外侧束），双功能束重建手术仍是目前的学术主流。前交叉韧带的双束结构，维持膝关节在不同屈膝角度时的稳定性，解放军总医院第一医学中心骨科运动医学病区自行设计了膝关节前交叉韧带单隧道双功能束重建手术，减少骨质流失，恢复前交叉韧带双束功能，提高膝关节的稳定性（图 5-9-1）。

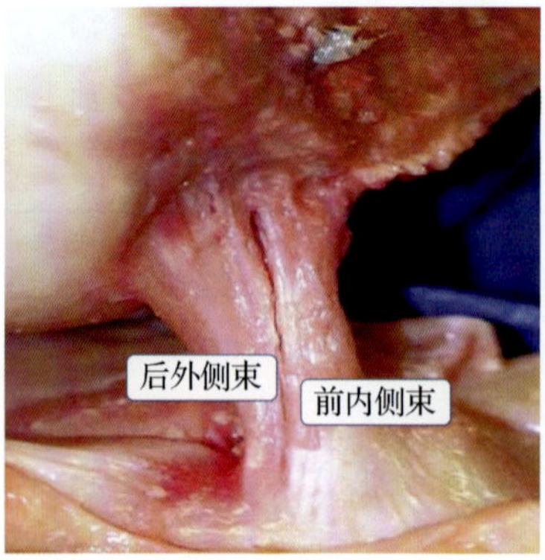

图 5-9-1　前交叉韧带双束结构

一、物品准备及消毒铺单

详见本章第3节。

二、手术护理配合

（1）移植物制备的手术护理配合流程：见表 5-9-1。

表 5-9-1　前交叉韧带单隧道双功能束重建移植物制备手术护理配合流程

手术步骤	传递物品	操作目的
1. 取肌腱切皮	10#刀片	自胫骨结节内侧1.5 cm向远侧做一个2～3 cm的纵行或斜行切口
2. 暴露皮下组织	2个小二双头钩或甲状腺拉钩	筋膜下钝性分离，显露鹅足，显露股薄肌肌腱、半腱肌肌腱
3. 剪去筋膜层	组织剪	
4. 分离股薄肌和半腱肌肌腱，区分其他肌腱	直角钳、肌腱牵引带、中弯止血钳	
5. 去除肌腱上所有的筋膜附着	组织剪	使取腱器能顺利通过，防止肌腱切割
6. 取肌腱	开口取肌腱器	保留腘绳肌肌腱胫骨止点，帮助后外侧束功能的实现（图5-9-2）
7. 修整肌腱	钢尺、湿纱布	刮除肌腱上的肌肉组织（图5-9-3）
	组织剪、直血管钳、小弯血管钳	剪切肌腱的细小分叉和过细尾端
8. 编织肌腱游离端	Orthcord缝合线（去针）	编织肌腱游离端（图5-9-4）
9. 测量肌腱直径	抓线钳、测量筒、手术缝合线MB66（去针）	测量肌腱直径，获得骨隧道的直径（图5-9-5）
10. 编织肌腱反折端	手术缝合线MB66（去针）、无菌画线笔、持针器、手术缝合线VCP359、线剪	根据测量得到的骨隧道长度，标记肌腱，编织肌腱反折端，便于肌腱股骨端更好固定（图5-9-6）
11. 安置肌腱	湿纱布、中弯血管钳	包裹肌腱，防止肌腱水分蒸发

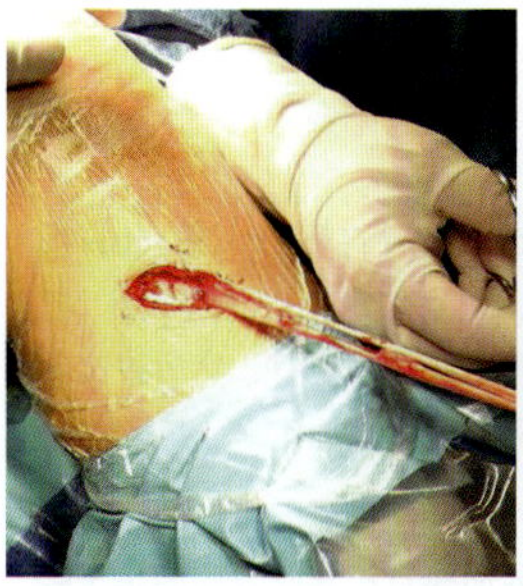

图 5-9-2　保留腘绳肌肌腱胫骨止点

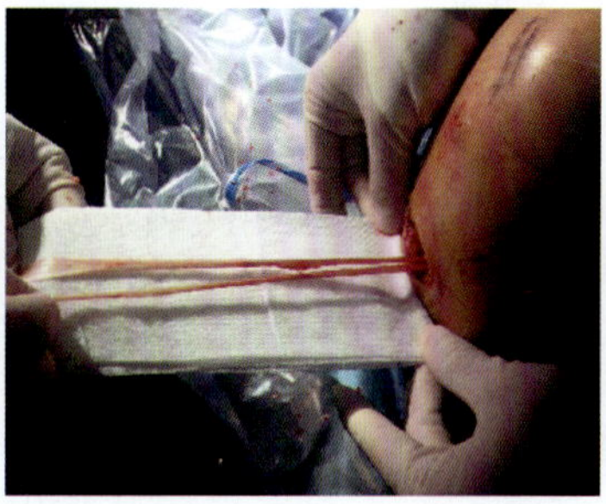

图 5-9-3　刮除肌肉组织

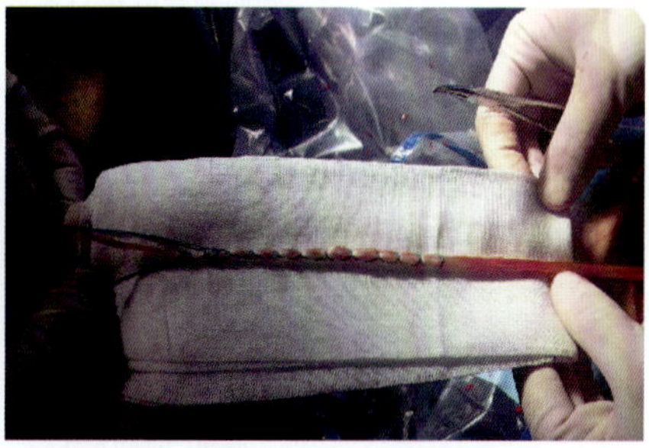

图 5-9-4　编织肌腱胫骨端

（2）骨隧道的制备：制备胫骨、股骨及Rigidfix横钉孔隧道，详见本章第3节。

（3）骨隧道长度的准确测量：采用自行设计的测量尺（图5-9-7），准确并快速测量骨隧道的总长度。

（4）肌腱的植入与固定：手术护理配合流程见表5-9-2。

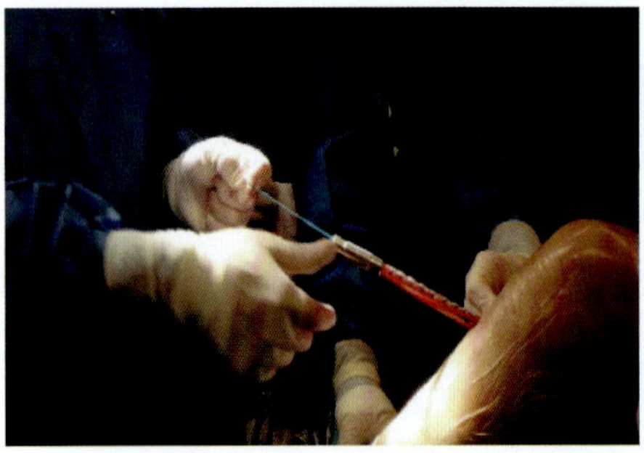

图 5-9-5 测量肌腱直径

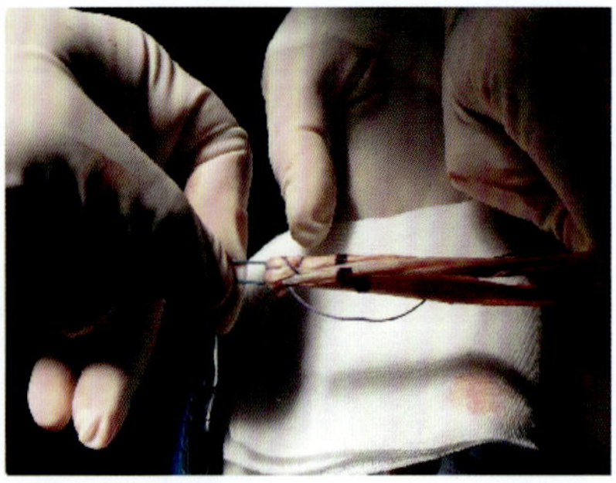

图 5-9-6 编织肌腱股骨端

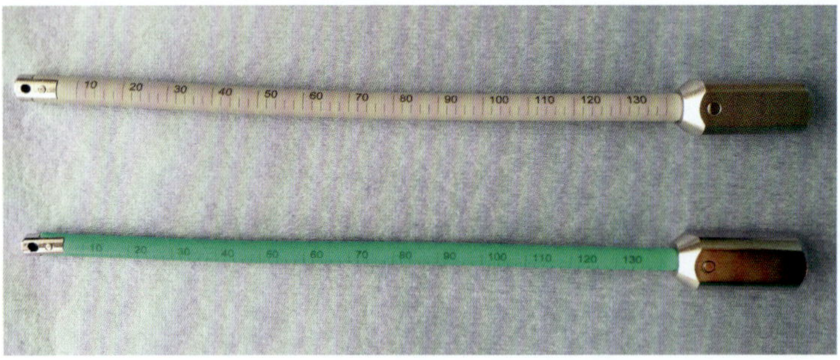

图 5-9-7 测量尺

表 5-9-2 肌腱的植入及固定手术护理配合流程

手术步骤		传递物品	操作目的
1. 肌腱的植入	将导针穿进股骨骨隧道	手术缝合线MB66（去针）、2.7 mm带孔导针（将线穿进导针末端打结）	建立肌腱植入牵引线
	经胫骨骨隧道口抓取手术缝合线MB66	抓线钳	
	肌腱进入隧道	肌腱、纱布两块	
2. 肌腱股骨端的固定	Rigidfix固定方式（屈膝120°时固定，稳定后外侧束）	Rigidfix固定钉、置钉器、骨锤和拔钉器	将固定钉通过置钉器打入Rigidfix横钉孔，直到限深点到达套筒末端，依次置入两枚固定钉，然后拔出套筒，完成股骨端固定
3. 肌腱胫骨端的固定	界面螺钉固定方式（屈膝90°时固定）	导丝、界面螺钉、螺丝刀	将导丝插入胫骨骨隧道口，使用螺丝刀将界面螺钉沿导丝方向固定于胫骨骨隧道

第10节 髌胫韧带加强结合髌骨内侧支持韧带重建手术护理配合

一、物品准备

详见本章第8节。

二、消毒铺单

详见本章第2节。

三、手术护理配合

髌胫韧带加强结合髌骨内侧支持韧带重建手术护理配合流程见表5-10-1。

表5-10-1 髌胫韧带加强结合髌内侧支持韧带重建手术护理配合流程

手术步骤	传递物品	操作目的
1. 肌腱的获取	10#刀片、弯血管钳、组织剪、组织镊、甲状腺拉钩、直角钳、肌腱牵引带、开口取腱器	保留半腱肌肌腱胫骨止点，为髌胫韧带加强提供保障
2. 半腱肌肌腱修整编织	钢尺、湿纱布、小弯血管钳、组织剪、Orthcord缝线（去针）	肌腱编织，防止肌腱切割
3. 显露髌骨内缘，新鲜化	10#刀片、小二双头钩、咬骨钳	暴露髌骨内缘，新鲜化促进愈合
4. 预制锚钉置入孔道	锚钉定位器、手枪钻钻头、手枪钻钥匙	预制孔道
5. 置入带线锚钉	带线锚钉、骨锤	将肌腱用锚钉上的缝线缝合固定于髌骨上
6. 缝合肌腱	持针器、手术缝合线VCP359、组织镊、线剪	
7. 加强缝合	圆针、持针器、组织镊、线剪	
8. 钻取股骨骨隧道	导向器、2.4 mm导针、肌腱相应直径股骨钻头、手枪钻钻头、手枪钻钥匙	钻取股骨骨隧道
9. 肌腱的植入	手术缝合线MB66（去针）、2.7 mm带孔导针（将线穿进导针末端打结）	将编织后的肌腱经皮下牵引至股骨骨隧道（图5-10-1）
10. 肌腱的固定（图5-10-2）	导丝、界面螺钉、螺丝刀	将肌腱固定于股骨端

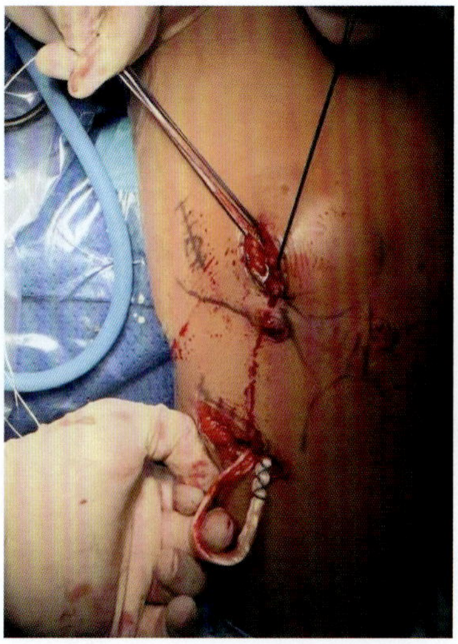

图5-10-1 牵引肌腱

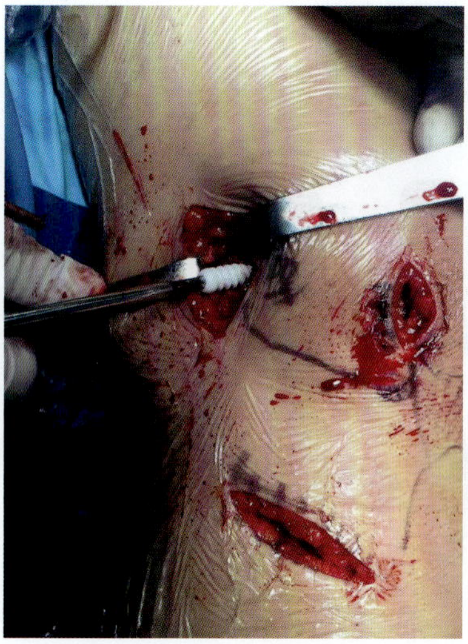

图5-10-2 固定肌腱

第11节 膝关节支具的使用

膝关节支具属于康复护具类，目前使用的多为数字卡盘调节式膝关节支具。本节主要介绍蒂捷欧（DJO）膝关节韧带支具，用于半月板缝合术后、韧带修复重建术后。

一、使用目的

（1）稳定膝关节。
（2）重获完全伸展。
（3）限制关节活动度。
（4）保护移植物。
（5）为患者提供滑倒、踩空时的安全防护。

二、使用范围

（1）交叉韧带及内外侧副韧带重建或缝合术后。
（2）半月板缝合术后。
（3）韧带损伤后的保守治疗。

三、使用方法

1. 根据患肢调节支具
（1）打开快速释放卡扣（图5-11-1）。
（2）将患肢安置于膝关节支具上（图5-11-2）。

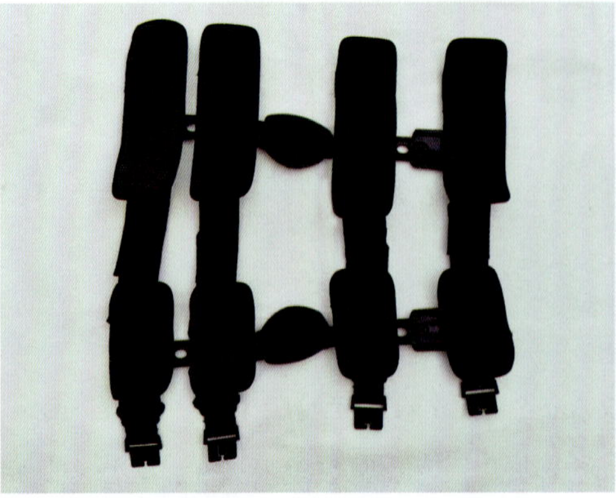

图5-11-1 释放卡扣

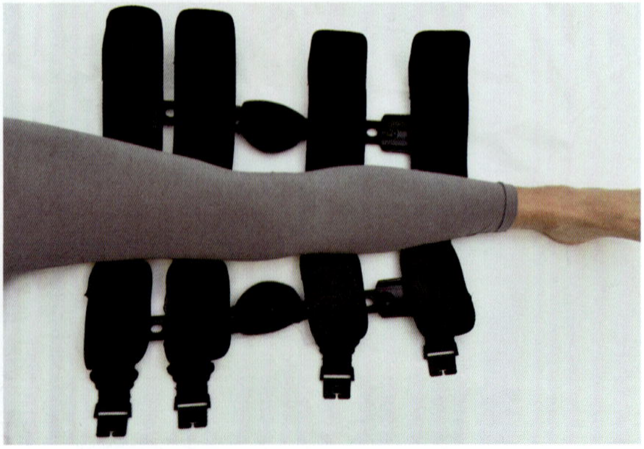

图5-11-2 置膝关节于支具上

（3）松开膝关节支具捆绑带，根据患肢直径情况，调节捆绑带宽度。

（4）根据患者膝关节情况，调节支具长度。

2. 佩戴支具

（1）调节支具在患肢的位置，两侧铰链和髌骨在同一水平线上，两侧杆组件与膝关节内、外侧的中线对齐（图5-11-3）。

（2）闭合衬垫，锁定快速释放卡扣（图5-11-4）。

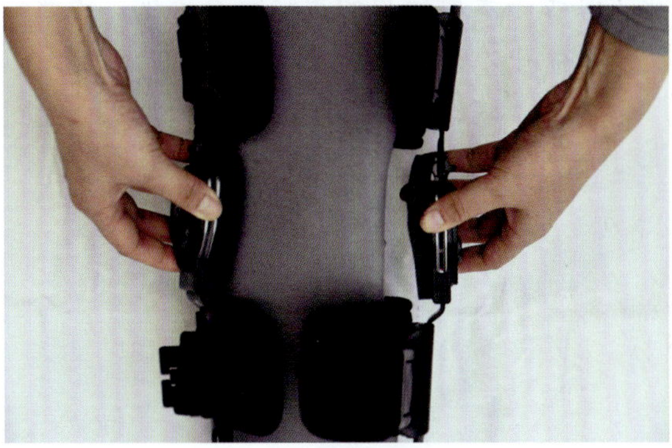

图5-11-3　调节支具位置

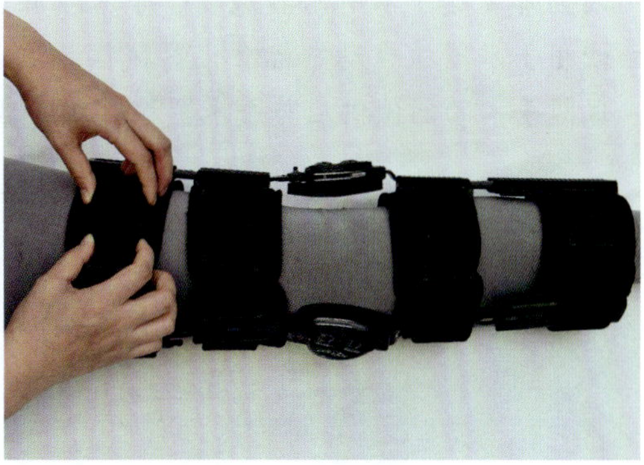

图5-11-4　锁定快速释放卡扣

（3）拉紧支具捆绑带，固定膝关节，松紧适宜（图5-11-5）。

3. 调节支具角度

根据医嘱，调节支具角度（图5-11-6）。

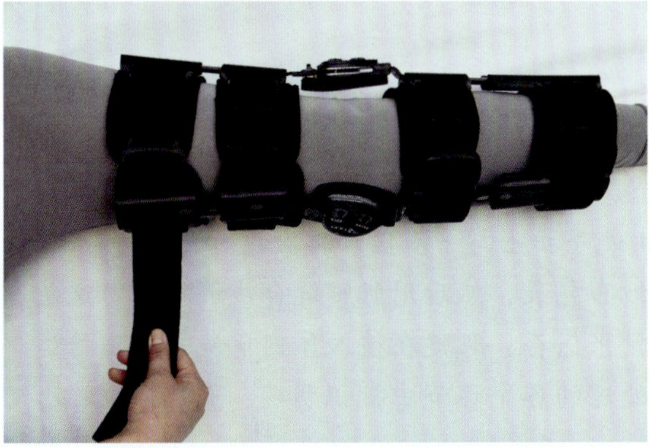

图5-11-5　固定支具

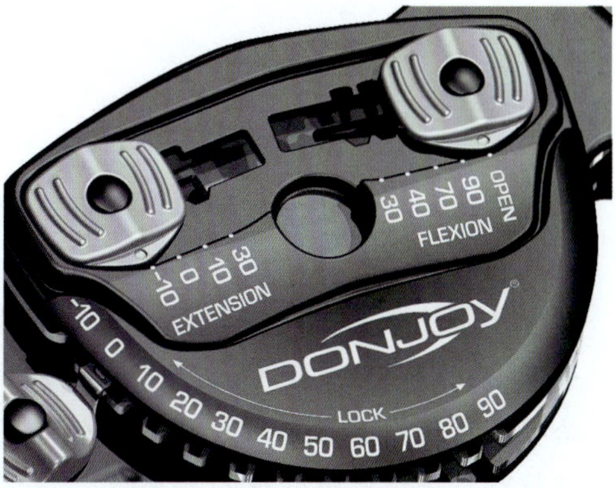

图5-11-6　调节支具角度

四、注意事项

（1）禁止随意调节膝关节活动度，注意观察患肢感觉运动情况。

（2）注意调节好松紧度，以能容纳2指为宜。

（3）除后交叉韧带重建术后支具不能松解外，患者在清醒情况下，可以松解支具，减轻患肢压力，但在睡觉、功能锻炼及下地时必须佩戴支具。

附录：解放军总医院护理经验分享（一）

一、动态标准化器械摆放法

手术器械台设置核心区域，将正在使用的手术器械动态摆放至核心区域（附图1）。因韧带重建手术所需器械多、手术步骤复杂、每步手术所使用的器械重叠较少，为此使用手术器械台动态标准化器械摆放法，使洗手护士准确、快速地传递器械，可有效保障手术的器械供应与手术器械台的管理。

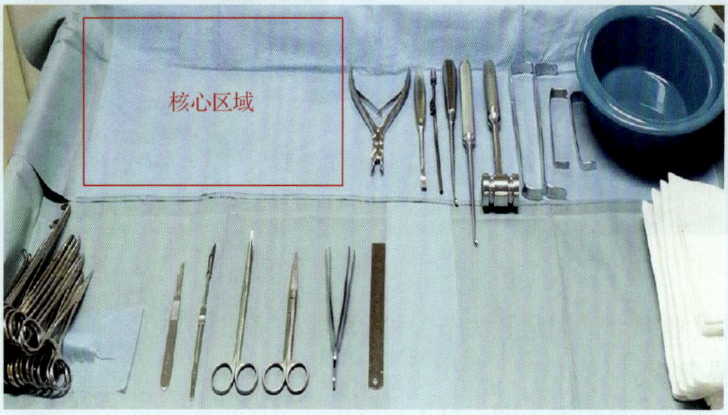

附图1　器械摆放图

二、"两复核三传递"肌腱管理法

在取自体肌腱重建韧带手术中，"两复核"是指在肌腱取下第一时间由手术医师和洗手护士核对交接；在肌腱植入体内时，由洗手护士与手术医师再次核对交接。"三传递"是指洗手护士将切取的肌腱使用盐水纱布包裹，然后用肌腱缝合线缠绕后传递给一助；一助处理完肌腱后传递给洗手护士预张保存；肌腱在植入体内前洗手护士传递给手术医师。此方法可使切取下的肌腱在处理的各个环节中标识明确、专人管理、有效核对，保证肌腱管理的安全性。

三、"两唱两和"钻头直径核对法

在骨隧道制备中，安装好钻头后洗手护士与手术医师一唱一和，核对钻头直径；骨隧道制备完毕后手术医师与洗手护士一唱一和，再次核对钻头直径，保证骨隧道制备的准确性。

（朱娟丽　弓亚会　梁宝富　王姝南）

第6章 肩关节镜手术护理配合

第1节 肩关节的解剖、手术常用体位及麻醉方式

广义的肩关节是由胸锁关节、肩锁关节、盂肱关节、肩胛胸壁关节组成，它们相互协调，以保证肩关节的自由活动。肩关节的骨性解剖结构与放在球座上的高尔夫球相似，“大球-小窝”的骨性结构及带有皱襞的关节囊增加了活动度，由于骨性限制很少，稳定性差，大部分关节稳定性是由关节周围的肌肉和韧带提供，所以肩关节成为人体发生损伤最多的关节之一。狭义的肩关节是指盂肱关节，盂肱关节由骨性结构、周围的肌肉和韧带组成。肩关节是人体活动范围最大的关节，这不仅是由肩关节解剖结构特点所决定，也是由于盂肱关节的活动能够与胸锁、肩锁关节以及肩胛胸壁之间的联合活动相结合，从而增加了肩关节的活动范围。

一、肩关节解剖

（1）骨性结构：锁骨、肩胛骨、肱骨（图6-1-1）。

（2）肩袖结构：肩袖由冈上肌、冈下肌、小圆肌以及肩胛下肌构成（图6-1-2）。

（3）盂肱关节周围韧带结构：关节囊的韧带复合结构由盂肱上韧带、盂肱中韧带、盂肱下韧带和喙肱韧带共同组成（图6-1-3）。

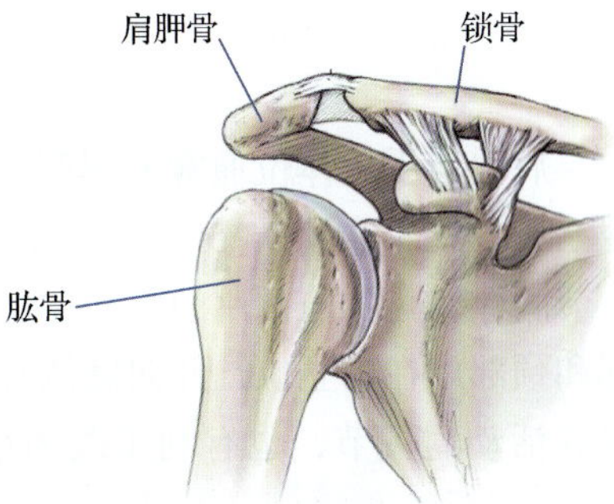

图6-1-1　肩关节骨性结构解剖示意图

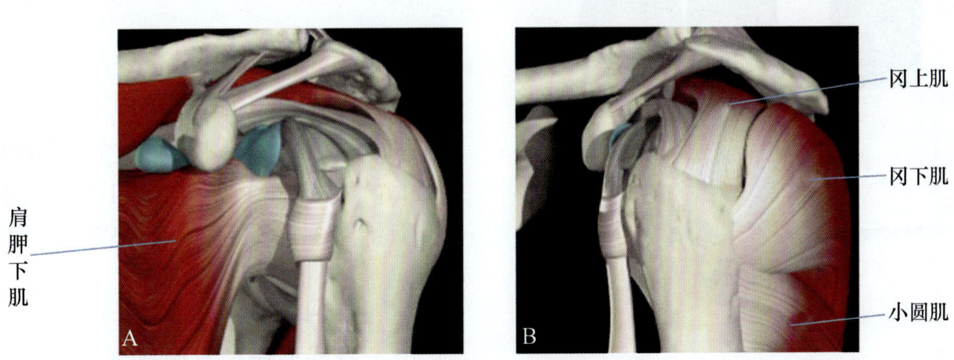

图6-1-2　肩袖结构示意图

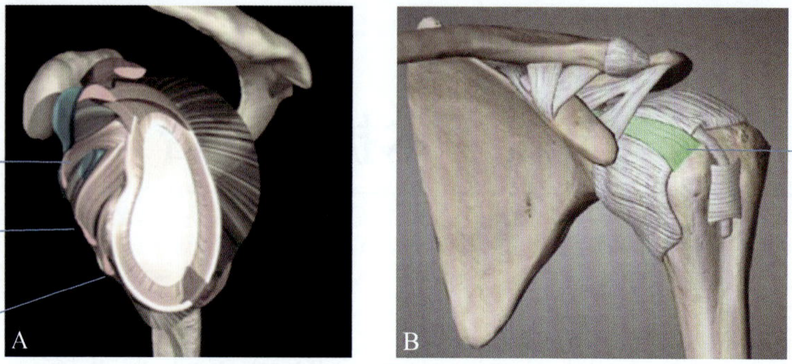

图6-1-3 盂肱关节周围韧带

二、肩关节功能

肩关节的功能主要是外展、内收、前屈、后伸、内旋和外旋，即包含6个自由度活动方向。在临床上将肩关节的活动分为上举、下降以及水平位前屈、后伸和旋转。肩关节的上举可以看成是在任何平面上肢离开体侧的活动，如前屈、后伸可以认为是在矢状面上向前和向后的上举活动；外展是冠状面的上举，内收则为下降。旋转是指沿肱骨纵轴的内旋、外旋活动。

三、肩关节常用手术体位

肩关节手术体位通常采用侧卧位和沙滩椅位。侧卧位患肢需要外展牵引45°～60°，前屈15°～35°，重量3～5 kg。该体位手术视野暴露充分，并可通过牵引获得较理想的盂肱关节间隙，是目前常用的手术体位。沙滩椅位需要将患者稍靠手术台边缘固定，把患者头部和颈部放在中立位，并向健侧轻度倾斜。有学者认为沙滩椅位有利于从前、后、外侧观察和活动肩关节，也有利于改为小切口开放手术；另外，该体位将患者患肩关节置于解剖的水平位，与肉眼平视的解剖结构完全一致，方便术者操作。

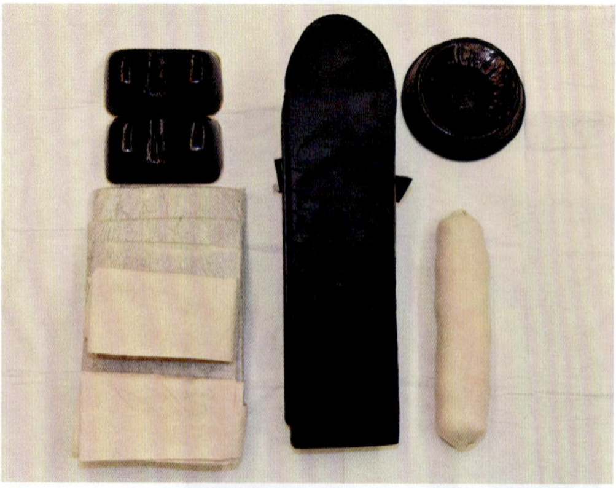

图6-1-4 侧卧位物品准备

（一）侧卧位摆放

1. 物品准备（图6-1-4）

手术床1张、塑形体位垫1个（图6-1-5）、头圈1个、腋垫1个、支臂板1个、约束带2个、海绵垫3个、足跟保护垫2个、肩关节牵引架。

2. 摆放方法

（1）将塑形体位垫摆放成“U”形并进

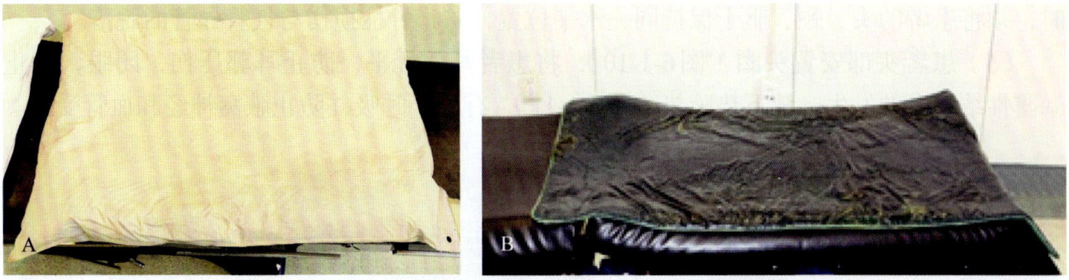

图6-1-5　手术床及塑形体位垫

行少量抽气，安置于手术床上，将凝胶垫放于塑形垫上，并铺手术中单（图6-1-6）。

（2）协助患者平卧于手术床，健侧上肢外展固定于支臂板上，患肢套牵引袖套并给予约束带固定（图6-1-7）。

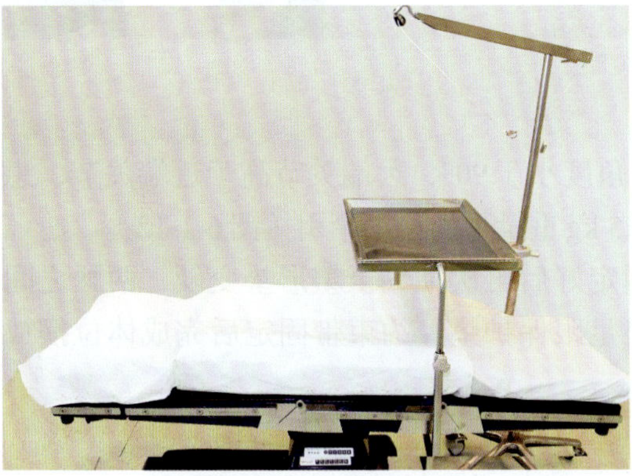

图6-1-6　安置手术床

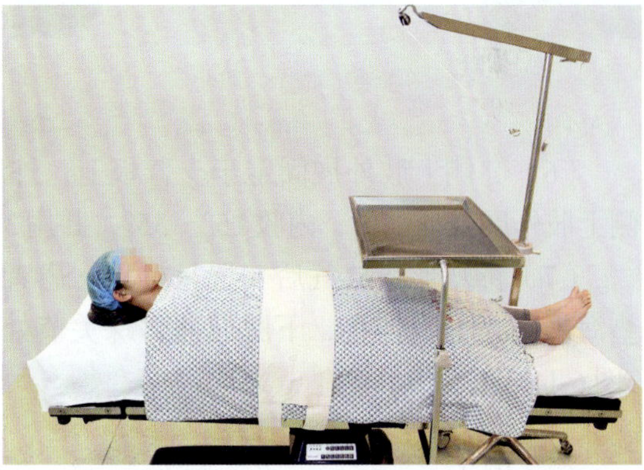

图6-1-7　患者平卧于手术床

（3）牵引袖套的安置方法：①嘱患者自然握拳；②将牵引袖套拉至患肢三角肌下缘（图6-1-8）；③将牵引袖套尾端打结；④使用贴膜固定牵引袖套（图6-1-9）。

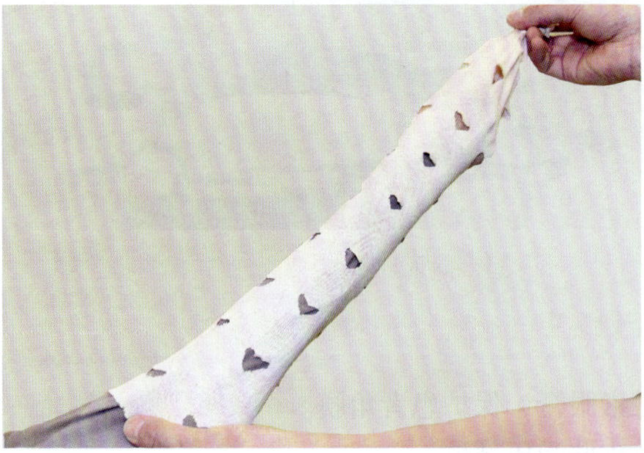

图6-1-8　套牵引袖套

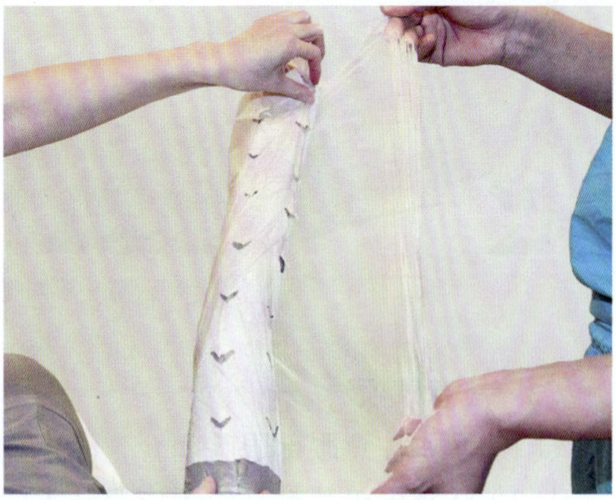

图6-1-9　贴膜固定

（4）麻醉完成后，由巡回护士、麻醉医师、手术医师一同将患者取健侧卧位。麻醉医师负责患者头颈部并保护气管导管，患者两侧各站一名医师，患者足侧一人。搬动患者时，须将患者的头、颈、躯干保持同一水平位置，防止脊柱损伤与气管导管的脱落。

（5）患者头部安置头圈（图6-1-10），将患者耳郭抚平，防止耳郭压伤，闭眼，防止暴露性结膜炎的发生，腋下垫腋垫（图6-1-11），有利于呼吸并防止腋窝神经和血管受压。

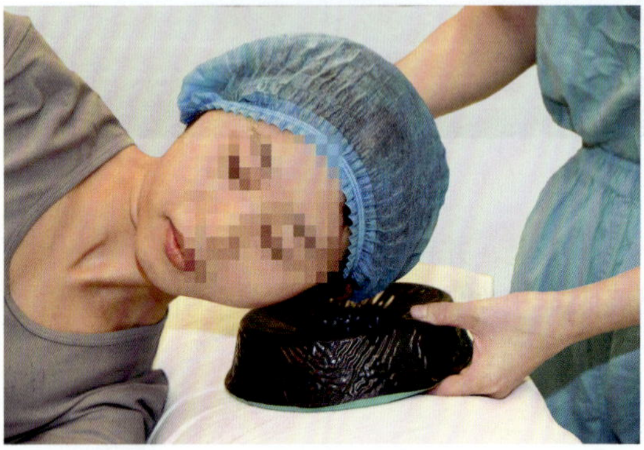

图6-1-10 安置头圈

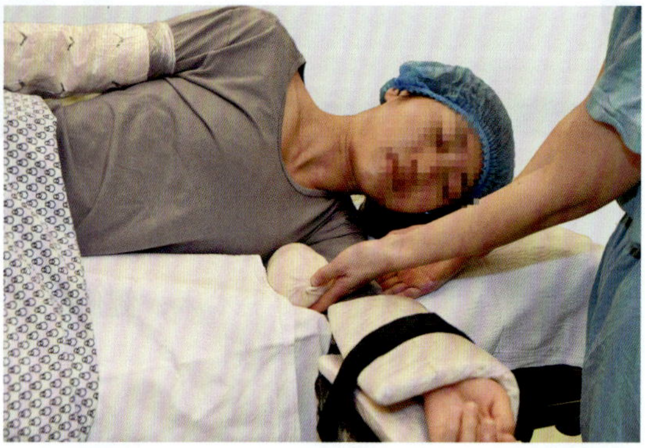

图6-1-11 安置腋垫

（6）健侧上肢外展固定于支臂板上，外展角度小于90°，远端关节高于近端关节，患侧上肢外展45°～60°，内收15°～35°，并用3～5 kg重量平衡悬吊牵引（图6-1-12）。

（7）将塑形垫放气后安置呈梯形，患者固定好后再次抽气至塑形垫变硬，两腿之间垫海绵垫，上腿伸直，下腿屈曲，踝关节处垫足跟保护垫，约束带固定后完成体位摆放（图6-1-13）。

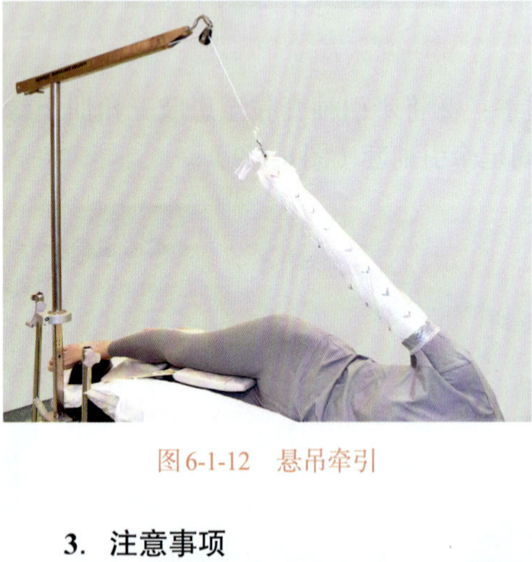

图6-1-12 悬吊牵引

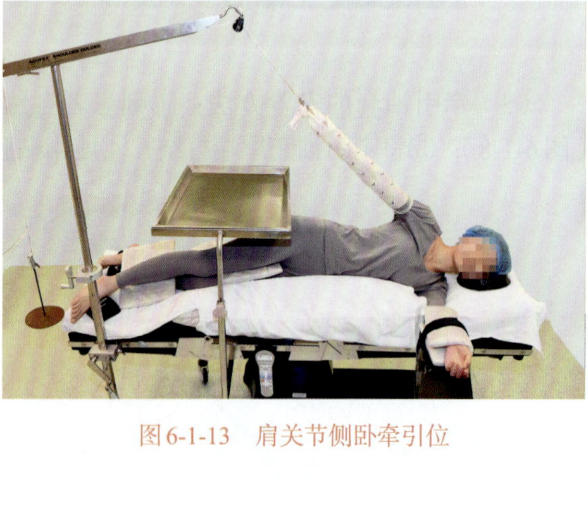

图6-1-13 肩关节侧卧牵引位

3. 注意事项

（1）术中注意眼部眼睑闭合，涂抹金霉素眼膏，保护患者角膜。

（2）注意电极片粘贴位置应避开术区及皮肤受压部位。

（3）术后观察患者双侧手臂有无麻木与青紫。

（4）男性患者应避免压迫外生殖器，女性患者应避免压迫乳房。

（5）术后检查两膝关节之间与踝关节骨突处有无压红、压疮等。

（6）术后检查牵引袖套近心端有无皮肤破损。

（二）沙滩椅位摆放

1. 物品准备（图6-1-14）

手术床1张、肩关节镜沙滩椅专用座椅1套、体位垫1个、约束带2个、足跟保护垫2个、腘窝垫1个。

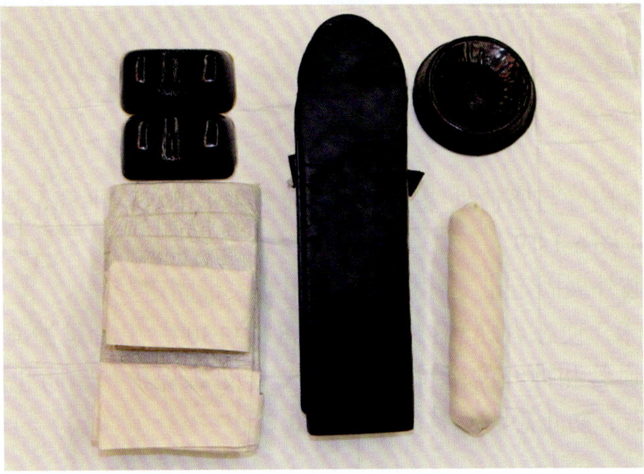

图6-1-14　沙滩椅位物品准备

2. 摆放方法

（1）取下手术床垫，将座椅背板卡槽与手术床连接固定，将卡钳和固定带锁紧（图6-1-15）。

（2）协助患者平卧于手术床上，麻醉完成后，将患者背部抬高，并将躯干上抬约60°（图6-1-16）。

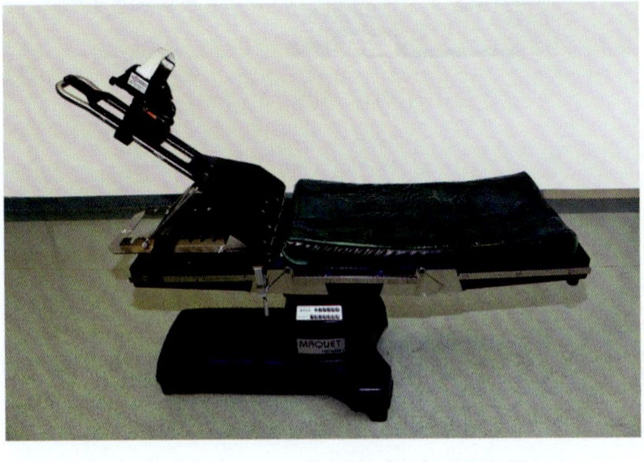

图6-1-15　连接沙滩椅背板

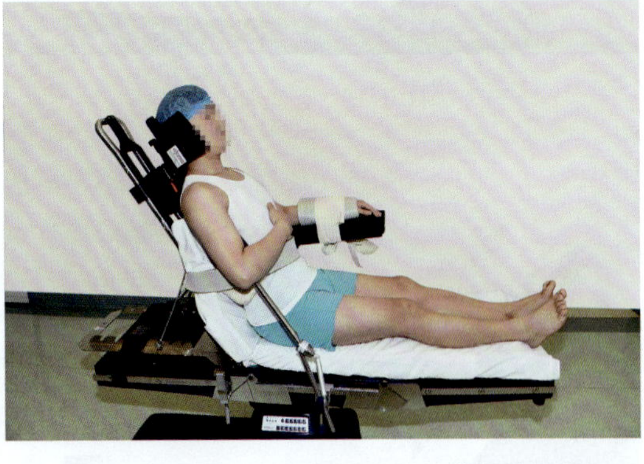

图6-1-16　安置沙滩椅位

（3）将患者的头肩部上移，使头安置于头托内，使用固定带及弹力绷带固定头部（图6-1-17），检查各部位松紧适宜（图6-1-18）。

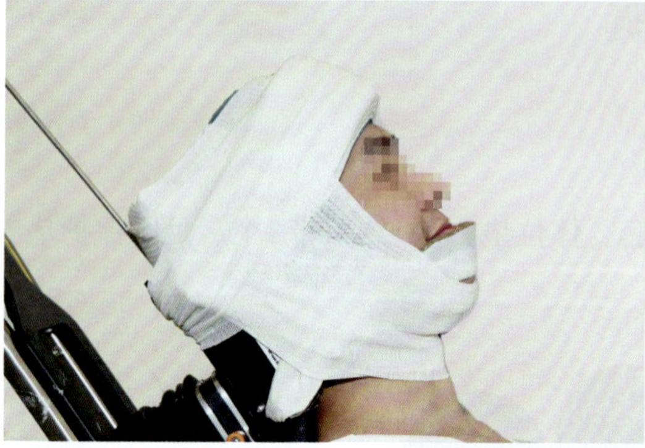

图6-1-17　固定头部

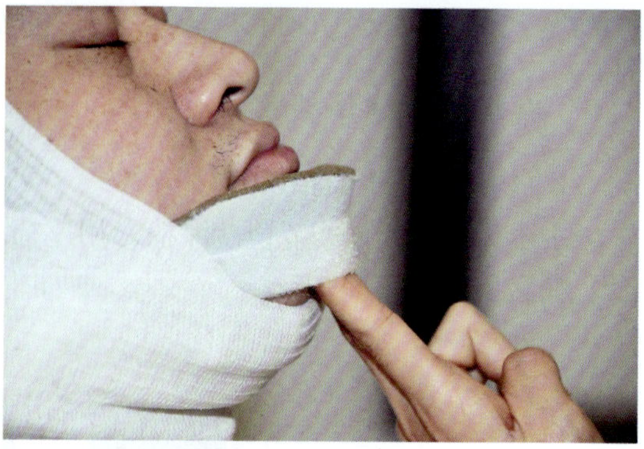

图6-1-18　松紧适宜

（4）患侧肩胛骨内缘与座椅外缘平齐，患肢与手术床外缘平齐，患侧上肢游离悬空自然屈曲置于胸腹部（图6-1-19）。

（5）将健侧上肢外展固定于支臂板上，并用约束带固定。

（6）调节手术床，使患者屈髋45°～60°，屈膝约30°，患者呈沙滩椅位，腘窝处安置腘窝垫，减轻对大血管和神经的牵拉。踝关节处垫足跟保护垫，防止压疮，膝下5 cm处用约束带固定双下肢，防止患者下移（图6-1-20）。

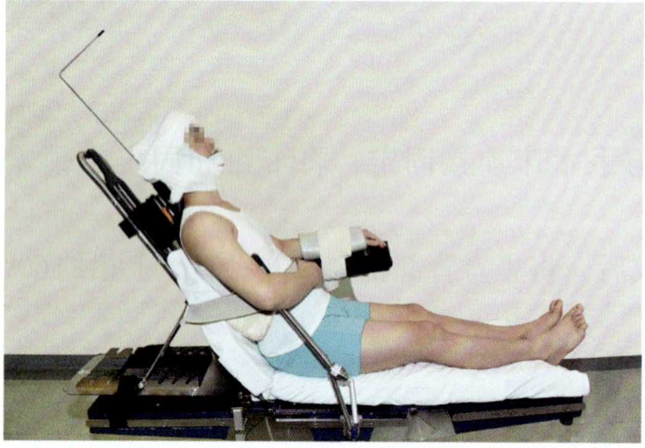

图6-1-19　暴露术区

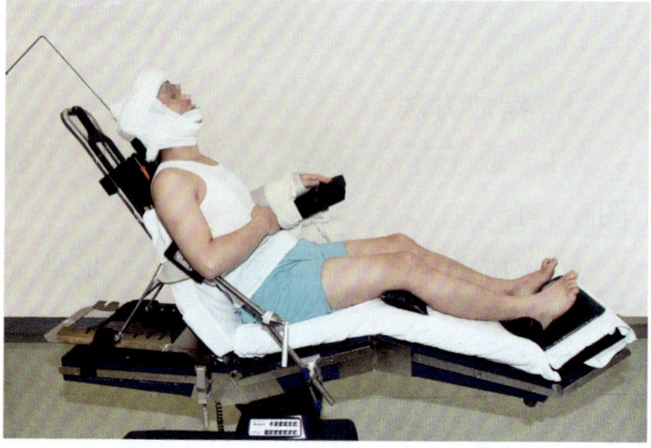

图6-1-20　调整下肢角度

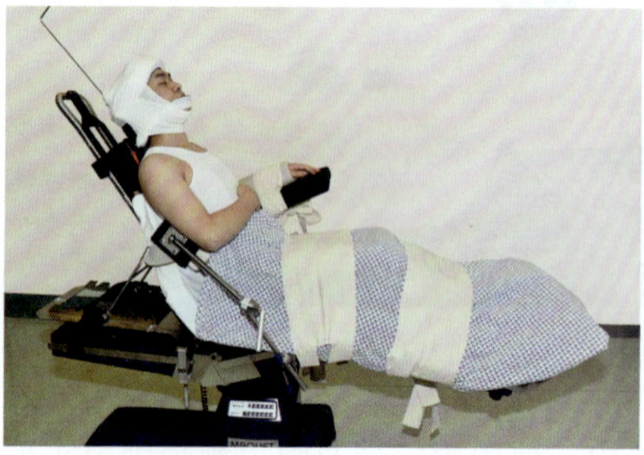

图6-1-21　沙滩椅位整体观

（7）注意保暖，完成体位摆放（图6-1-21）。

3. 注意事项

（1）抬放患者时，动作要轻柔缓慢，防止因体位变化过快而引起血压波动，并协同麻醉医师保护好各种管道。

（2）固定患者头部时，注意保持头颈部处于功能位，保护好耳郭及眼睛，防止受压；固定下颌时，松紧适宜。

四、肩关节镜手术常用麻醉方式

全身麻醉或全身麻醉联合臂丛神经阻滞麻醉。

第 2 节 肩关节镜检查、关节腔清理的手术护理配合

一、肩关节镜下解剖

盂肱关节、肱二头肌长头腱、冈上肌腱镜下解剖见图 6-2-1～图 6-2-3。

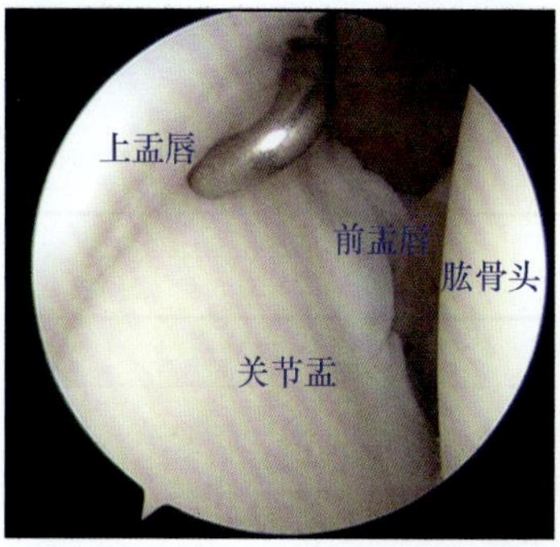

图 6-2-1 盂肱关节

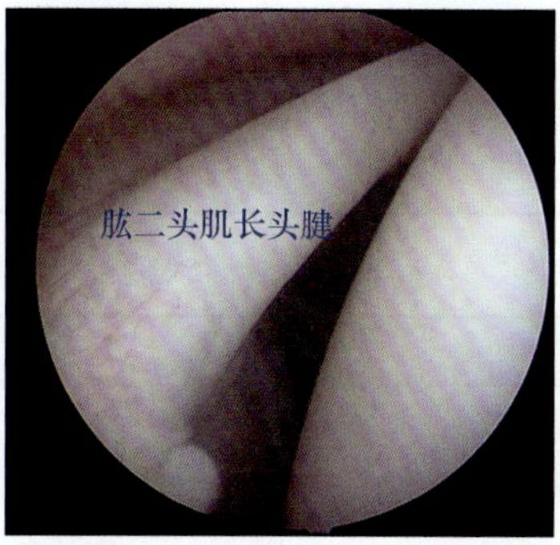

图 6-2-2 肱二头肌长头腱

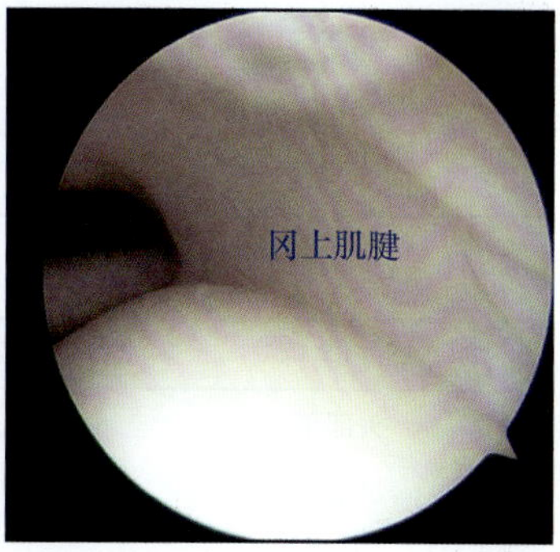

图 6-2-3 冈上肌腱

二、麻醉方式

全身麻醉或全身麻醉联合臂丛神经阻滞麻醉。

三、手术体位

侧卧位或沙滩椅位。

四、物品准备

（1）手术器械：肩关节镜基础器械、关节镜专科基础器械、肩关节镜器械。
（2）普通耗材：见表 6-2-1。
（3）高值耗材：见表 6-2-2。
（4）手术敷料：见表 6-2-3。

表6-2-1　肩关节镜检查清理手术普通耗材

耗材名称	规格	数量	耗材名称	规格	数量
刀片	11#	1个	显影纱垫	—	1包
一次性吸引器管	—	4个	注射器	20 mL	1个
一次性Y型管	—	1个	电钻保护套	—	1个
无菌手套	—	若干	医用手术薄膜	60 cm×45 cm	1个
无菌手术衣	—	若干	导尿包	—	1包
显影纱布	—	3包	导尿管	—	1根

表6-2-2　肩关节镜检查清理手术高值耗材

耗材名称	规格	数量
一次性等离子刀头	ASC4830-01	1个
一次性刨削刀头	4.2 mm /4.5 mm	1个
	4.0 mm柱形磨钻	1个
手术缝合线	VCP345（3/0）	1包

表6-2-3　肩关节镜检查清理手术敷料

敷料名称	数量	敷料名称	数量
头部单	1个	治疗巾	4个
足部单	1个	U形单	1个
中单	4个	保护套	1个
侧单	2个	弹力绷带	2卷
洞巾（含积液袋）	1个	自粘胶条	若干

（5）灌注系统：关节腔的灌注和扩张在关节镜手术操作过程中是必需的。通常采用的是3000 mL生理盐水+1%盐酸肾上腺素注射液1 mL进行灌注冲洗。加入盐酸肾上腺素可起到止血、改善手术视野的作用，可将液体袋置于关节平面以上1 m处，或使用加压水泵维持灌注压力。

五、消毒铺单及肩关节探查

（1）消毒：以手术切口为中心，由内向外、从上到下消毒。消毒范围为上至颈部，下至脐部，两侧过中线，患肢消毒至腕关节。

（2）铺单顺序（以侧卧位为例）：侧单→侧单→足部单→U形单→头部单→包裹患肢→洞巾→套电钻保护套→牵引患肢（图6-2-4）。

（3）连接关节镜导线

① 术者左手侧为观察侧。耦合器螺纹顺滑旋入摄像头后，连接关节镜镜头、光导纤维，所有导线与进水管（一根吸引器管连接Y型管）固定于手术单上。进水管Y型端连接

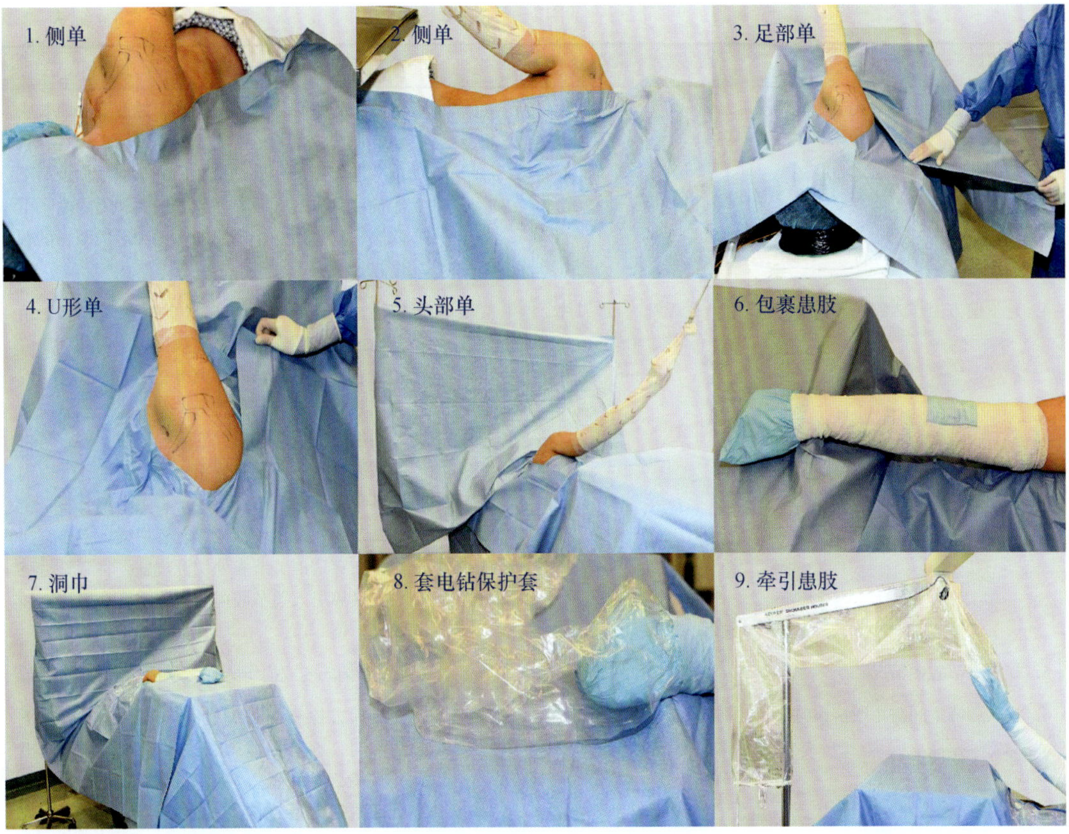

图6-2-4 铺单顺序

灌注液，另一端连接6.0 mm穿刺锥进水阀。

② 术者右手侧为操作侧。刨削刀手柄、一次性等离子刀头及6.0 mm穿刺锥出水阀各连接一根吸引器管，并固定于手术单上。3根出水管可以利用2个三通与一个负压吸引器连接。

③ 导线长度：长短适宜，便于操作。

④ 洗手护士将4根导线的主机连接端交给巡回护士，巡回护士连接时要将导线顺直并分别与各主机准确连接，点对点直插直拔，确保设备处于功能状态。

（4）肩关节镜探查肩关节手术护理配合流程：见表6-2-4。

表6-2-4 肩关节镜探查肩关节手术护理配合流程

手术步骤	传递物品	操作目的
1. 关节腔内注入含1%盐酸肾上腺素注射液的生理盐水40～60 mL（每10 mL生理盐水＋肾上腺素1滴）	20 mL注射器、18#硬膜外针头、含1%盐酸肾上腺素注射液的生理盐水40～60 mL	扩张关节腔、止血、改善关节镜视野
2. 建立后方观察入路（图6-2-5）	导丝、11#刀片、空心交换棒、6.0 mm穿刺锥、关节镜	在肩峰的后外缘向下1.5 cm，再向内1.5 cm，即肩关节后方“软点”处建立观察入路

续表

手术步骤	传递物品	操作目的
3. 关节镜整体探查肩关节腔内情况		可将肱二头肌腱作为解剖标志，按肱二头肌长头肌、肱二头肌腱沟、肱骨头关节面、前盂唇、前关节囊上的盂肱韧带、肩胛下肌后面及后下隐窝、肩袖的底面、关节盂表面和上隐窝、下隐窝、后盂唇、小圆肌的下面和后关节囊的顺序进行观察
4. 建立前方工作入路（图6-2-6）	克氏针、11#刀片、空心交换棒、4.5 mm穿刺锥套筒、6.5 mm穿刺锥套筒	可选用由外向内或由内向外的技术建立。①由外向内技术：在关节镜监视下，于前外侧肩峰边缘前方2～3 cm、喙突外侧处置入克氏针，克氏针通过肩袖间隙进入关节腔，在确认位置和角度合适后，切皮并穿入空心交换棒，再将操作套管沿空心交换棒引入关节腔内；②由内向外技术：在关节镜监视下将关节镜套管抵于前关节囊，退出关节镜，套管中插入空心交换棒，在穿透前关节囊处切开皮肤，将套管沿空心交换棒引入关节腔内，退出空心交换棒，插入关节镜
5. 探查关节腔内情况	探钩	观察关节内病变或损伤情况，为下一步治疗做准备
6. 进入肩峰下间隙（图6-2-7） 7. 建立工作通道	11#刀片、空心交换棒、4.5 mm穿刺锥套管	肩关节后方探查盂肱关节完毕需要进入肩峰下间隙时，亦可由此入路达肩峰下间隙，退出关节镜，重新置入穿刺锥，将其拔出关节囊后即沿肩峰后缘向下刺入肩峰下间隙，插入关节镜，在动态下观察肩袖及肩袖和肩峰的撞击情况。如需要，穿刺锥可通过外侧入路刺入肩峰下间隙，建立工作通道，行肩峰下间隙清理或肩峰成形等手术

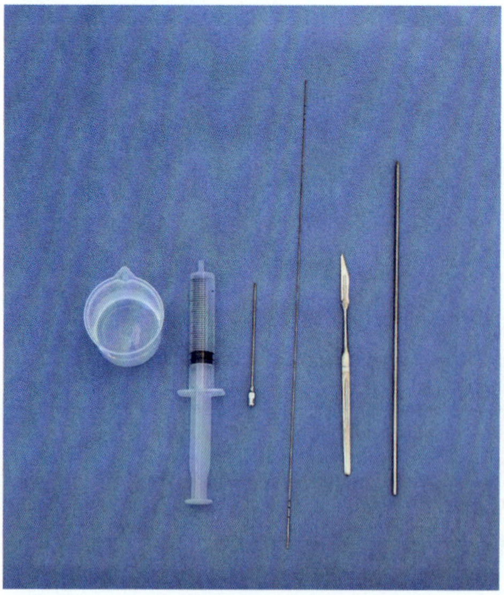

图6-2-5　建立后方入路器械

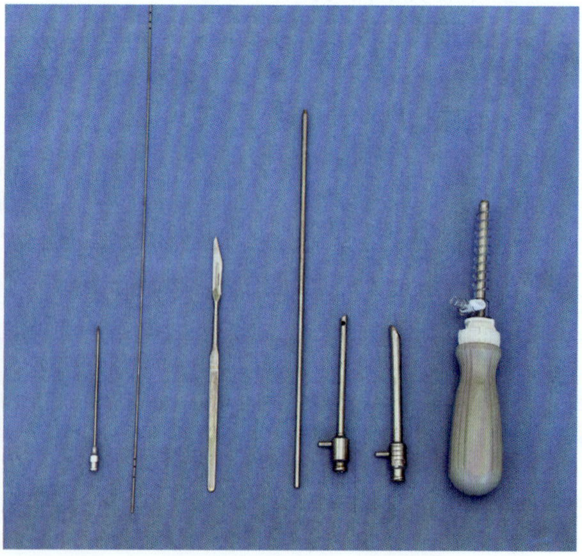

图6-2-6　建立前方入路器械

六、肩关节常见疾病及其手术护理配合

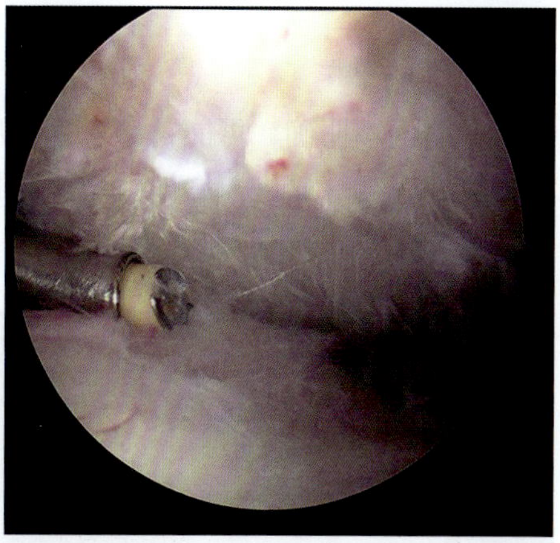

图6-2-7　进入肩峰下间隙

（一）粘连性关节囊炎

1. 定义

粘连性关节囊炎是指肩关节囊及肩关节结构粘连、挛缩或相关结构顺应性降低导致的肩关节疼痛、僵硬和功能障碍，好发于50岁左右，因此又被称为“五十肩”或冻结肩。

2. 临床表现

主要临床表现为肩关节疼痛、盂肱关节各方向主动与被动运动受限。

3. 病理变化

主要病理变化为冈上肌肌腱炎、肱二头肌长头腱炎及腱鞘炎、肩峰下滑囊炎、喙肱韧带及盂肱上韧带炎，并累及盂肱关节腔造成粘连。

4. 分期

Ⅰ期：表现为轻度疼痛及活动受限，病理改变以滑膜炎为主，关节囊正常，在麻醉状态下活动范围无障碍。

Ⅱ期：表现为肩关节轻度疼痛和活动受限，在麻醉状态下被动活动范围不能达到正常，病理显示滑膜增生、关节囊纤维化。

Ⅲ期：表现为中度疼痛和肩关节活动显著丧失，滑膜炎症明显，关节囊纤维化或瘢痕形成。

Ⅳ期：指功能恢复期，关节炎症逐渐吸收，滑膜炎逐渐好转，关节容积也逐渐恢复正常。

5. 治疗原则

粘连性关节囊炎属于自限性疾病，文献报道约10%的患者活动范围不能完全恢复正常，且自愈过程漫长，严重影响患者的日常生活与工作，因此对症状严重的冻结肩患者主张进行治疗。粘连性关节囊炎的病史和分期与选择治疗原则有关。Ⅰ、Ⅱ期以非手术治疗为主，主要行肩关节的功能锻炼，口服药物或关节腔注射治疗，配合康复锻炼。当患者经过正规的非手术治疗无效时，再考虑是否手术治疗。可以在麻醉下先进行推拿松解后，再行关节镜探查清理术，术后按照正规的肩关节术后康复锻炼程序进行功能训练，以防止肩关节粘连再发生。

（二）肩袖钙化性肌腱炎

1. 定义

肩袖钙化性肌腱炎是由于肌腱内钙质沉积所引起的炎症反应，是导致肩关节疼痛和活动受限的常见原因。该病好发于30～50岁的成年女性，常见于冈上肌肌腱，也可见于冈

下肌肌腱。

2. 病因

其病因不明确，可能是患者存在肩关节撞击综合征，由于长期的撞击导致了肌腱纤维的退变，钙盐结晶进入肩袖组织的肌腱及滑囊，发生钙化性改变。钙盐沉积也可能与局部的血运和代谢因素有关。

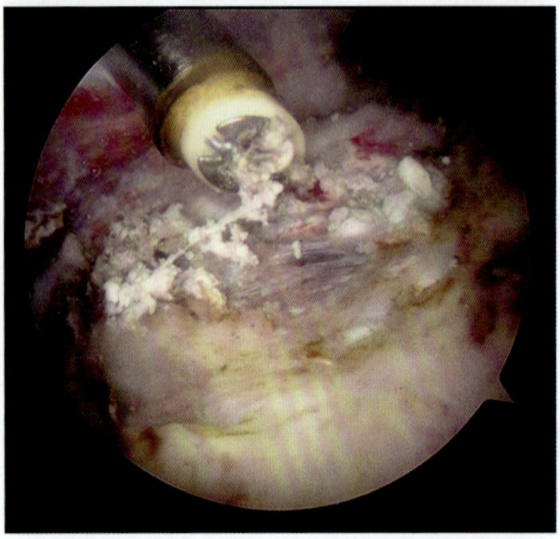

图6-2-8 白色石灰渣样钙化物质

3. 临床表现

主要临床表现为肩部突发的难以忍受的剧烈疼痛，严重影响患者的夜间睡眠，手托患肩，痛苦表情，肩关节活动受限，肌力下降。

4. 治疗原则

（1）保守治疗：使用非甾体抗炎药物、局部激素封闭等药物治疗及通过功能锻炼、理疗、体外冲击波等方法。

（2）手术治疗：对于症状进展、持续疼痛、影响日常生活、保守治疗无好转的患者，应选择关节镜下钙化性肌腱炎清理术，针刺病灶处可见白色石灰渣样钙化物质（图6-2-8）。

（三）肩关节滑膜软骨瘤病

1. 定义

滑膜软骨瘤病大多发生于膝关节、髋关节，肩关节非常少见，是一种少见的、良性的滑膜组织病变。通常单关节发病，可发生在任何年龄段，以30～50岁的患者居多。一般认为该病男性的发生率高于女性。滑膜软骨瘤病通常被认为是一种滑膜组织反应性化生，由于肩关节滑膜的微小损伤以及反复的机械性刺激，滑膜发生炎症和纤维化，滑膜细胞异常化生，成熟的软骨小体脱落，形成游离体。

2. 临床表现

常见的症状为疼痛、肿胀、关节活动受限，亦可出现捻发音、肌肉萎缩、关节交锁的表现。

3. 治疗原则

关节镜下游离体取出术，术中需仔细探查，尽量避免遗漏。

（四）肩关节撞击综合征

1972年，尼尔（Neer）提出肩峰下撞击综合征的特征是，肩峰前突的下表面边缘增生、骨赘形成。从Neer最初描述撞击综合征以来，这一概念已经得到了较大的发展，现在认为存在4种撞击综合征：原发性撞击综合征、继发性撞击综合征、喙突下撞击综合征、内在撞击综合征。

原发性撞击综合征是一种经典的撞击综合征，不伴发其他病变。盂肱关节不稳，肱骨头发生位移，特别是前向位移，肩袖与喙肩弓发生碰触，最终导致继发性撞击综合征。当肱骨头经过喙肩弓下结构增大时，导致与喙肩弓发生碰触，撞击的原因被认为是内在原因，包括肩袖增厚、肩袖内钙盐沉积，肩峰下滑囊增厚等。当肩峰下容纳肩袖的空间消失后会造成所谓外因型肩峰撞击综合征，如肩峰下骨刺形成、肩峰骨折或者病理性肩峰、肩锁关节下表面骨赘突出、大结节骨赘形成都可能造成这种撞击综合征。

关节镜下磨除相应骨赘用于治疗此病，如关节镜下肩峰成形术、关节镜下喙突成形术、肩锁关节成形术等。

手术护理配合流程：见表6-2-5。

表6-2-5　肩关节手术护理配合流程

手术步骤		传递物品	操作目的
1. 关节镜下肩关节粘连松解术	关节镜进入关节腔，探查粘连情况	关节镜	肩关节粘连松解
	松解粘连的关节囊及其他组织（图6-2-9）	刨削刀头、等离子刀头	
2. 关节镜下钙化性肌腱炎清理术	关节镜进入肩峰下间隙，探查钙化灶	关节镜、探钩	清理钙化灶，充分减压
	清理钙化灶（图6-2-10）	硬膜外针头、刨削刀头、等离子刀头	
3. 肩关节滑膜软骨瘤取出术	关节镜进入关节腔，探查滑膜软骨瘤情况	关节镜	取出滑膜软骨瘤
	取出滑膜软骨瘤	刨削刀头、等离子刀头、髓核钳	
4. 关节镜下肩峰成形、喙突成形、肩锁关节成形术	关节镜进入肩峰下间隙，探查撞击及骨赘增生情况	关节镜	磨除骨赘，解除撞击
	磨除骨赘，充分成形（图6-2-11）	刨削刀头、等离子刀头、磨钻	

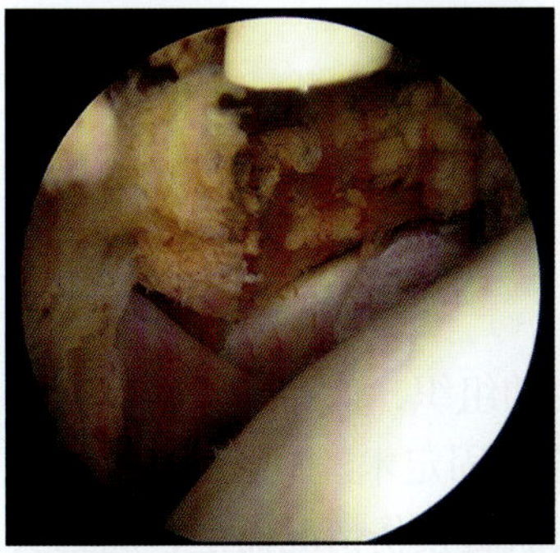

图6-2-9　关节囊松解

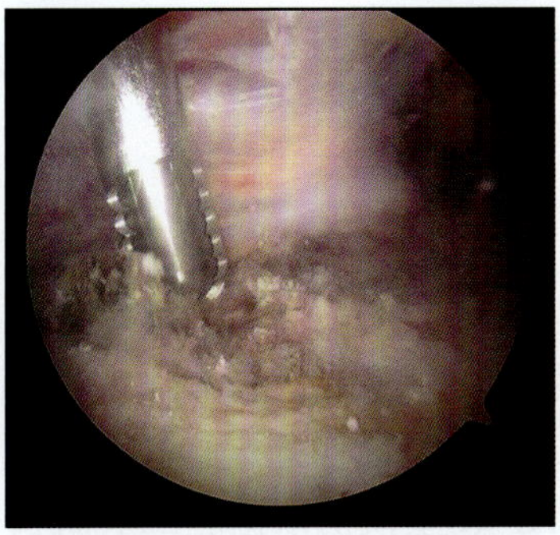

图6-2-10　钙化灶清理

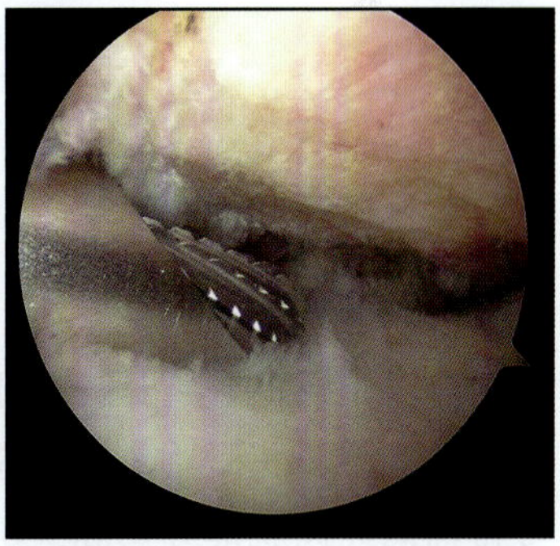

图6-2-11　肩峰成形

第3节　肩关节SLAP损伤修复的手术护理配合

1990年，斯奈德（Snyder）首次将上盂唇自前向后（superior labrum anterior posterior，SLAP）的撕裂定义为SLAP损伤。SLAP是肱二头肌腱长头在上盂唇中央稍后部与盂唇相交织在一起，再向前延伸止于肩胛盂中切迹或其上方而构成的联合体。

一、损伤分型

1990年，Snyder等将SLAP损伤分成4种类型（图6-3-1）。随后，1995年马费特（Maffett）等又增加了3种类型。以后有人进一步将SLAP损伤分为9种类型或10种类型。目前广泛应用的仍是Snyder 1990年的分类法。

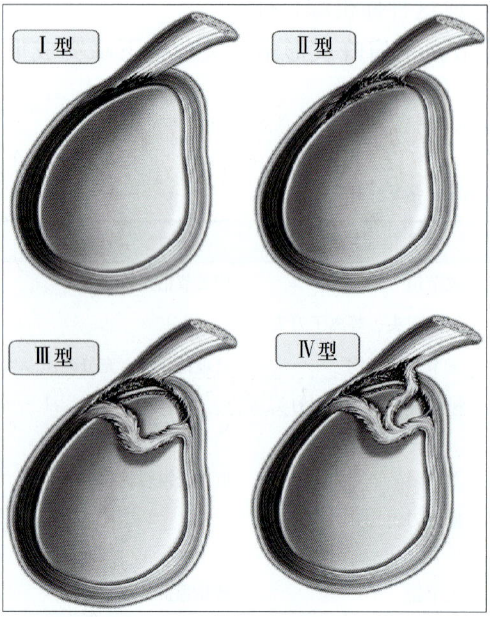

图6-3-1 SLAP损伤分型示意图

Ⅰ型：上盂唇磨损变性但未撕脱，盂唇缘和肱二头肌长头腱复合体完整。

Ⅱ型：上盂唇及肱二头肌长头腱自肩胛盂撕脱，此型约占SLAP病变的50%，摩根（Morgan）等把Ⅱ型SLAP损伤分为3个亚型：Ⅱa前上型、Ⅱb后上型、Ⅱc前后位联合型，Ⅱb及Ⅱc型于投掷运动员中常见。

Ⅲ型：上盂唇桶柄样撕脱，部分上盂唇及肱二头肌长头腱仍紧密附着于肩胛盂上。

Ⅳ型：上盂唇桶柄样撕脱，病变延伸至肱二头肌长头腱，部分上盂唇仍附着于肩胛盂上。撕脱部分可移行至盂肱关节，有时肱二头肌长头腱可完全撕脱。

二、功能

维持肩关节的稳定性。

三、治疗原则

对于SLAP Ⅰ型损伤，可采用单纯清理术，去除盂唇退变的组织，保存正常的上盂唇及肱二头肌长头腱附着处。SLAP Ⅱ型损伤则进行关节镜下修复固定术。SLAP Ⅲ型损伤可将桶柄样撕脱部分切除。SLAP Ⅳ型损伤依据肱二头肌长头肌腱损伤情况而定，肱二头肌腱大部分未撕裂且仍牢固地止于肩胛盂的病例，关节镜下清理损伤的盂唇及肌腱即可；对于肱二头肌长头肌腱损伤超过30%的患者和老龄患者，肌腱退变明显者可进行肱二头肌长头肌腱切断固定术。对于年轻患者可将撕裂部分固定于附着部。

四、麻醉方式

全身麻醉或全身麻醉联合臂丛神经阻滞麻醉。

五、手术体位

侧卧位或沙滩椅位。

六、物品准备

（1）手术器械：肩关节镜基础器械、关节镜专科基础器械、肩关节镜器械、锚钉定位器械（2.3 mm锚钉、2.9 mm锚钉、3.0 mm Gryphon锚钉、3.4 mm Healix Transtend锚钉、2.9 mm Pushlock锚钉等）、手枪钻器械。

（2）普通耗材：详见本章第2节。

（3）高值耗材：见表6-3-1。

表6-3-1 肩关节SLAP损伤修复手术高值耗材

耗材名称	规格	数量
一次性等离子刀头	ASC4830-01	1个
一次性刨削刀头	4.2 mm /4.5 mm	1个
	4.0 mm柱形磨钻	1个
手术缝合线	VCP345（3/0）	1个
	W4843	1包
Fiber Tape	AR-7237-7	4包
锚钉	2.3 mm HA 可折弯	若干
	2.3 mm HA 不可折弯	若干
	2.3 mm PK	若干
	2.9 mm HA	若干
	3.5 mm Twinfix Ti	若干
	3.0 mm Gryphon	若干
	2.9 mm Pushlock	若干
	3.4 mm Healix Transtend	若干
套管	按需选择	若干

（4）手术敷料：详见本章第2节。

（5）灌注系统：详见本章第2节。

七、消毒铺单及肩关节探查

详见本章第2节。

八、手术护理配合

肩关节SLAP损伤修复手术护理配合流程：见表6-3-2。

表 6-3-2　肩关节SLAP损伤修复手术护理配合流程

手术步骤	传递物品	操作目的
1. 关节镜探查SLAP损伤情况（图6-3-2）	关节镜、探钩	确定SLAP损伤情况
2. 盂唇撕裂部位的骨面新鲜化处理	刨削刀头 骨锉	进行新鲜化处理至骨面渗血
3. 锚钉定位并预置孔道	锚钉定位器、手枪钻钻头、手枪钻钥匙	SLAP损伤缝合（图6-3-5）
4. 置入带线锚钉（图6-3-3）	带线锚钉、骨锤	
5. 缝合盂唇	LASSO缝合器	
6. 缝合后打结并剪线（图6-3-4）	推结器、剪线器	
7. 探查缝合后效果（图6-3-6）	探钩	

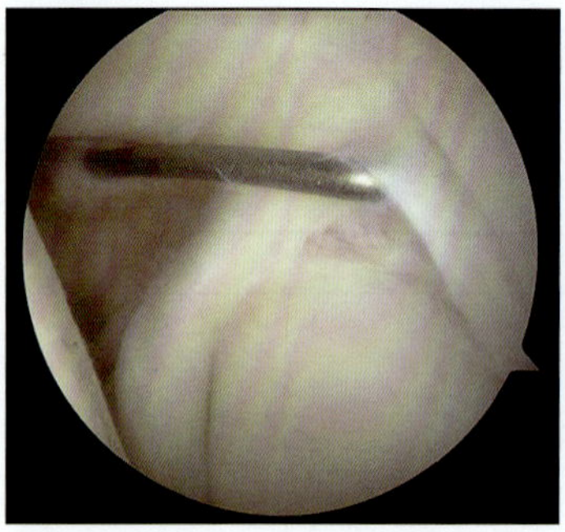
图 6-3-2　探查SLAP损伤情况

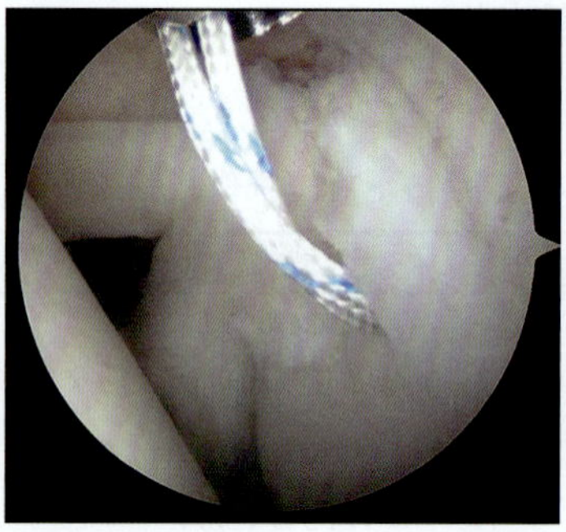
图 6-3-3　置入带线锚钉

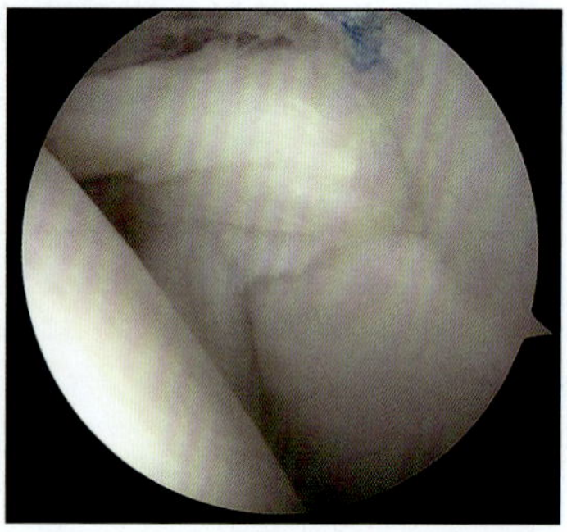
图 6-3-4　打结固定

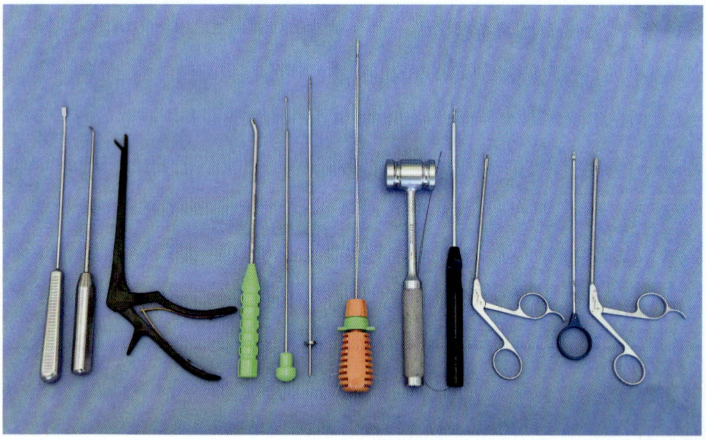
图 6-3-5　缝合器械及耗材

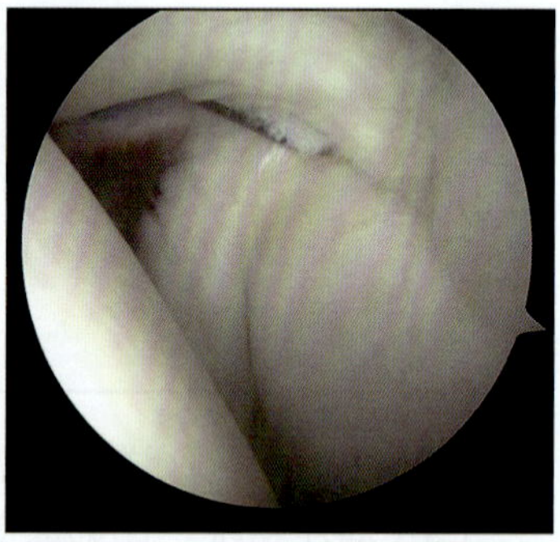
图 6-3-6　缝合后效果

第4节　肩关节Bankart损伤修复的手术护理配合

肩关节是全身活动范围最大的关节，肩关节脱位的发生率占全身关节脱位的50%，其中95%为前方脱位（图6-4-1）。肩关节囊-韧带-盂唇复合体是保持肩关节稳定的重要结构，受损后会影响肩关节前方的稳定性，故临床上复发性肩关节前脱位常见。

1923年，佩尔特斯（Perthes）和班卡特（Bankart）描述的肩关节前脱位伴前下盂唇损伤，统称为Bankart损伤（图6-4-2）。

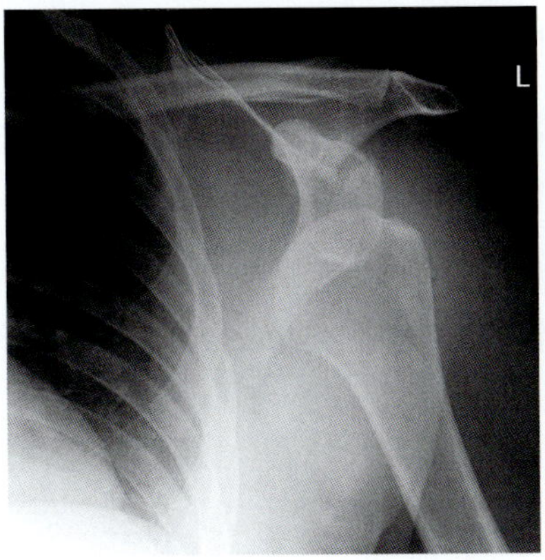

图6-4-1　肩关节前方脱位X线片

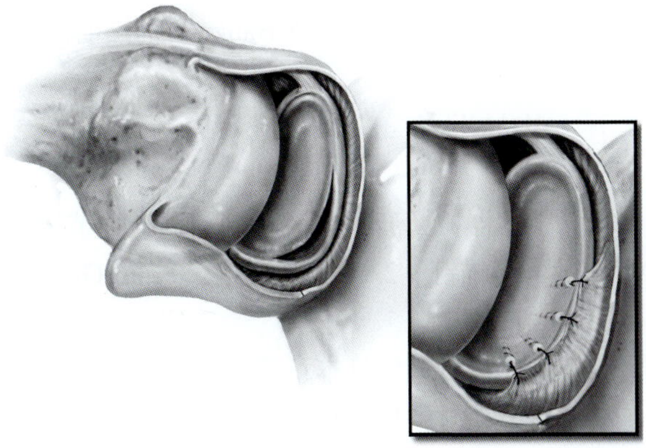

图6-4-2　Bankart损伤示意图

一、病理基础

骨性Bankart损伤和Hill-Sachs损伤骨质缺损咬合性损伤，是肩关节复发性前脱位常见的原因和重要的病理基础。

复发性肩关节前脱位的患者中，骨性Bankart损伤的发生率为5.4%～44.0%。当关节盂前方或下方的骨质被牵拉撕脱，Bankart损伤伴肩胛盂骨折称为骨性Bankart损伤。该损伤可导致肩胛盂由“梨形”变为“倒梨形”结构，是造成复发性肩关节脱位和习惯性前方不稳定的重要原因。

1890年布罗卡（Broca）首先报道了肩关节前脱位后，关节盂前缘撞击肱骨头后上方，发生肱骨头压缩性骨折，形成骨缺损。1940年伊尔（Hill）和萨赫斯（Sachs）对此损伤做了进一步的论述，将其命名为“Hill-Sachs损伤”。

二、治疗原则

Bankart损伤反复脱位，严重影响日常工作和生活，关节镜下Bankart损伤修复术非常必要。对于20岁以下的患者，即使是初次脱位，只要发现有盂唇损伤，也建议行关节镜下Bankart损伤修复术。对于伴有多发韧带松弛症、关节内骨折的患者，关节镜下修复手术要慎重。

三、麻醉方式

全身麻醉或全身麻醉联合臂丛神经阻滞麻醉。

四、手术体位

侧卧位或沙滩椅位，骨性Bankart损伤可采用沙滩椅位。

五、物品准备

（1）手术器械：肩关节镜基础器械、关节镜专科基础器械、肩关节镜器械、锚钉定位器械（2.3 mm锚钉、2.9 mm锚钉、3.0 mm Gryphon锚钉、2.9 mm Pushlock锚钉）、手枪钻器械、Latarjet器械。

（2）普通耗材：详见本章第2节。

（3）高值耗材：见表6-4-1。

表6-4-1 肩关节Bankart损伤修复手术高值耗材

耗材名称	规格	数量
一次性等离子刀头	ASC4830-01	1个
一次性刨削刀头	4.2 mm /4.5 mm	1个
	4.0 mm柱形磨钻	1个
手术缝合线	VCP345（3/0）	1个
	W4843	1包
Fiber Tape	AR-7237-7	4包
锚钉	2.3 mm HA 可折弯	若干
	2.3 mm HA 不可折弯	若干
	2.3 mm PK	若干
	2.9 mm HA	若干
	3.5 mm Twinfix Ti	若干
	2.8 mm Twinfix Ti	若干
	3.0 mm Gryphon	若干
	2.9 mm Pushlock	若干
套管	按需选择	2个
螺钉及钉帽	按需选择种类与型号	
Latarjet专用套管	MITEK	1个

（4）手术敷料：详见本章第2节。

（5）灌注系统：详见本章第2节。

六、消毒铺单及肩关节探查

详见本章第2节。

七、手术护理配合

（1）软组织性Bankart损伤修复手术护理配合流程：见表6-4-2。

表6-4-2　软组织性Bankart损伤修复手术护理配合流程

手术步骤	传递物品	操作目的
1. 关节镜探查Bankart损伤情况	关节镜、探钩	确定Bankart损伤情况
2. 建立前方工作入路	克氏针、空心交换棒、套管	通常在前方建立2个工作入路，便于锚钉置入与缝线管理
3. 钝性剥离软组织	螺丝刀	充分松解关节囊和盂唇复合体
4. 盂唇撕裂部位的骨面新鲜化	刨削刀头、骨锉	新鲜化处理，促进愈合
5. 确定锚钉置入位置	髓核钳	确定锚钉置入位置
6. 锚钉定位并预置孔道	锚钉定位器、手枪钻钻头、手枪钻钥匙	Bankart损伤缝合（图6-4-3）
7. 置入锚钉	带线锚钉、骨锤	
8. 缝合盂唇复合体	LASSO或盂唇缝合器、抓线钳	
9. 缝合后打结并剪线	推结器、剪线器	
10. 探查缝合后效果	探钩	

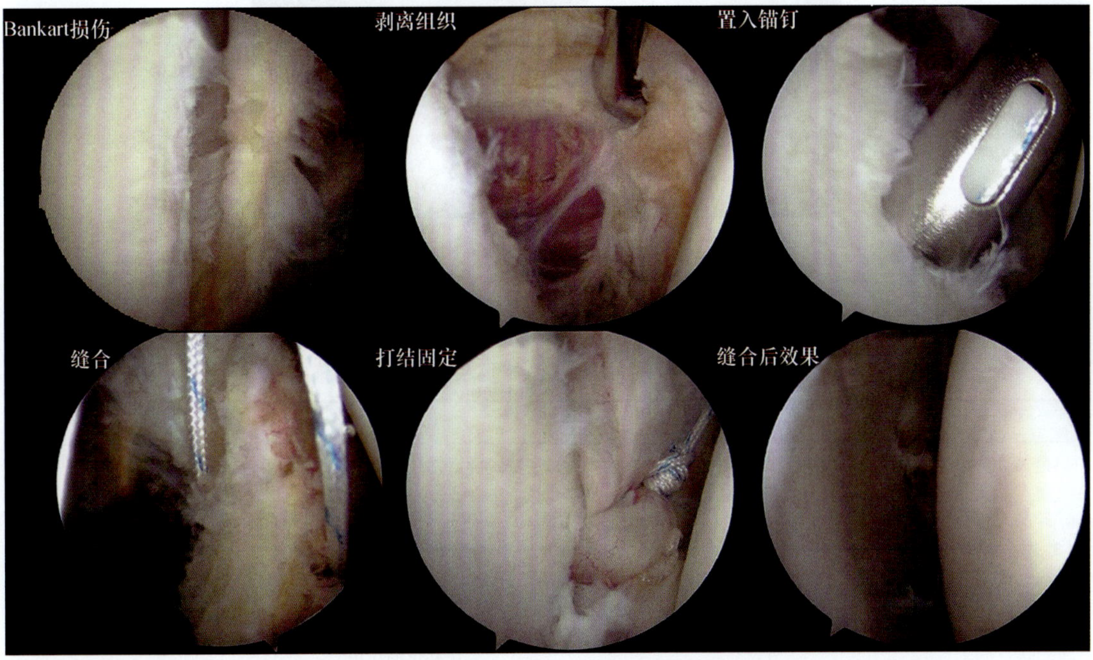

图6-4-3　Bankart损伤缝合

（2）Hill-Sachs损伤冈下肌填充手术护理配合流程：见表6-4-3。

表6-4-3 Hill-Sachs损伤冈下肌填充手术护理配合流程

手术步骤	传递物品	操作目的
1. 关节镜探查Hill-Sachs损伤情况	关节镜	Bankart损伤中，若伴有需要修复的Hill-Sachs损伤，应先进行Hill-Sachs损伤的修复，最后进行打结固定
2. 锚钉定位并预置孔道	锚钉定位器、骨锤	
3. 置入锚钉	带线锚钉、骨锤	可采用双锚钉缝合线交叉打结固定技术，降低对冈下肌等软组织的切割，增大接触面积
4. 穿肌腱缝合	鸟嘴钳或18#硬膜外针	将鸟嘴钳穿过冈下肌肌腱，将缝线引出，两线之间软组织的厚度在1 cm左右
5. 缝合后打结并剪线	推结器、剪线器	牵出缝线后在肩峰下间隙，将冈下肌肌腱填入骨缺损处打结固定（图6-4-4）

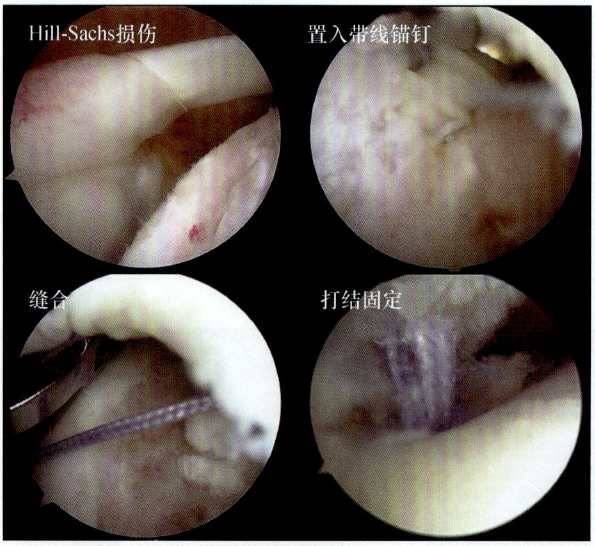

图6-4-4 Hill-Sachs损伤缝合

（3）骨性Bankart损伤修复手术护理配合流程：见表6-4-4。

表6-4-4 骨性Bankart损伤修复手术护理配合流程

手术步骤	传递物品	操作目的
1. 关节镜探查骨性Bankart损伤情况	关节镜	确定骨性Bankart损伤情况
2. 钝性剥离软组织	起子	充分松解关节囊和盂唇复合体
3. 盂唇撕裂部位的骨面新鲜化	刨削刀头、骨锉	新鲜化处理，促进愈合
4. 置入锚钉	带线锚钉	在骨折块上方和下方各置入1枚缝合锚钉，缝线穿过盂唇组织打结固定，起到紧缩前方关节囊和限制骨块移位的作用
5. 缝合	LASSO缝合器、抓线钳	
6. 缝合后打结并剪线	推结器、剪线器	

（4）关节镜下Latarjet手术护理配合流程：见表6-4-5。

表6-4-5　关节镜下Latarjet手术护理配合流程

手术步骤		传递物品	操作目的
1. 关节镜探查骨性Bankart损伤情况		关节镜	确定骨性Bankart损伤情况
2. 去除盂唇，暴露肩胛下肌		刨削刀头、等离子刀头	暴露肩胛下肌及喙突
3. 暴露喙突基底部		刨削刀头、等离子刀头	
4. 切除骨性Bankart，打磨关节盂颈		刨削刀头、磨钻	
5. 分离肩胛下肌		肩胛下肌通道成型器、交换棒	
6. 建立前下入路（位于肩胛下肌上方）	定位、切皮	硬膜外针头、11$^{\#}$刀片	
	扩切口	4.5 mm穿刺锥或直血管钳	
	进操作器械	刨削刀头、等离子刀头	
7. 喙突钻孔		喙突钻孔导向器 喙突克氏针 喙突阶梯钻头 喙突阶梯丝攻 喙突定位钢丝 导丝拔出器 勾线器 螺帽、螺帽起子 顶帽	喙突上预制钉孔，为截骨转位过程及最后螺钉固定做准备
8. 喙突截骨、转移以及套管固定	放置套管	双筒套管 套管闭孔棒 导丝拔出器	建立骨块便于通过的通道
	打磨喙突基底部	刨削刀头、磨钻	处理喙突
	截取喙突	骨凿	
	把持喙突	3.5 mm直径喙突把持螺钉、3.5 mm喙突螺纹丝攻、4 mm螺钉起子	
9. 喙突移位穿过肩胛下肌	清理肌肉及关节 关节盂颈充分暴露 转移喙突骨块至关节盂前缘预置位置	刨削刀头、交换棒	将截取的喙突转移至关节盂前下方骨缺损部位
10. 喙突-关节盂固定	钻取关节盂	380 mm克氏针 3.2 mm钻头 Latarjet螺钉 2.5 mm空心起子	固定
	确认喙突骨块正确位置		
	移除克氏针		
	拧紧螺钉	红柄实心起子	
	移除套筒		

第5节 肩袖损伤修复的手术护理配合

肩袖是由起于肩胛骨的冈上肌、冈下肌、小圆肌和肩胛下肌组成。冈上肌从肩胛骨的上面，冈下肌、小圆肌从其后面，肩胛下肌从前面围拥肱骨头，附着于肱骨大结节和肱骨解剖颈的边缘。冈上肌止于肱骨头大结节的上压迹、冈下肌止于中压迹、小圆肌止于下压迹，肩胛下肌止于肱骨头小结节，在肱骨头解剖颈处形成袖套状结构，对于盂肱关节有支持和稳定作用。

一、肩袖的功能

当肩关节外展上举时，肩袖肌肉的收缩使肱骨头固定于肩胛盂上，避免三角肌强有力的收缩造成肱骨头与肩峰或喙肩弓的直接撞击。

冈上肌对肱骨头起着上方稳定的作用，冈下肌和小圆肌起着向后稳定和使肱骨外旋的作用，而肩胛下肌则有使肱骨内旋的作用。肩袖肌的作用以冈上肌为重要，也容易损伤。

肩袖的作用是支持和稳定盂肱关节、维持肩关节腔的密闭，从而保持滑液对关节软骨的营养，如果肩袖破损将继发骨性关节炎。

二、发病机制

（1）退变学说：肩袖组织退变是全身各组织退变的一部分。尸体解剖发现，随着年龄的增长肩袖撕裂的发病率逐渐增多，老年冈上肌肌腱在肱骨头附着处的肌腱纤维发生严重退变，细胞排列紊乱，肌腱纤维断裂。特别是体力劳动者和优势手一侧易发病，说明过度劳损是造成肩袖损伤的一个重要因素。

（2）撞击学说：由于肩袖肌腱肥大，肩峰下和肩锁关节退变或骨赘形成，低位肩峰和肩峰前下方钩状畸形等原因，使得位于喙肩弓和肱骨大结节之间的肩袖在肩关节外展上举时，容易受到喙肩弓的碰撞而发生充血、水肿、变性甚至断裂。

（3）创伤。

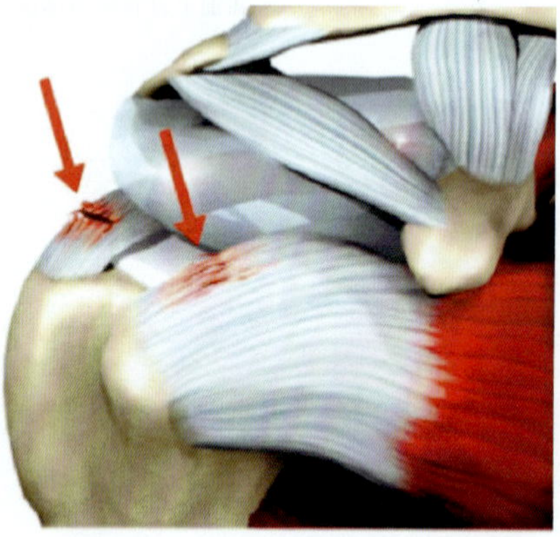

图6-5-1　肩袖损伤示意图

三、损伤分期

肩袖损伤按其损伤程度划分为三期：Ⅰ期损伤，肩袖充血水肿，病变能逆转；Ⅱ期损伤，造成肌腱炎及纤维化，病变不能逆转；Ⅲ期损伤，肩袖有明显的肌腱退变并有肩袖断裂（图6-5-1）。

四、治疗原则

肩袖损伤的治疗包括保守治疗和手术治疗。

（1）保守治疗：多数学者认为肩袖损伤病程较短（3个月内）、撕裂较小、Neer分期Ⅰ期的患者及对肩部功能要求不高的老年患者，可通过改变运动方式，采用非手术治疗获得部分症状改善。非手术治疗原则包括休息、给予非甾体抗炎药、物理疗法、局部封闭和各种有利于肌肉力量及功能恢复的综合康复练习方法。

（2）手术治疗：关节镜下肩袖损伤修复术。

五、麻醉方式

全身麻醉或全身麻醉联合臂丛神经阻滞麻醉。

六、手术体位

侧卧位或沙滩椅位。

七、物品准备

（1）手术器械：肩关节镜基础器械、关节镜专科基础器械、肩关节镜器械、锚钉定位器械（4.5 mm /5.5 mm Healicoil锚钉、4.5 mm/5.5 mm PK锚钉、3.5 mm /5.0 mm/6.5 mm Twinfix Ti 锚钉、4.5 mm/5.5 mm Footprint锚钉、4.75 mm Swivelock锚钉、4.5 mm/5.5 mm/6.5 mm Healix Advance锚钉、4.75 mm/5.5 mm/6.5 mm Healix Advance Knotless 锚钉、3.4 mm Healix Transtend等），手枪钻器械。

（2）普通耗材：详见本章第2节。

（3）高值耗材：见表6-5-1。

表6-5-1 肩袖损伤修复手术高值耗材

耗材名称	规格	数量
一次性等离子刀头	ASC4830-01	1个
一次性刨削刀头	4.2 mm /4.5 mm	1个
	4.0 mm柱形磨钻	1个
手术缝合线	VCP345（3/0）	1包
	W4843	1包
Fiber Tape	AR-7237-7	若干
锚钉	4.5 mm Healicoil	若干
	5.5 mm Healicoil	若干

续表

耗材名称	规格	数量
锚钉	4.5 mm PK	若干
	5.5 mm PK	若干
	3.5 mm Twinfix Ti	若干
	5.0 mm Twinfix Ti	若干
	6.5 mm Twinfix Ti	若干
	4.5 mm Footprint	若干
	5.5 mm Footprint	若干
	4.75 mm Swivelock	若干
	4.5 mm Healix Advance	若干
	5.5 mm Healix Advance	若干
	6.5 mm Healix Advance	若干
	4.75 mm Healix Advance Knotless	若干
	5.5 mm Healix Advance Knotless	若干
	6.5 mm Healix Advance Knotless	若干
	3.4 mm Healix Transtend	若干
套管	按需选择	2个

（4）手术敷料：详见本章第2节。
（5）灌注系统：详见本章第2节。

八、消毒铺单及肩关节探查

详见本章第2节。

九、手术护理配合

肩袖损伤修复手术护理配合流程：见表6-5-2。

表6-5-2　肩袖损伤修复手术护理配合流程

手术步骤	传递物品	操作目的
1. 关节镜进入肩峰下间隙，探查肩袖损伤情况	关节镜、组织抓钳	评估肩袖撕裂的大小、肌腱回缩情况及质量
2. 清理肩峰下滑囊，必要时行肩峰成形术	刨削刀头、等离子刀头、磨钻	解除肩峰撞击，避免肩袖再损伤；同时，开放操作空间，便于肩袖缝合操作
3. 锚钉定位并预置孔道	锚钉定位器、骨锤	
4. 置入锚钉	带线锚钉、骨锤	
5. 缝合肩袖组织	LASSO缝合器、肩袖集成过线器、抓线钳（图6-5-2）	根据肩袖损伤的情况，选择不同的缝合方式及判断是否进行双排缝合固定（图6-5-3）

续表

手术步骤	传递物品	操作目的
6. 打结固定	推结器	
7. 外排锚钉的置入	定位器、骨锤、锚钉	双排固定，增加肩袖附着区的接触面积，降低再撕裂率
8. 剪线	剪线器	
9. 探查缝合后效果	探钩	

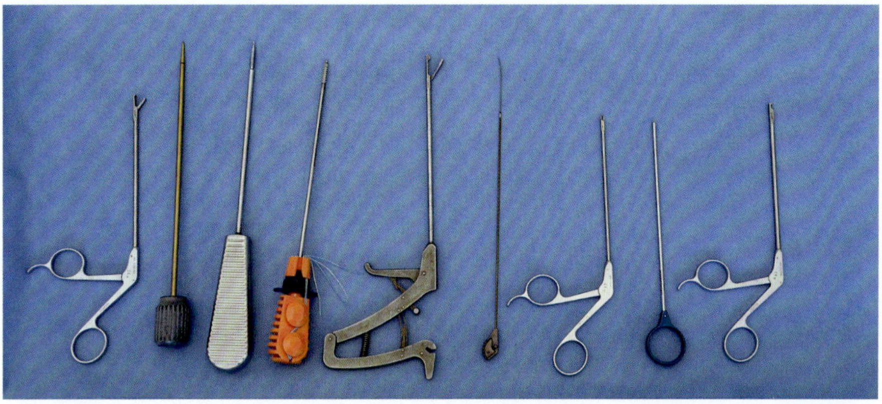

图 6-5-2　缝合器械

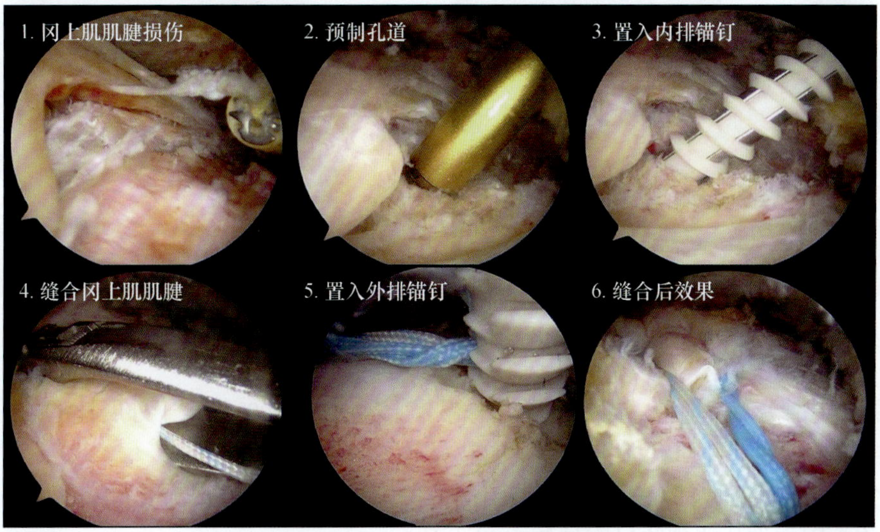

图 6-5-3　肩袖损伤双排缝合

第 6 节　肩关节支具的使用

肩关节支具广泛应用于肩关节镜术后，肩关节支具包含肩肘吊带支具、肩关节外展支具、肩关节外旋支具等。下面以肩关节外展支具为例，介绍支具的使用。

一、使用目的

（1）稳定肩关节。

（2）限制关节活动度。

（3）提供患者安全防护。

二、使用范围

（1）巨大肩袖缝合术后。

（2）肩关节不稳重建术后。

三、使用方法

（1）系腰带，固定外展枕：将外展枕安置于患侧髂前上棘上缘处（图6-6-1），腰带环绕腹部一周，固定于外展枕上（图6-6-2）。

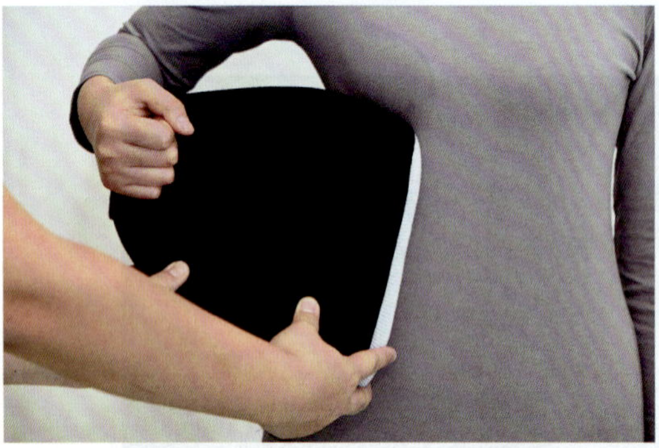

图6-6-1 选择外展枕

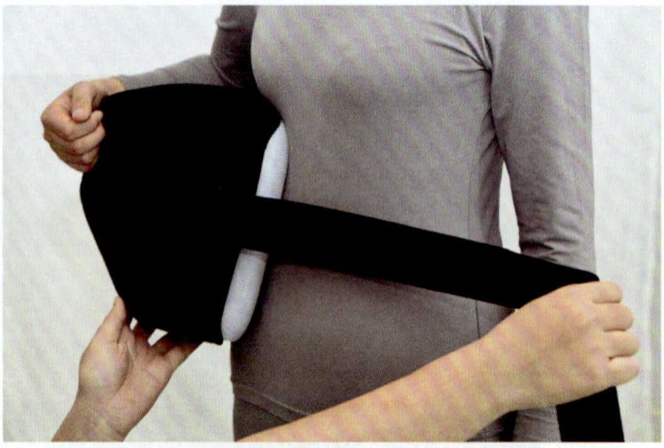

图6-6-2 固定外展枕

（2）固定肘关节及前臂：将前臂放在悬吊带上，肘部呈90°固定于外展枕上（图6-6-3）。将悬吊带闭合良好，并使大拇指与其余四肢分开（图6-6-4）。

（3）佩戴并调节肩部固定带：肩部固定带包含4条，分别标识为A、B、C、D。

① 将D固定带从背部跨过至健侧肩部（图6-6-5）。

② 将B固定带从健侧肩部上方跨过，C固定带从健侧腋下穿过（图6-6-6）。

③ 将A固定带从外展枕引出，与B和C于胸前连接（图6-6-7）。

④ 调节各固定带，确保支具固定贴合身体，使患侧肩部达到外展的效果（图6-6-8）。

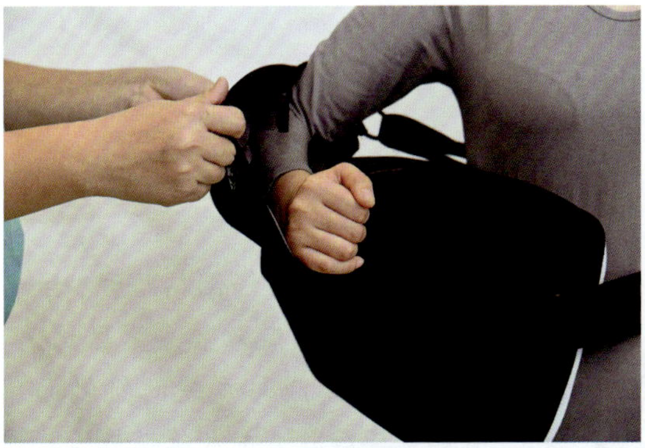

图 6-6-3 安放悬吊带

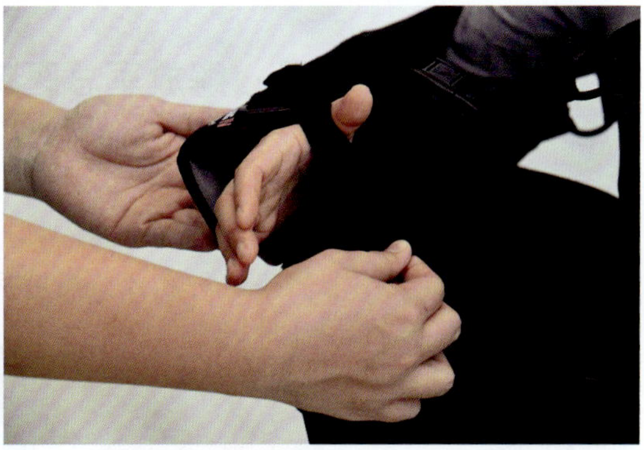

图 6-6-4 肘部固定

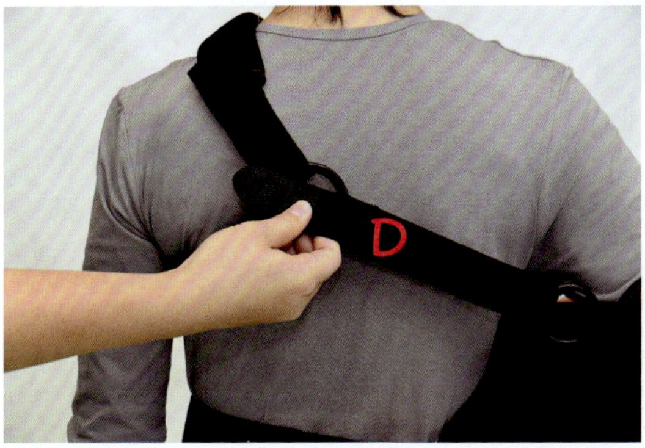

图 6-6-5 背部固定

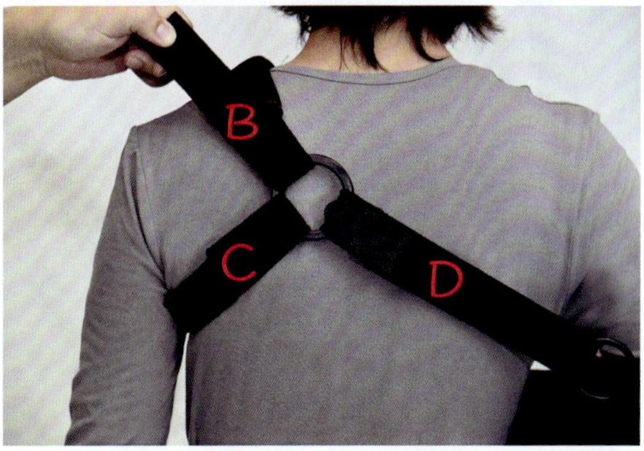

图 6-6-6 肩部固定

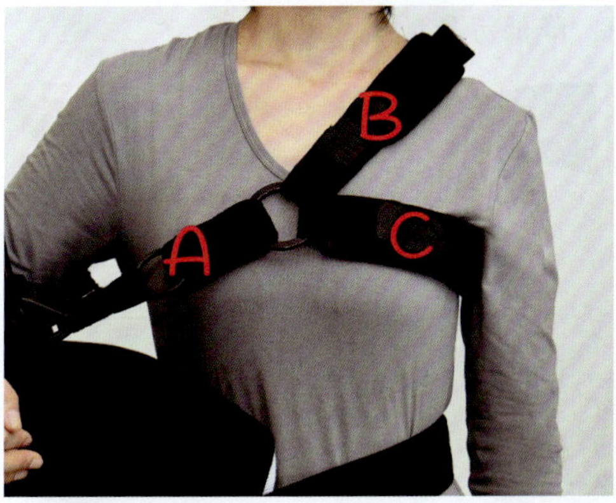

图 6-6-7 调节固定带

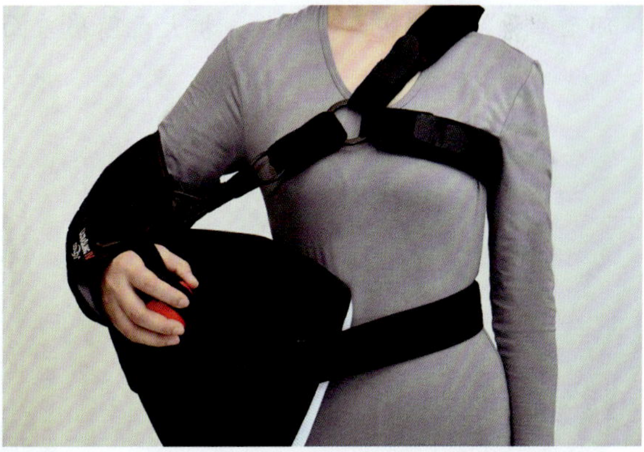

图 6-6-8 佩戴完成（正面观）

四、注意事项

（1）肩部各固定带要松紧适宜。

（2）使用肩关节支具过程中若感到疼痛、肿胀、感觉异常等情况，立即告知医师。

附录：解放军总医院护理经验分享（二）

一、手术薄膜皮肤保护法

在肩关节镜手术侧卧位消毒时，采用手术薄膜一侧粘贴治疗巾，另一侧粘贴于术区边缘，防止消毒液流入非手术区域，同时减少手术薄膜与皮肤的接触面积，消毒完毕后取下手术薄膜与治疗巾，避免皮肤被灼伤（附图2）。

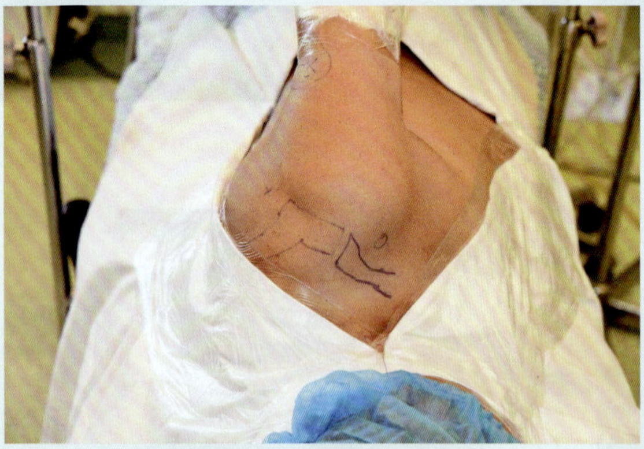

附图2　薄膜治疗巾粘贴

二、牵引衬垫镂空化

根据患肢长度截取石膏衬垫，将石膏衬垫镂空化，使其具有减张、分散牵引力的作用，减少皮肤、神经牵拉损伤，舒适美观（附图3）。

三、牵引架无菌覆盖技术

因牵引臂处于无菌托盘上方，为避免污染术区，采用一次性电钻保护套从患者腕部至牵引架尾端实现全覆盖，扩大无菌覆盖面积，降低污染风险（附图4）。

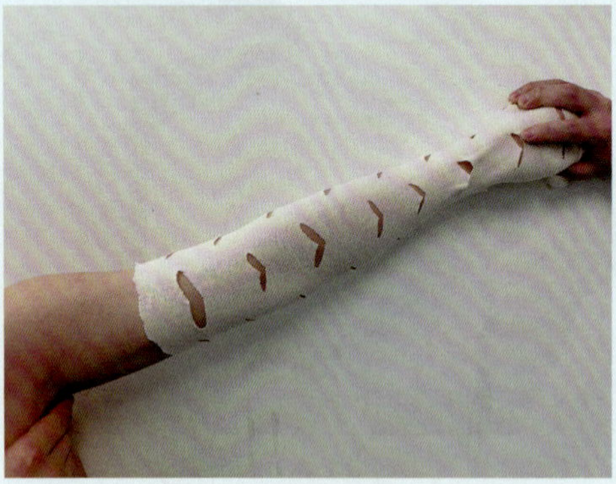

附图3　牵引衬垫镂空化

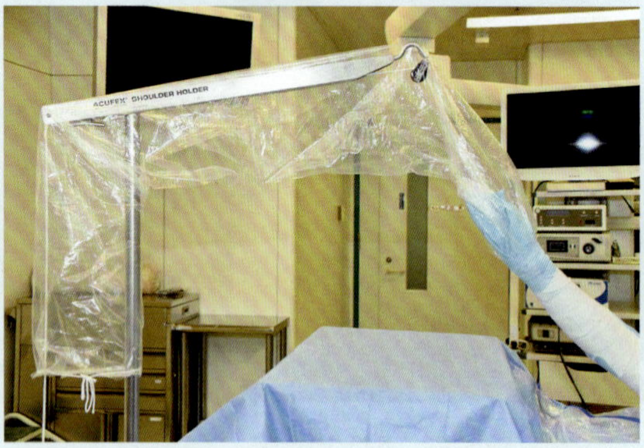

附图4　电钻保护套无菌覆盖

（谢　志　弓亚会　李明月　王姝南）

第7章 踝关节镜手术护理配合

第1节　踝关节的解剖、手术常用体位及麻醉方式

一、踝关节解剖

（1）骨性结构：踝关节通常指胫距关节（图7-1-1）。

（2）韧带组成：踝关节的韧带结构主要包括下胫腓韧带复合体、内侧副韧带及外侧副韧带系统三个部分。内侧副韧带指三角韧带（图7-1-2），外侧副韧带包括距腓前韧带、距腓后韧带、跟腓韧带（图7-1-3）。

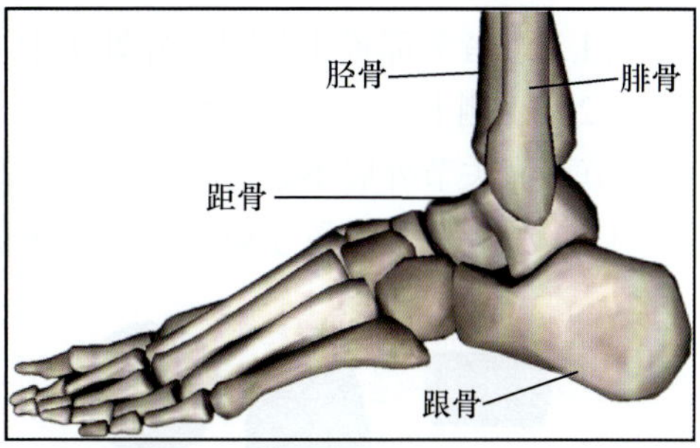

图7-1-1　踝关节骨性结构示意图

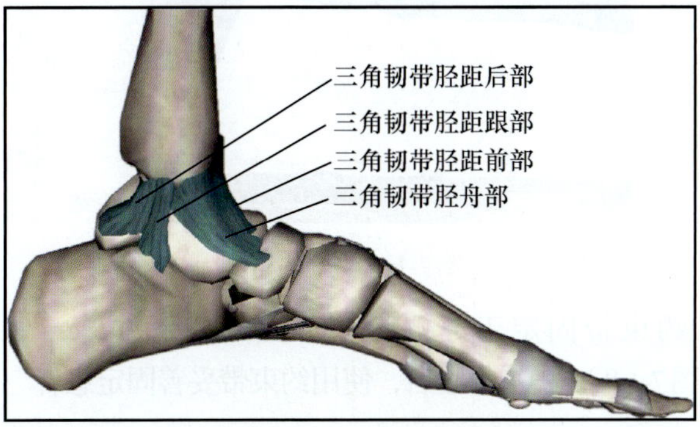

图7-1-2　踝关节内侧副韧带

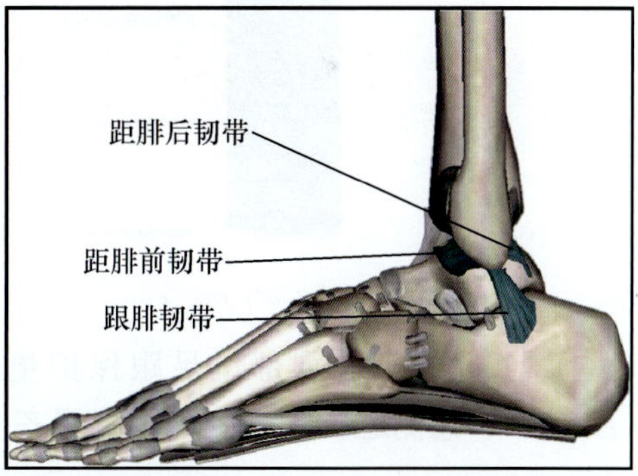

图7-1-3　踝关节外侧副韧带

二、踝关节运动（图7-1-4）

（1）冠状面：内翻和外翻运动。

（2）矢状面：跖屈（绷脚尖）、背伸（勾脚尖）。

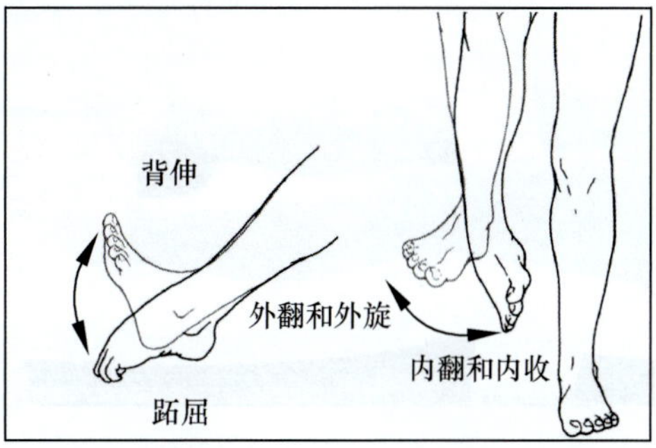

图7-1-4　踝关节运动

三、踝关节镜常用手术体位

踝关节镜通常采用仰卧位或俯卧位，仰卧位分为仰卧位患肢伸直和仰卧位患肢牵引体位，适用于前踝关节镜手术，俯卧位适用于后踝关节镜手术。

（一）仰卧位患肢伸直

1. 物品准备

手术床1张、枕头或头圈1个、支臂板2个、海绵垫2个、足跟保护垫1个、约束带2个（图7-1-5）。

2. 摆放方法

（1）患者头部置于头圈上并处于中立位，高度适宜，头和颈椎处于水平中立位置。

（2）一侧上肢（留置静脉通路侧）外展置于支臂板上，掌面向下，远端关节略高于近端关节，肩关节外展不超过90°，以免损伤臂丛神经。

（3）另一侧上肢置于躯干侧，中单固定（图7-1-6）。

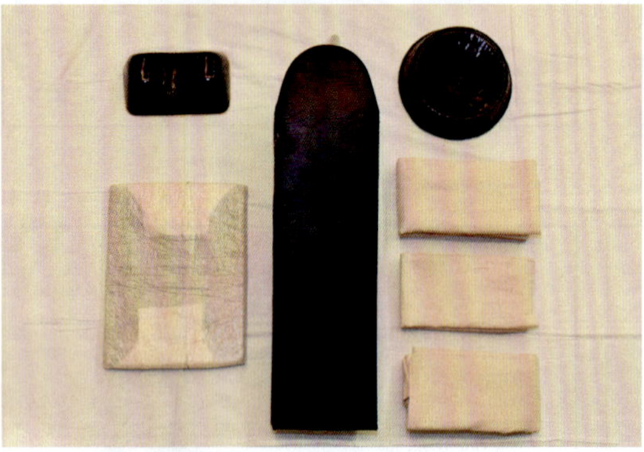

图7-1-5 物品准备

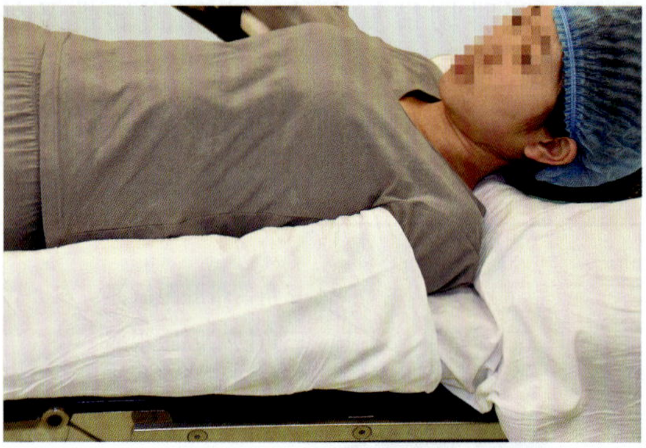

图7-1-6 中单固定上肢

（4）健侧下肢踝部垫足跟保护垫，约束带固定于健侧膝关节上方或下方5 cm处（图7-1-7）。患侧足跟部与手术床远端平齐（图7-1-8）。盖被保暖后，使用约束带妥善固定患者。

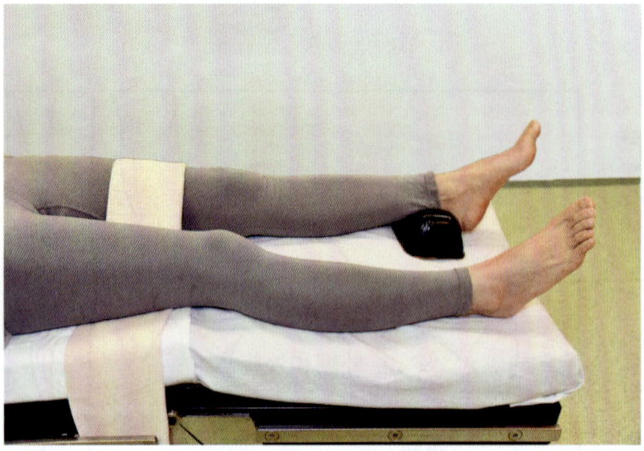

图7-1-7 约束带固定健侧下肢

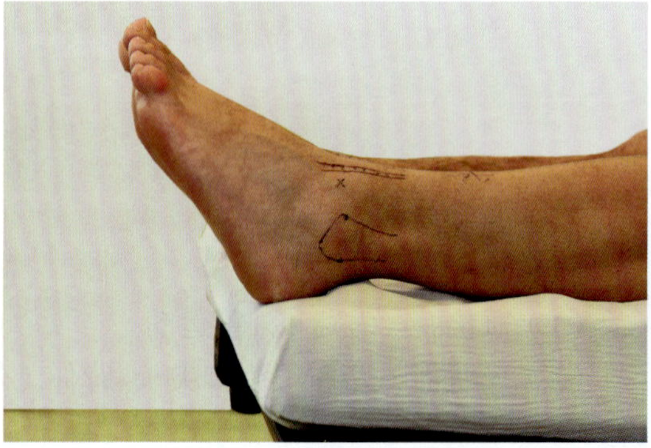

图7-1-8 足跟平齐床缘

（二）仰卧位患肢牵引

1. 物品准备

手术床1张、头圈1个、支臂板1个、海绵垫1个、下肢支撑架1个、约束带2个、足跟保护垫1个、踝关节牵引架1套（图7-1-9）。

2. 摆放方法

（1）患者头部置于头圈上并处于中立位，高度适宜，头和颈椎处于水平中立位置。

（2）一侧上肢（留置静脉通路侧）外展置于支臂板上，掌心向上，远端关节略高于近端关节，肩关节外展不超过90°，以免损伤臂丛神经。

（3）另一侧上肢置于躯干侧，中单固定（图7-1-6）。

（4）健侧下肢踝部垫足跟保护垫，约束带固定于健侧膝关节上方或下方5 cm处。

（5）患肢置于下肢支撑架上。

（6）铺单完成后，安装踝关节牵引架，使踝关节呈牵引状态（图7-1-10）。

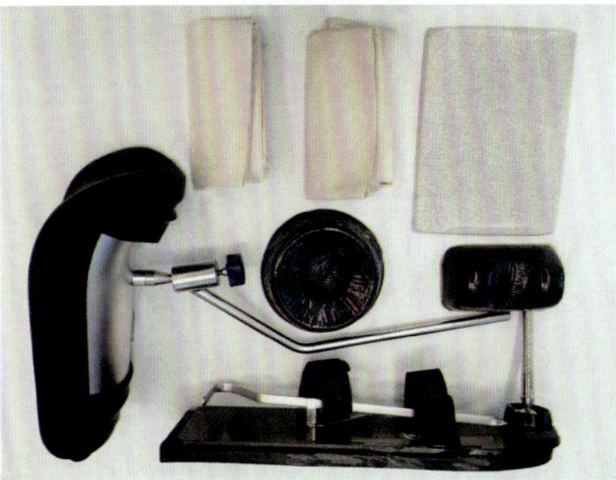

图7-1-9 物品准备

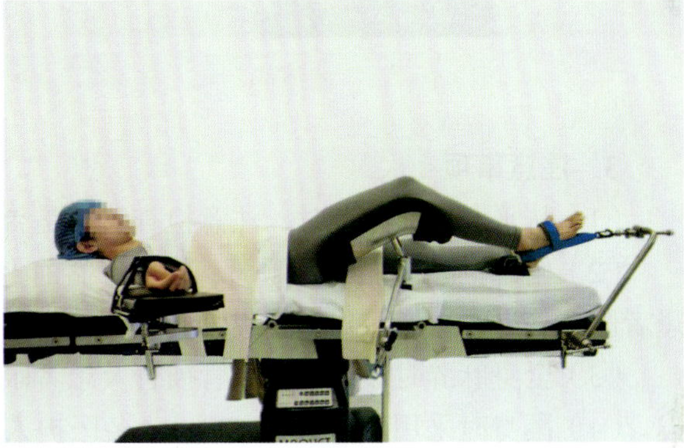

图7-1-10 仰卧位踝关节牵引

3. 注意事项

（1）注意观察患侧大腿根部与支撑架接触部位的皮肤，如有无压红等。

（2）注意观察腘窝处血管神经有无压迫症状。

（3）注意观察踝关节的牵引力量和牵引时间，并行间歇牵引。

（三）俯卧位

1. 物品准备

俯卧体位垫1个、头圈1个、支臂板2个、海绵垫2个、约束带2个（图7-1-11）。

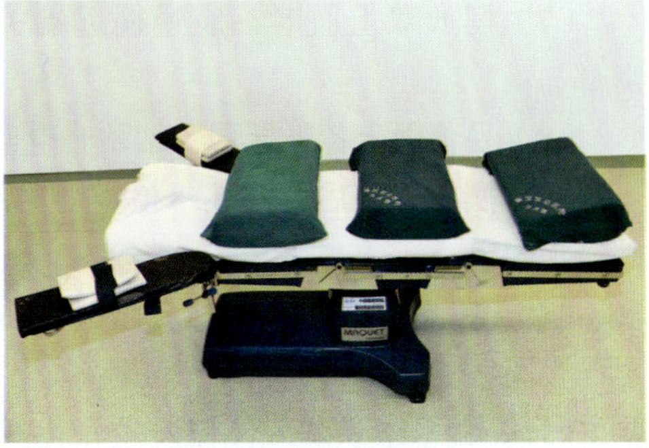

图7-1-11 物品准备

2. 摆放方法

（1）巡回护士与麻醉医师、手术医师同时将患者从平车取俯卧位安置于手术床上。麻醉医师站在患者头部，保护患者，手术医师站在两侧，由1人发出口令，同时进行翻身。

（2）调整俯卧体位垫的位置，使患者腹部悬空，避免大血管受压（图7-1-12）。

（3）调整支臂板，将患者手臂放于支臂板上，垫以海绵垫，系好约束带。

（4）调整患者下肢的位置，垫高健肢股骨处，双髋双膝屈曲20°，双下肢远端关节低于近端关节平放于手术床上，健肢固定，使双足自然下垂、足跟分离、足尖离开床面（图7-1-13）。

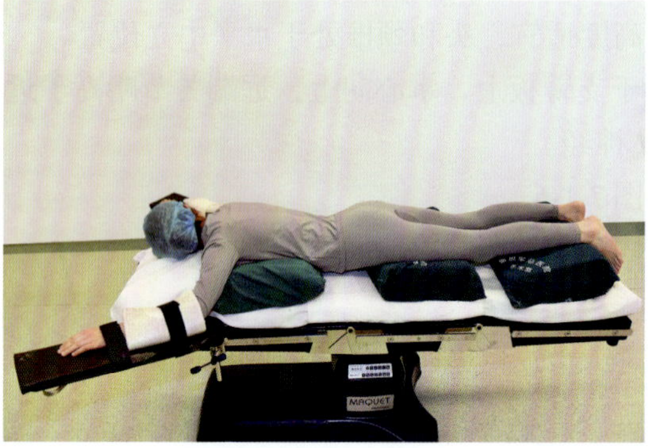

图7-1-12　摆放体位

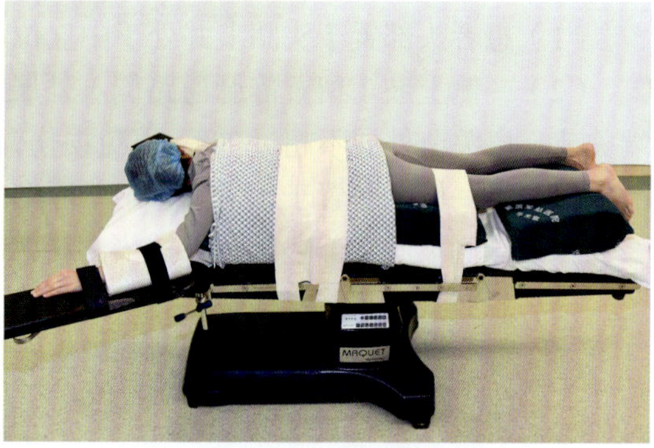

图7-1-13　踝关节俯卧位整体观

3. 注意事项

（1）从平车搬动患者时，注意检查管道是否妥善固定，防止管道脱出。

（2）俯卧位时加强对面颊部、胸部、髂前上棘及膝部皮肤的保护，尤其注意保护女性患者胸部和男性患者会阴部的皮肤，预防压疮。

（3）全身麻醉时注意保护气管插管及患者眼部。

（4）翻身时采用轴线翻身，至少4名医护人员配合完成，步调一致。麻醉医师位于患者头部，负责保护头颈部及气管插管；一名手术医师位于平车一侧，负责反转患者；另一名手术医师位于患者手术床一侧，负责接住被翻转患者；巡回护士位于患者足部，负责反转患者双下肢。

（5）眼部保护时应确保双眼眼睑闭合，避免角膜损伤，受压部位避开眼眶、眼球。

（6）患者头部摆放合适后，应处于中立位，避免颈部过伸或过屈；下颌部支撑应避开口唇部，并防止舌体外伸后造成舌体损伤，头面部支撑应避开两侧颧骨。

（7）摆放双上肢时，应遵循远端关节低于近端关节的原则；约束腿部时应避开腘窝部。

（8）妥善固定各类导管，粘贴心电监护电极片的位置应避开俯卧位时的受压部位。

（9）摆放体位后，应逐一检查受压部位及各重要器官，尽量分散各部位承受的压力，并妥善固定。

（10）术中应定时检查患者眼睛、面部等受压部位情况，检查气管插管的位置，各管道是否通畅。

（11）若术中唤醒或体位发生变化时，应检查体位有无改变，支撑物有无移动，并按上述要求重新检查患者体位保护及受压情况。

（四）踝关节牵引架的使用

踝关节镜手术一般需要采用牵引来扩大关节间隙，常用的牵引方法包括有创性的骨牵引法（图 7-1-14）、无创性的布带牵引或踝关节牵引架牵引，通常采用的方式为踝关节牵引架牵引（图 7-1-15）。

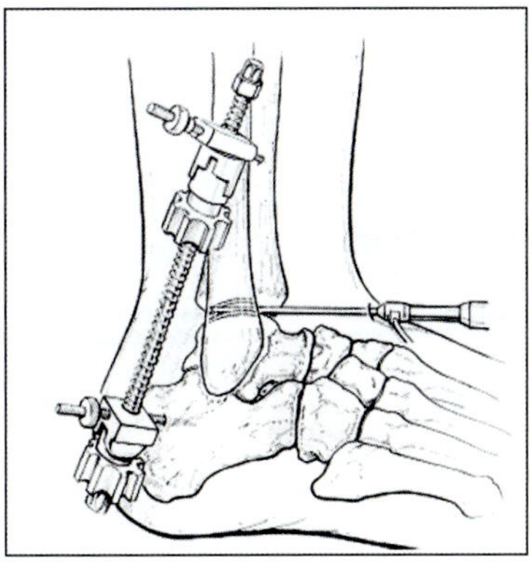

图 7-1-14　踝关节骨牵引法

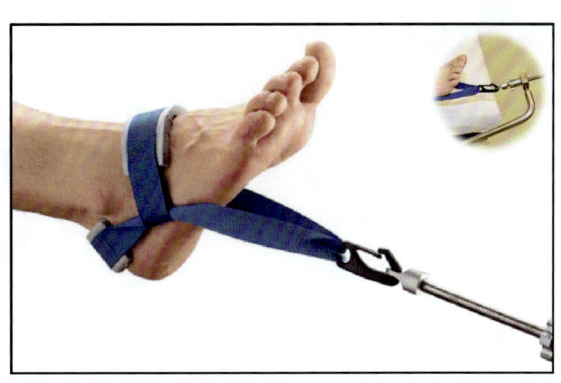

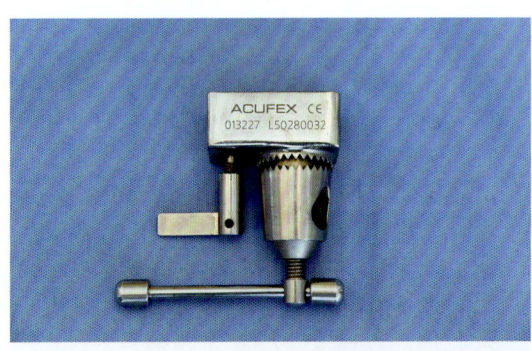

图 7-1-15　踝关节牵引架牵引

1. 踝关节牵引架的组成

踝关节牵引架的组成：床夹（图 7-1-16）、支撑杆（图 7-1-17）、偏移环及无创牵引器（图 7-1-18）、踝关节牵引带（图 7-1-19）。

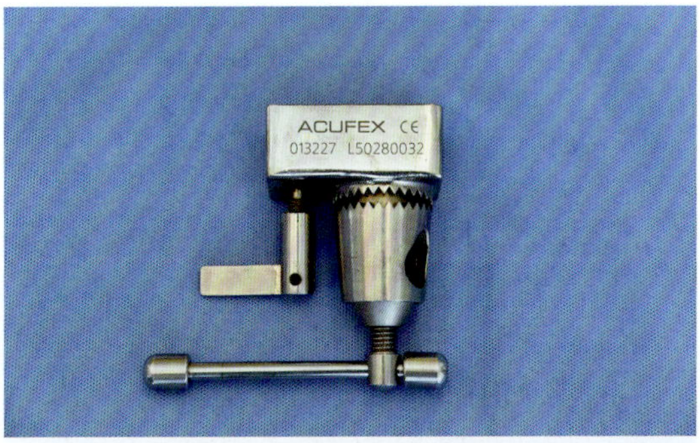

图 7-1-16　床夹

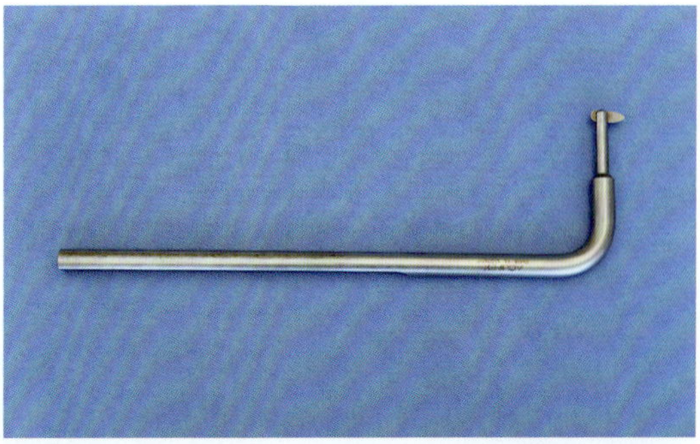

图 7-1-17　支撑杆

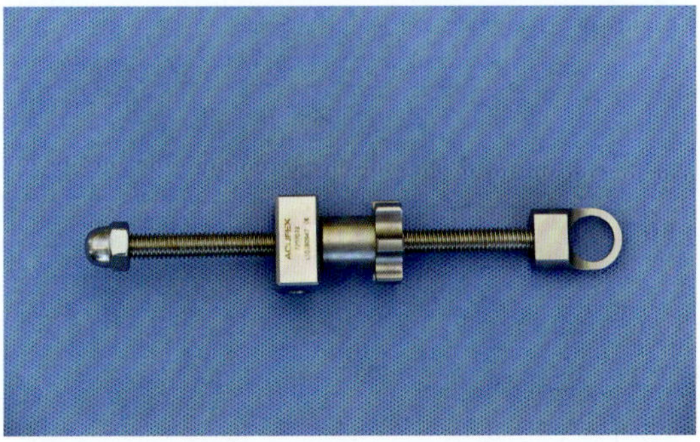

图 7-1-18　偏移环及无创牵引器

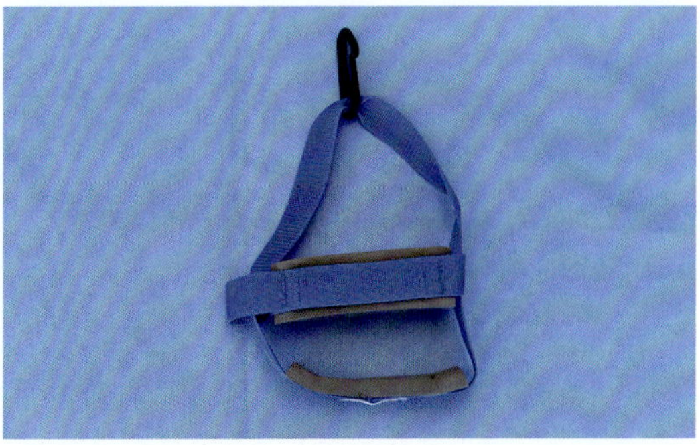

图 7-1-19　踝关节牵引带

2. 踝关节牵引架的安置（消毒铺单后）

（1）将床夹固定于手术床的患侧（图7-1-20）。

（2）安装支撑杆（图7-1-21）。

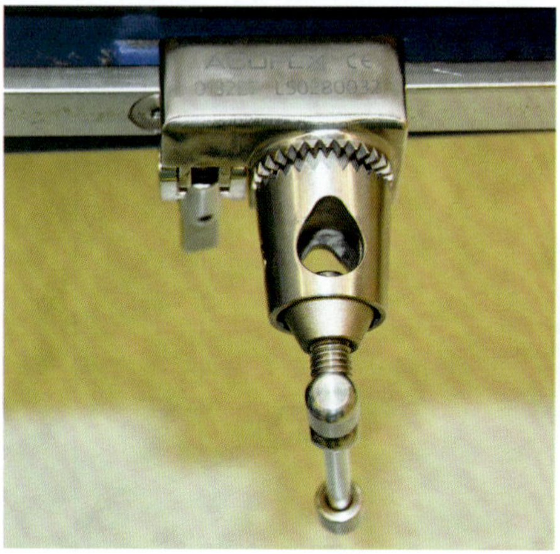

图7-1-20 固定床夹

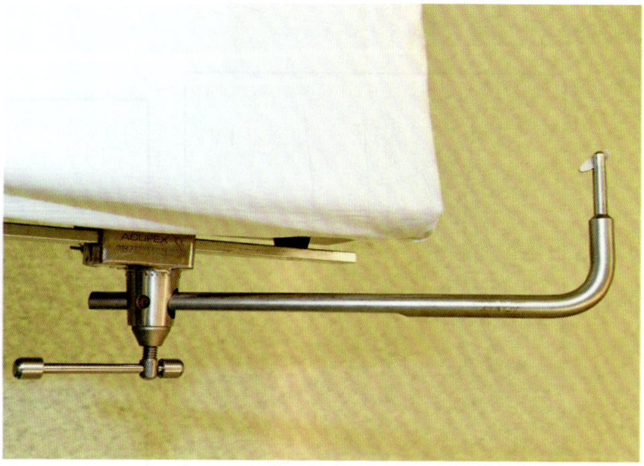

图7-1-21 安装支撑杆

（3）连接无创牵引器，并将偏移环调节至尾端（图7-1-22）。

（4）佩戴踝关节牵引带，将其连接至无创牵引器，并调节偏移环，完成踝关节牵引（图7-1-23）。

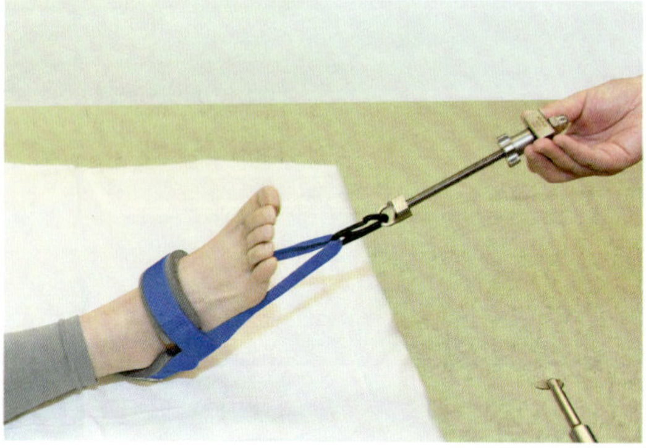

图7-1-22 连接牵引器

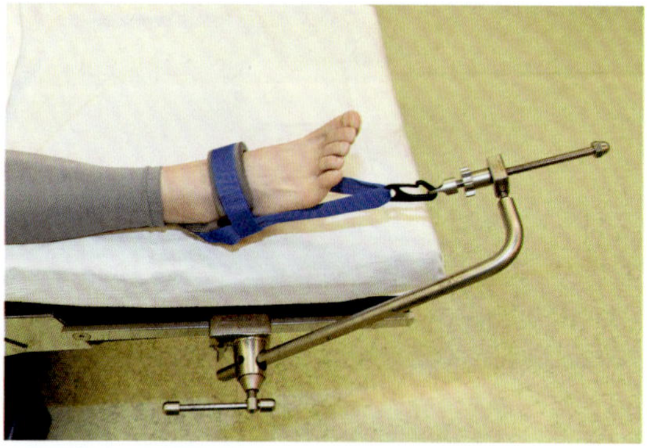

图7-1-23 踝关节牵引整体观

四、踝关节手术常用麻醉方式

（1）踝关节单纯滑膜切除、游离体取出手术可采用局部麻醉。

（2）踝关节韧带修复和重建手术采用全身麻醉、硬膜外麻醉或神经阻滞麻醉。

第2节 踝关节镜检查、关节腔清理的手术护理配合

一、踝关节镜下解剖

前内侧间室、前中央间室、前外侧间室的镜下解剖见图7-2-1～图7-2-3。

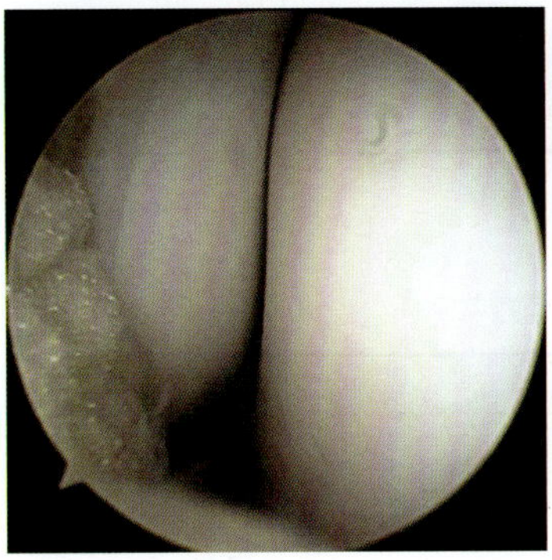

图7-2-1 前内侧间室

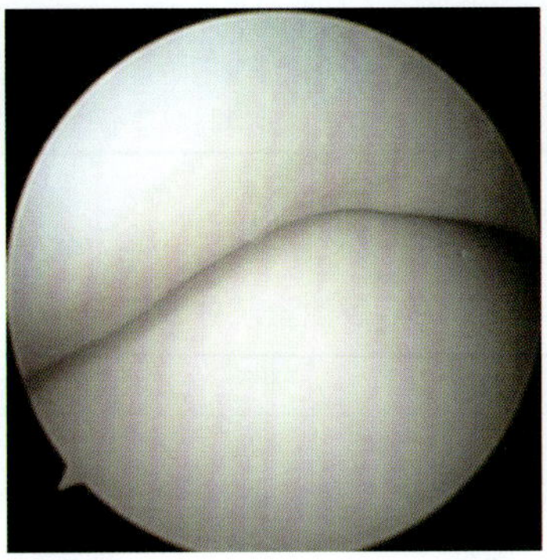

图7-2-2 前中央间室

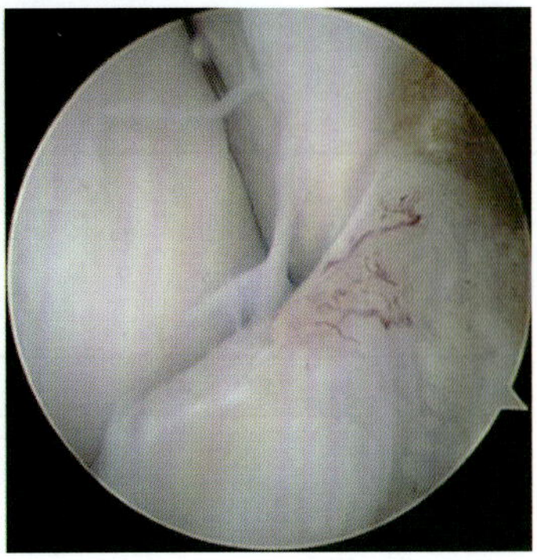

图7-2-3 前外侧间室

二、麻醉方式

局部麻醉、全身麻醉、硬膜外麻醉、神经阻滞麻醉。

三、手术体位

前踝关节镜采用仰卧位，后踝关节镜采用俯卧位，体位摆放见本章第1节。

四、物品准备

（1）手术器械：踝关节镜基础器械、关节镜专科基础器械（3.5 mm穿刺锥）、踝关节牵引架、踝关节软骨微骨折器械、2.9 mm关节镜、2 mm髓核钳等。

（2）普通耗材：见表7-2-1。

表7-2-1 踝关节镜检查及关节腔清理手术普通耗材

耗材名称	规格	数量	耗材名称	规格	数量
刀片	11#	1个	无菌手术衣	—	若干
一次性吸引器管	—	4个	显影纱布	—	3包
一次性Y型管	—	1个	显影纱垫	—	1包
无菌手套	—	若干	注射器	10 mL	1个

（3）高值耗材：见表7-2-2。

表7-2-2 踝关节镜检查及关节腔清理手术高值耗材

耗材名称	规格	数量/个
一次性等离子刀头	ASC4830-01	1
	AC2823-01（2.3 mm）	1
一次性刨削刀头	2.9 mm	1
	4.2 mm	1
	2.9 mm球形磨钻	1
	3.5 mm球形磨钻	1
踝关节支具	按需选择种类与型号	

（4）手术敷料：见表7-2-3。

表7-2-3 踝关节镜检查及关节腔清理手术敷料

敷料名称	数量	敷料名称	数量
头部单	1个	U形单	1个
足部单	1个	保护套	1个
中单	4个	弹力绷带	2卷
侧单	2个	自粘胶条	若干
洞巾（含积液袋）	1个	无菌药杯	3个
治疗巾	4个	无菌盆	2个
大单	1个	无菌弯盘	2个

（5）灌注系统：关节腔的灌注和扩张在关节镜手术操作过程中是必需的。通常采用的是3000 mL生理盐水＋1%盐酸肾上腺素注射液1 mL进行灌注冲洗，加入盐酸肾上腺素可起到止血、改善手术视野的作用，将液体袋置于关节平面以上1 m处，或使用加压水泵维持灌注压力。

五、消毒铺单及踝关节探查

（1）消毒：以手术切口为中心，由内向外、从上到下，消毒范围上下各超过一个关节。

（2）铺单顺序：大单→足部单→U形单→侧单→侧单→头部单→洞巾（图7-2-4）。

（3）连接关节镜导线：①术者左手侧为观察侧。耦合器螺纹顺滑旋入摄像头后，连接关节镜镜头、光导纤维，所有导线与进水管（一根吸引器管连接Y型管）固定于手术单上。进水管Y型端连接灌注液，另一端连接4.0 mm穿刺锥进水阀。②术者右手侧为操作侧。刨削刀手柄、一次性等离子刀头及4.0 mm穿刺锥出水阀各连接一根吸引器管，并固定于手术单上。三根出水管可以利用两个三通与一个负压吸引器连接。③导线长度：长短适宜，便于操作。④洗手护士将4根导线的主机连接端交给巡回护士，巡回护士连接时要将导线顺直并分别与各主机准确连接，点对点直插直拔，确保设备处于功能状态。

（4）踝关节镜检查手术护理配合流程：见表7-2-4。

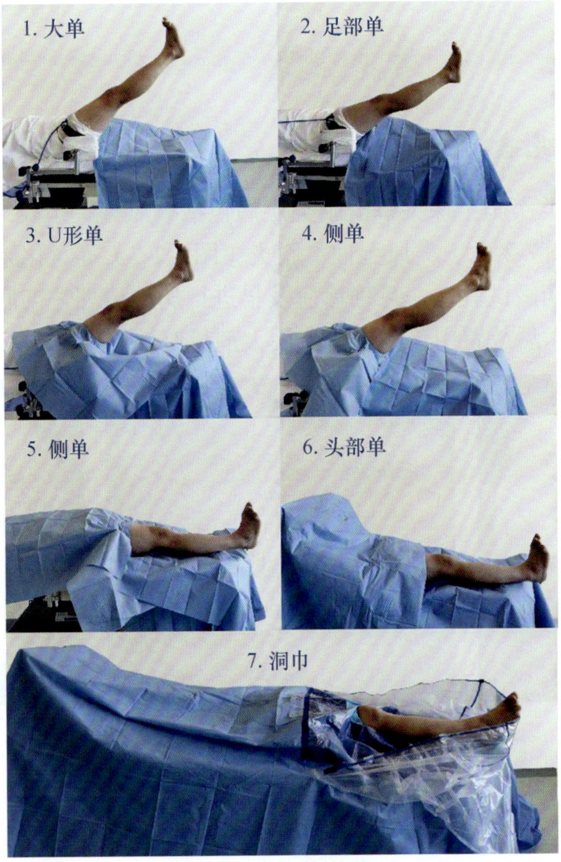

图 7-2-4　铺单顺序

表 7-2-4　踝关节镜检查手术护理配合流程

手术步骤		传递物品	操作目的
1. 关节腔穿刺并注射含1%盐酸肾上腺素注射液的生理盐水40 mL（每10 mL生理盐水+盐酸肾上腺素1滴）		10 mL注射器、含1%盐酸肾上腺素注射液的生理盐水40 mL	充盈踝关节腔
2. 建立观察入路	切皮，扩张切口	$11^{\#}$刀片、4.5 mm穿刺锥锥芯或直血管钳	切片及扩张切口过程中，避免损伤血管及神经，如内侧大隐静脉、外侧腓神经
	置入关节镜	4.0 mm穿刺锥、关节镜	
3. 建立操作入路	切皮	$11^{\#}$刀片	
	扩张切口	4.5 mm穿刺锥或直血管钳	
4. 探查关节腔		探钩、刨削刀头、等离子刀头	全面检查踝关节腔：前内侧间室主要观察内侧踝关节及胫距关节、胫距韧带；前中央间室观察胫距关节软骨及胫骨远端的前唇和距骨颈的骨赘；前外侧间室主要观察外侧踝关节、胫距关节、距腓前韧带、下胫腓前联合；后侧间室可全面观察胫距关节的后部、下胫腓后韧带

六、踝关节常见疾病及手术护理配合

（一）踝关节常见疾病

（1）踝关节滑膜类疾病：踝关节滑膜类疾病包括痛风性关节炎（图7-2-5）、色素沉着绒毛结节性滑膜炎（图7-2-6）、类风湿性滑膜炎（图7-2-7）等。化脓性踝关节炎术前应做关节液的细菌培养和药敏试验，一旦确诊应及早进行病灶清理，彻底清除坏死组织，用大量的生理盐水冲洗，术后放置引流，全身应用大剂量有效抗生素。

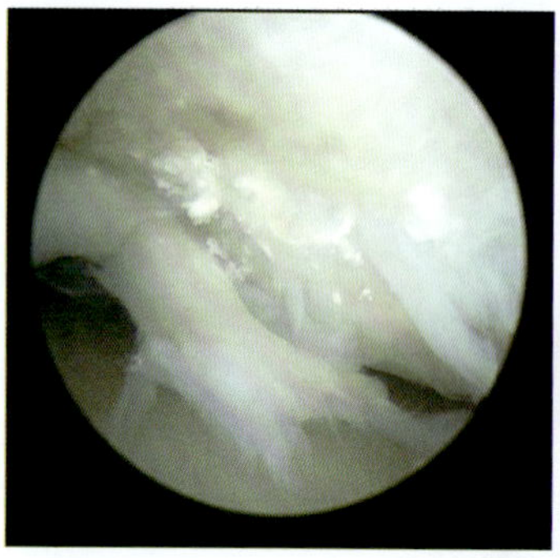

图7-2-5 痛风性关节炎

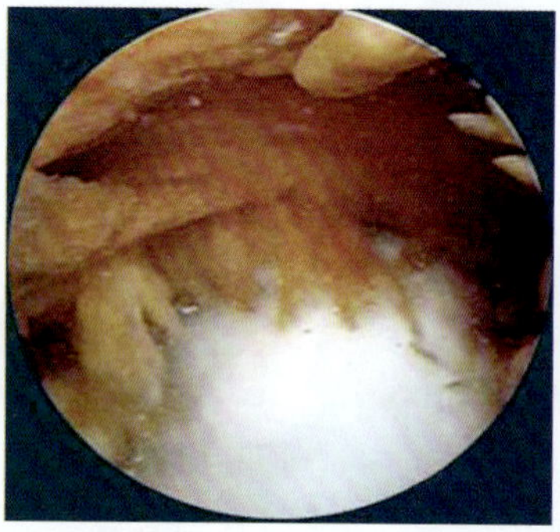

图7-2-6 色素沉着绒毛结节性滑膜炎

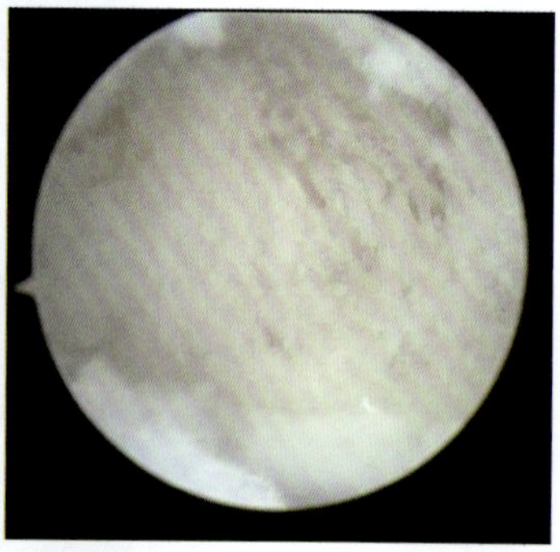

图7-2-7 类风湿性滑膜炎

（2）距骨骨软骨损伤：距骨骨软骨损伤是指累及关节软骨面和（或）软骨下骨质的损伤（图7-2-8）。距骨骨软骨损伤多为创伤所致，成年男性多于女性，多见于距骨内侧，4%～7%可同时发生在双侧。距骨骨软骨损伤的临床症状包括踝关节疼痛、肿胀、僵硬、无力、交锁等，查体时可见踝关节背伸、跖屈活动疼痛和活动受限。

（3）踝关节撞击综合征：踝关节撞击综合征又称为足球踝，多见于运动员或体育爱好者，多有踝关节扭伤病史，反复出现踝关节前外侧肿痛，活动后加重，休息后缓解，症状迁延不愈。踝关节撞击综合征分为骨性撞击（图7-2-9）和软组织撞击（图7-2-10），二者均可造成前踝关节疼痛和踝关节背伸活动受限。

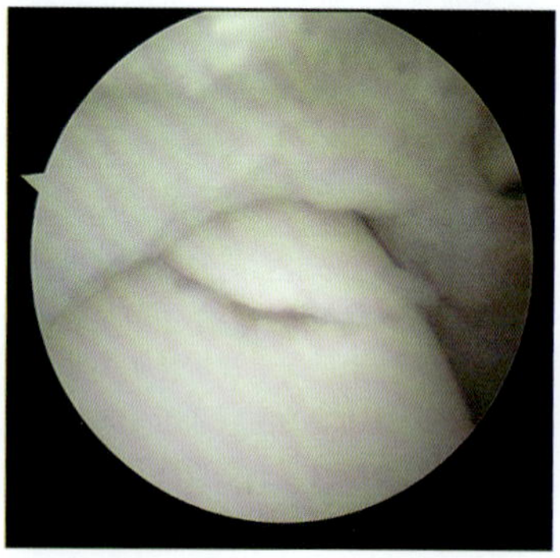

图7-2-8 距骨骨软骨损伤镜下图

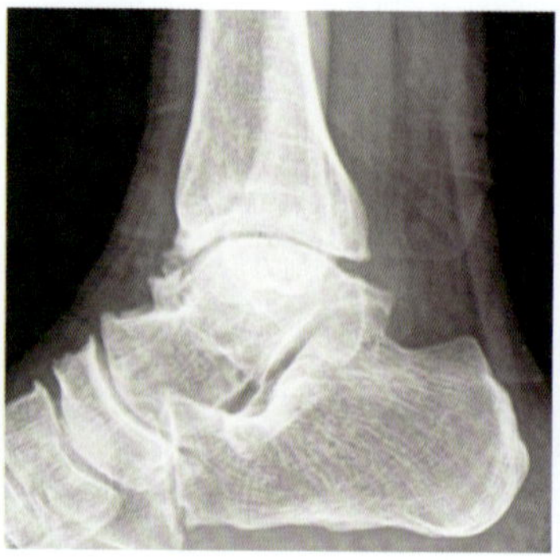

图7-2-9 踝关节骨性撞击X线片表现

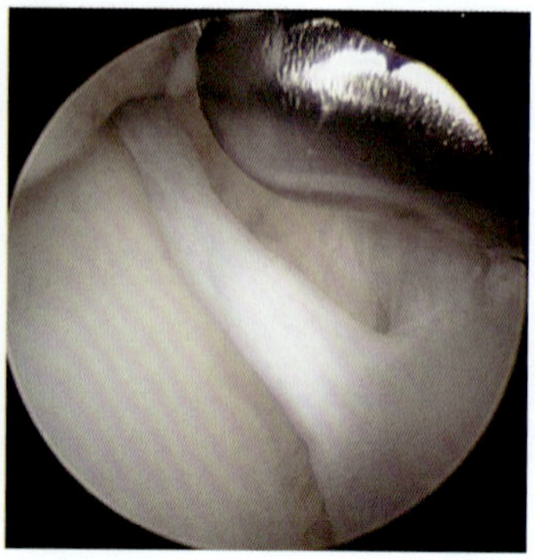

图7-2-10 软组织撞击

（二）手术护理配合

踝关节腔清理手术护理配合流程：见表7-2-5。

表7-2-5 踝关节腔清理手术护理配合流程

手术步骤		传递物品	操作目的
1. 踝关节滑膜类疾病手术护理配合	（1）关节镜进入关节腔，探查滑膜类疾病情况	关节镜	
	（2）处理滑膜类疾病	刨削刀头、等离子刀头、髓核钳	刨削清理增生滑膜，等离子刀头汽化止血处理创面，肥厚的滑膜、滑膜软骨瘤可用髓核钳去除并留取病理标本
	（3）对于累及关节外者，必要时切开手术		
2. 距骨骨软骨损伤手术护理配合	（1）关节镜进入关节腔，探查软骨损伤情况	关节镜、探钩	检查软骨损伤情况
	（2）软骨修整	2 mm刮勺、刨削刀头、等离子刀头	修整损伤软骨，检查是否有囊性变
	（3）微骨折术	微骨折器、骨锤	微骨折术采用直径1.6 mm的打孔器，间隔3.0 mm，打孔深度3.0 mm，微骨折术后局部出血形成血膜，后形成纤维软骨覆盖软骨创面
3. 踝关节撞击综合征手术护理配合	（1）关节镜进入关节腔，探查踝关节撞击情况	关节镜	
	（2）切除增生滑膜、磨除增生骨赘	刨削刀头、等离子刀头、磨钻	关节镜下刨削及等离子刀头清理增生肥厚的滑膜组织、磨削增生的骨赘

第3节 踝关节外侧副韧带修复的手术护理配合

一、解剖及功能

外侧副韧带复合体包括距腓前韧带、跟腓韧带、距腓后韧带，是维持踝关节稳定的重要结构。

距腓前韧带：起自外踝前缘，向前下斜行止于距骨颈外侧面，厚度为2～2.5 mm。中立位时距腓前韧带与足的长轴平行，与小腿的长轴垂直。其主要作用是限制距骨的内旋和前移，限制距骨的跖屈并在其跖屈位限制足部内收。

跟腓韧带：起自外踝尖，向后下斜行止于跟骨外侧面，位于腓骨长短肌腱的深面。其主要作用是限制跟骨内翻，与跟距韧带共同维持跟距关节的稳定性。

距腓后韧带：起自外踝后部的外踝窝，水平向后止于距骨后外侧突，是三束中最强壮的一束，其主要作用是限制距骨后移。

距腓前韧带和跟腓韧带是外踝的主要平衡装置，距腓前韧带和跟腓韧带损伤是踝关节外侧不稳定的基础。

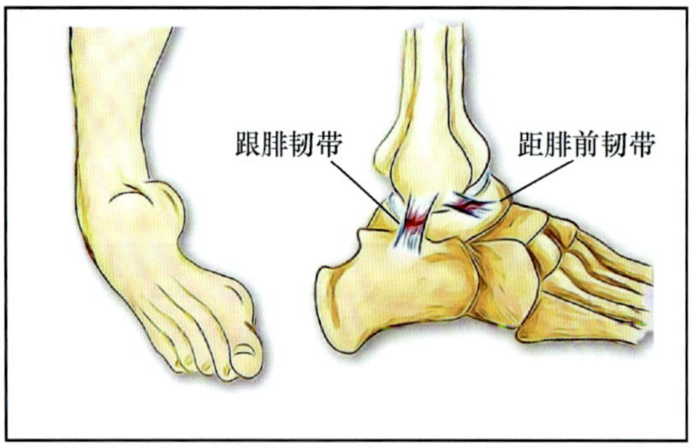

图 7-3-1　踝关节外侧副韧带损伤示意图

二、损伤机制

外侧副韧带损伤通常是踝关节跖屈下发生内翻应力或内旋应力，或二者联合所致（图 7-3-1），首先是前外侧关节囊和距腓前韧带损伤，之后可合并跟腓韧带不同程度撕裂，距腓后韧带很少损伤，除非发生踝关节的完全脱位。

三、治疗原则

经过保守治疗后仍存在长期、慢性踝关节机械性不稳定症状的患者，建议手术治疗修复外侧副韧带。

四、麻醉方式

全身麻醉、硬膜外麻醉、神经阻滞麻醉。

五、手术体位

采取仰卧位。

六、物品准备

（1）手术器械：踝关节镜基础器械、关节镜专科基础器械（4.0 mm穿刺锥）、踝关节牵引架、踝关节软骨微骨折器械、2.9 mm关节镜、锚钉定位器械（2.3 mm锚钉、2.9 mm Pushlock锚钉、3.5 mm Twinfix Ti锚钉）、手枪钻器械。

（2）普通耗材：见表 7-3-1。

表 7-3-1　踝关节外侧副韧带修复手术普通耗材

耗材名称	规格	数量	耗材名称	规格	数量
刀片	11#/15#	各1个	显影纱垫	—	1包
一次性吸引器管	—	4个	注射器	10 mL	1个
一次性Y型管	—	1个	医用手术薄膜	60 cm×45 cm	2个
无菌手套	—	若干	导尿包	—	1包
无菌手术衣	—	若干	导尿管	—	1根
显影纱布	—	3包	圆针	1/2　11×17	1包

（3）高值耗材：见表7-3-2。

表 7-3-2　踝关节外侧副韧带修复手术高值耗材

耗材名称	规格	数量
一次性等离子刀头	ASC4830-01	1个
	AC2823-01（2.3 mm）	1个
一次性刨削刀头	2.9 mm	1个
	4.2 mm	1个
	2.9 mm球形磨钻	1个
	3.5 mm球形磨钻	1个
踝关节支具	按需选择类型与型号	
锚钉	2.3 mm HA不可折弯	2个
	2.3 mm PK	2个
	2.9 mm Pushlock	2个
	3.5 mm Twinfix Ti	2个
Fiber Tape	AR-7237-7	1包
手术缝合线	VCP751D	1包
	3-0 8522	1包
	2-0/T	1包

（4）手术敷料：详见本章第2节。
（5）灌注系统：详见本章第2节。

七、消毒铺单及踝关节探查

详见本章第2节。

八、踝关节外侧副韧带修复手术护理配合

踝关节外侧副韧带修复手术护理配合流程：见表7-3-3。

表 7-3-3　踝关节外侧副韧带修复手术护理配合流程

手术步骤	传递物品	操作目的
1. 切皮	15#刀片	切开皮肤，充分暴露并探查踝关节外侧副韧带
2. 暴露皮下组织	小四爪钩2个、眼睑拉钩2个（图7-3-2）	
3. 结扎血管	蚊弯血管钳、组织剪、手术缝合线2-0/T	
4. 探查韧带	蚊弯血管钳	
5. 清理骨面并新鲜化	15#刀片、咬骨钳	暴露骨面，选择置钉点并行新鲜化处理

续表

手术步骤	传递物品	操作目的
6.锚钉定位并预置孔道	锚钉定位器、手枪钻钻头、手枪钻钥匙（图7-3-3）	外踝韧带缝合
7.置入带线锚钉	带线锚钉、骨锤	
8.缝合韧带	持针器、圆针（1/2 11×17）	
9.缝合后打结	蚊弯血管钳	防止线结滑脱，确保打结牢靠
10.缝合筋膜层组织	持针器、手术缝合线VCP751D	加强并提拉伸肌支持带及关节囊，进一步加强外踝稳定性
11.缝合皮下组织及皮肤	持针器、手术缝合线VCP751D、手术缝合线（3-0 8522）	外踝软组织较薄，缝合时注意对齐皮缘，预防切口愈合不良

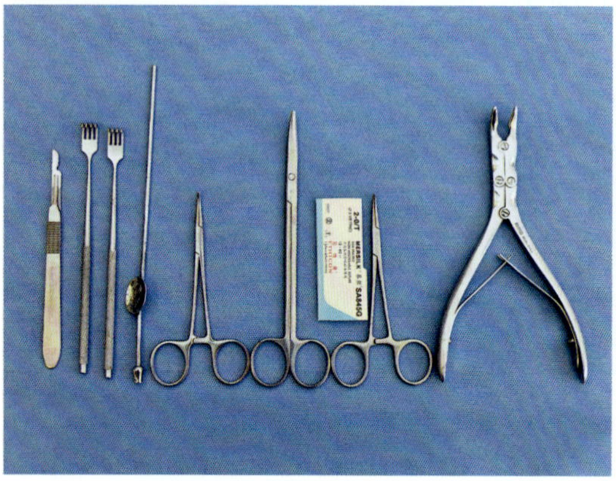

图7-3-2　切开、探查韧带器械

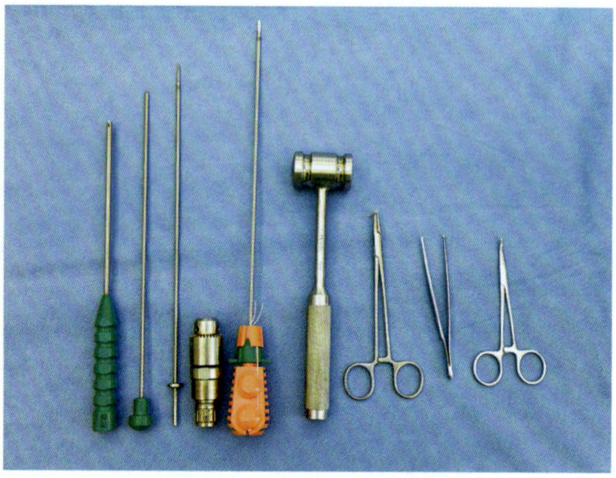

图7-3-3　韧带修复器械及耗材

第4节　踝关节外侧副韧带重建的手术护理配合

当踝关节外侧副韧带残余量不足以完成原位修复时，可选择踝关节外侧副韧带重建手术。

一、物品准备

（1）手术器械：踝关节镜基础器械、韧带重建基础器械、交叉韧带重建器械、关节镜专科基础器械（4.0 mm穿刺锥）、踝关节牵引架、踝关节软骨微骨折器械、2.9 mm关节镜、锚钉定位器械（2.3 mm锚钉、2.9 mm Pushlock锚钉、3.5 mm Twinfix Ti锚钉）、手枪钻器械。

（2）普通耗材：详见本章第3节。

（3）高值耗材：见表7-4-1。

表 7-4-1　踝关节外侧副韧带重建手术高值耗材

耗材名称	规格	数量
一次性等离子刀头	ASC4830-01	1个
	AC2823-01（2.3 mm）	1个
一次性刨削刀头	2.9 mm	1个
	4.2 mm	1个
	2.9 mm球形磨钻	1个
	3.5 mm球形磨钻	1个
踝关节支具	按需选择类型与型号	
锚钉	2.3 mm HA不可折弯	2个
	2.3 mm PK	2个
	2.9 mm Pushlock	2个
	3.5 mm Twinfix Ti	2个
界面螺钉	按需选择种类与型号	
Fiber Tape	AR-7237-7	1个
手术缝合线	W4843	1包
	MB66	1包
	VCP751D	1包
	3-0 8522	1包
	2-0/T	1包

（4）手术敷料：详见本章第2节。

（5）灌注系统：详见本章第2节。

二、消毒铺单及踝关节探查

详见本章第2节。

三、踝关节外侧副韧带重建手术护理配合

（1）移植物制备手术护理配合流程：见表7-4-2。

表 7-4-2　移植物制备手术护理配合流程

手术步骤	传递物品	操作目的
1.切皮	15#刀片	自胫骨结节内侧1.5 cm向远端做一个2～3 cm长的纵行或斜行切口
2.暴露皮下组织	小二双头钩或甲状腺拉钩2个	筋膜下钝性分离，显露鹅足，显露半腱肌肌腱
3.剪去筋膜层	组织镊、组织剪	
4.分离半腱肌肌腱	直角钳、肌腱牵引带、中弯血管钳	

续表

手术步骤	传递物品	操作目的
5. 剪断肌腱上所有附着的筋膜	组织剪	使肌腱剥离器能顺利通过
6. 固定肌腱胫骨端并进行分离	直血管钳、组织剪	切取肌腱胫骨止点，防止肌腱回缩
7. 取肌腱	组织抓钳、闭口取腱器	
8. 肌腱转交洗手护士	湿盐水纱布，包裹肌腱，定位放置	防止肌腱水分蒸发，保护肌腱
9. 修整肌腱	钢尺	刮除肌腱上残留的肌肉组织
	组织剪	去除肌腱的细小分支和过细的尾端
10. 缝合肌腱	持针器、手术缝合线W4843	缝合肌腱2个游离端
11. 测量肌腱直径	抓线钳、测量筒、手术缝合线MB66（去针）	测量肌腱直径，获得预制骨隧道的直径
12. 肌腱预张	预张器，预张时间15 min，预张力量20 lb	保证肌腱张力

（2）骨隧道的建立、肌腱植入与固定手术护理配合流程：见表7-4-3。

表7-4-3　骨隧道的建立、肌腱植入与固定手术护理配合流程

手术步骤	传递物品	操作目的
1. 切皮	15#刀片	暴露踝关节外侧副韧带解剖附着点
2. 暴露皮下组织	小二双头钩2个	
3. 结扎血管	蚊弯血管钳、组织剪、手术缝合线2-0/T	
4. 暴露距骨颈	蚊弯血管钳、15#刀片	
5. 于距骨颈处钻取骨隧道	2.4 mm导针、依据肌腱直径选择相应型号的钻头	钻取距骨骨隧道
6. 于距骨骨隧道穿牵引线	手术缝合线MB66（去针）、2.7 mm带孔导针（将线穿进带孔导针末端打结）	牵引
7. 清理腓骨端，并新鲜化	15#刀片、咬骨钳	暴露骨面，选择置钉点并行新鲜化处理
8. 锚钉定位并预置孔道	锚钉定位器、手枪钻钻头、手枪钻钥匙	
9. 置入带线锚钉	带线锚钉、骨锤	
10. 暴露跟骨	蚊弯血管钳、15#刀片	
11. 于跟骨处钻取骨隧道	2.4 mm导针、依据肌腱直径选择相应型号的钻头	钻取跟骨骨隧道
12. 于跟骨骨隧道穿牵引线	手术缝合线MB66（去针）、2.7 mm带孔导针（将线穿进带孔导针末端打结）	重建外踝韧带
13. 肌腱对折，并将肌腱反折端置入距骨骨隧道	肌腱	
14. 固定肌腱距骨端	导丝、界面螺钉	
15. 于腓骨端缝合肌腱	持针器、圆针（1/2 11×17）	
16. 缝合后打结	蚊弯血管钳	
17. 将肌腱游离端置入跟骨骨隧道		
18. 固定肌腱跟骨端	导丝、界面螺钉	
19. 缝合筋膜层组织	持针器、手术缝合线VCP751D	
20. 缝合皮下组织及皮肤	持针器、手术缝合线VCP751D、手术缝合线3-0 8522	

第5节 三角韧带损伤修复的手术护理配合

一、三角韧带解剖

三角韧带是稳定踝关节内侧最坚强的韧带结构，通常三角韧带可分为浅层和深层两种。其中，三角韧带深层较粗大，是防止距骨外旋倾斜及外移的关键。三角韧带浅层包括胫舟韧带、胫距浅韧带和胫跟韧带；三角韧带深层包括胫距前韧带与胫距后韧带。

二、三角韧带功能

三角韧带浅层可以对抗足外翻，深层主要是对抗距骨外旋，两者共同维持距骨在踝穴中的正常解剖位置，对于足踝部负重及运动功能正常发挥具有非常关键的作用。

三、三角韧带损伤机制

三角韧带损伤多见于旋前外旋、旋前外展和旋后外旋型踝关节损伤中，临床常伴有外踝骨折或下胫腓联合分离等损伤。据报道，三角韧带急性损伤占所有踝关节损伤的10%～15%。

四、物品准备

（1）手术器械：踝关节镜基础器械、关节镜专科基础器械（4.0 mm穿刺锥）、踝关节牵引架、踝关节软骨微骨折器械、2.9 mm关节镜、肩关节镜器械、锚钉定位器械（2.3 mm锚钉、2.9 mm 锚钉、3.5 mm Twinfix Ti锚钉）、手枪钻器械。

（2）普通耗材：详见本章第3节。

（3）高值耗材：见表7-5-1。

表7-5-1　踝关节三角韧带损伤修复手术高值耗材

耗材名称	规格	数量
一次性等离子刀头	ASC4830-01	1个
	AC2823-01/2.3 mm	1个
一次性刨削刀头	2.9 mm	1个
	4.2 mm	1个
	2.9 mm球形磨钻	1个
	3.5 mm球形磨钻	1个

续表

耗材名称	规格	数量
踝关节支具	按需选择类型与型号	
锚钉	2.3 mm HA不可折弯	2个
	2.3 mm HA可折弯	2个
	2.3 mm PK	2个
	3.5 mm Twinfix Ti	2个
手术缝合线	3-0 8522	1包

（4）手术敷料：详见本章第2节。
（5）灌注系统：详见本章第2节。

五、消毒铺单及踝关节探查

详见本章第2节。

六、手术护理配合

踝关节三角韧带损伤修复手术护理配合流程：见表7-5-2。

表7-5-2　踝关节三角韧带损伤修复手术护理配合流程

手术步骤	传递物品	操作目的
1.关节镜下关节腔内探查	探钩	探查三角韧带损伤的情况
2.关节腔清理	刨削刀头、等离子刀头	三角韧带缝合
3.预制锚钉置入孔道	锚钉定位器、手枪钻钻头、手枪钻钥匙	
4.置入带线锚钉	带线锚钉、骨锤	
5.缝合三角韧带	LASSO缝合器	
6.打结固定	推结器	
7.剪线	剪线器	
8.探查缝合效果	探钩	

第6节　下胫腓联合损伤弹性固定的手术护理配合

一、下胫腓联合解剖

下胫腓联合由胫腓骨远端和下胫腓韧带复合体构成（图7-6-1），下胫腓关节的稳定复合体主要有下胫腓横韧带、下胫腓后韧带、下胫腓前韧带与骨间韧带四部分构成，是维持踝关节稳定的重要结构，损伤后会影响踝关节稳定性。下胫腓联合损伤可单独发生，但多伴发踝部其他损伤，如果治疗不当，易造成踝关节不稳、长期慢性疼痛和创伤性骨关节炎等并发症。

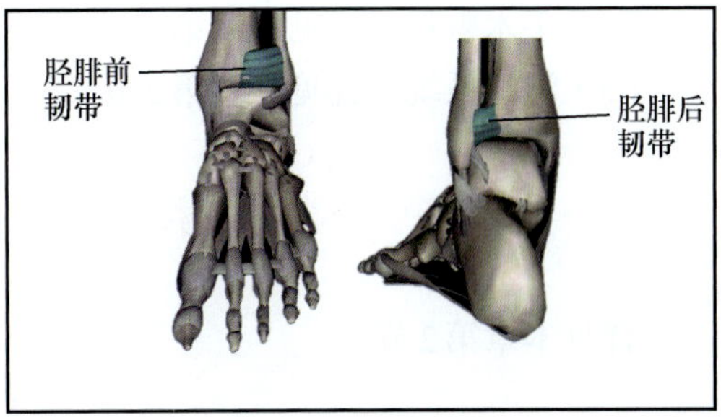

图 7-6-1 下胫腓联合解剖示意图

二、损伤机制

下胫腓关节损伤是踝关节损伤中较为严重的损伤类型，占踝关节损伤的1%～10%。下胫腓关节的损伤大都是在外旋暴力下发生，外旋暴力会造成腓骨下端骨折并伴随韧带的损伤，踝关节的外展暴力也可造成下胫腓联合损伤。

三、治疗原则

（1）非手术治疗：对于单发下胫腓联合损伤及下胫腓联合分离<2 mm者，可行制动、非负重活动及功能康复等保守治疗。

（2）手术治疗：对于下胫腓联合增宽超过2 mm、内踝间隙超过4 mm、下胫腓联合韧带损伤超过两处，同时合并三角韧带损伤、骨折手术中证实下胫腓联合损伤者，可行手术治疗。常用的下胫腓联合固定方法有螺钉固定、弹性固定（如带袢纽扣钢板）、韧带重建。

四、物品准备

（1）手术器械：踝关节镜基础器械、关节镜专科基础器械（4.0 mm穿刺锥）、踝关节牵引架、踝关节软骨微骨折器械、2.9 mm关节镜、手枪钻器械。

（2）普通耗材：详见本章第3节。

（3）高值耗材：见表7-6-1。

表 7-6-1 下胫腓联合损伤弹性固定手术高值耗材

耗材名称	规格	数量
一次性等离子刀头	ASC4830-01	1个
	AC2823-01（2.3 mm）	1个
一次性刨削刀头	2.9 mm	1个
	4.2 mm	1个
	2.9 mm球形磨钻	1个
	3.5 mm球形磨钻	1个
Tight Rope	AR-8926T	1个
踝关节支具	按需选择类型与型号	
手术缝合线	3-0 8522	1包

（4）手术敷料：详见本章第2节。
（5）灌注系统：详见本章第2节。

五、消毒铺单及踝关节探查

详见本章第2节。

六、手术护理配合

下胫腓联合损伤弹性固定手术护理配合流程：见表7-6-2。

表7-6-2 下胫腓联合损伤弹性固定手术护理配合流程

手术步骤	传递物品	操作目的
1.测量并标定位置	钢尺	确定切口位置
2.切皮	15#刀片	下胫腓联合损伤弹性固定
3.分离皮下组织	骨膜剥离子	
4.定位	定位器、克氏针、手枪钻钻头、手枪钻钥匙	
5.钻取骨隧道	定位器、钻头、手枪钻钻头、手枪钻钥匙	
6.置入Tight Rope	Tight Rope	
7.翻转纽扣钢板	纱布	
8.收紧Tight Rope，打结固定	蚊弯血管钳、纱布	
9.剪线	线剪	
10.关节镜探查固定效果	探钩	

第7节 踝关节支具的使用

踝关节支具包括普通支具和充气式行走支具两种类型，其中踝关节普通支具又可分为普通软支具和带夹板支具，充气式行走支具又可分为充气式行走短支具和充气式行走长支具。

一、踝关节普通支具的使用（以带夹板支具DJO为例）

1. 使用目的

（1）稳定踝关节。
（2）消肿。

2．使用范围

（1）急性踝部损伤。

（2）术后康复。

（3）慢性踝关节不稳。

3．使用方法

（1）松开绑带并打开矫正器，将足趾滑入矫正器背部，向上拉矫正器外壳（图 7-7-1）。

（2）围绕踝关节背面缠绕后跟绑带并系牢（图 7-7-2）。

（3）将横带围绕踝关节背面拉紧并系牢（图 7-7-3）。

（4）穿上系鞋带的鞋子，完成支具的佩戴（图 7-7-4）。

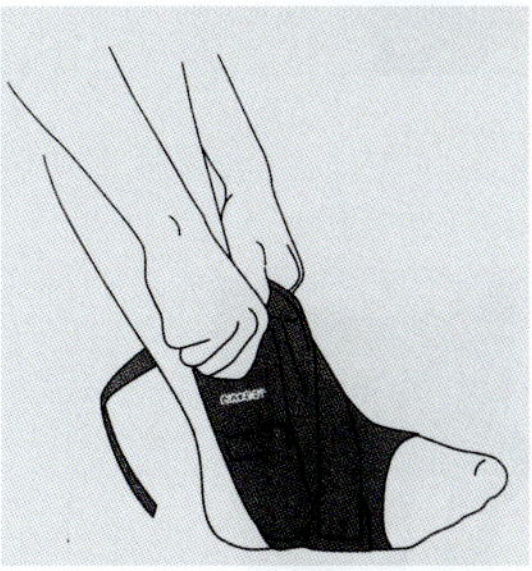

图 7-7-1　足趾滑入矫正器

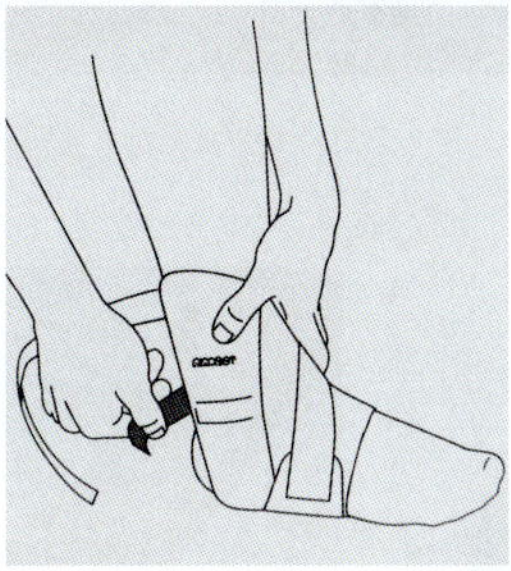

图 7-7-2　缠绕后跟绑带

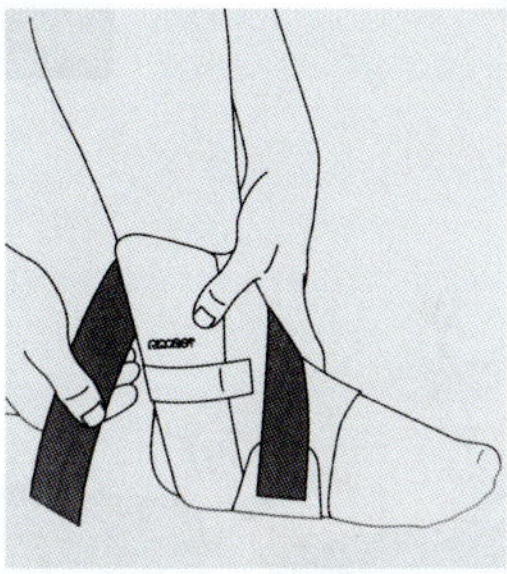

图 7-7-3　拉横带

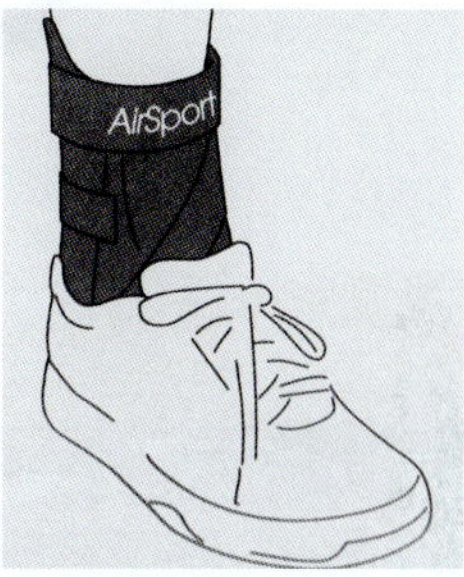

图 7-7-4　穿上鞋子

二、踝关节充气式行走支具的使用方法

1．使用目的

（1）减少负重（减压）。

（2）缓冲。

（3）消肿。

（4）稳定踝关节。

2．使用范围

所有足踝手术后，允许部分负重者即可使用。

3．踝关节充气式行走短支具的使用方法

（1）解开绑带，取下前面板并打开内衬（图 7-7-5）。

（2）将患足放入支具，足跟紧贴支具后部（图 7-7-6）。

（3）用内衬包裹患足（图 7-7-7）。

（4）覆盖前面板，拉紧系带固定，松紧适宜即可（图 7-7-8）。

（5）调节气囊压力：填充气囊时，先充患侧，再充健侧。手指按压大充气泵，充气至感觉气囊紧固（图 7-7-9）；手指按压小气泵，进行放气（图 7-7-10）。

4．踝关节充气式行走长支具的使用方法

（1）支具佩戴同“踝关节充气式行走短支具的使用方法”。

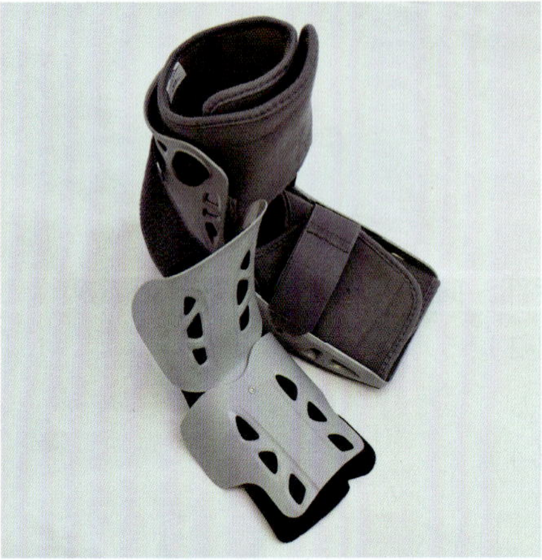

图7-7-5　打开内衬

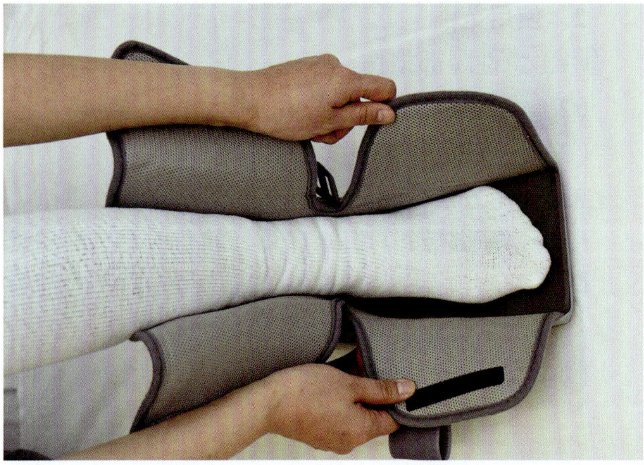

图7-7-6　患足放入支具

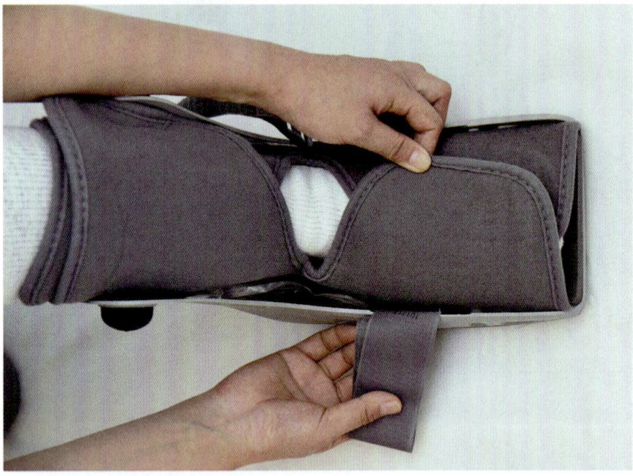

图7-7-7　内衬包裹患足

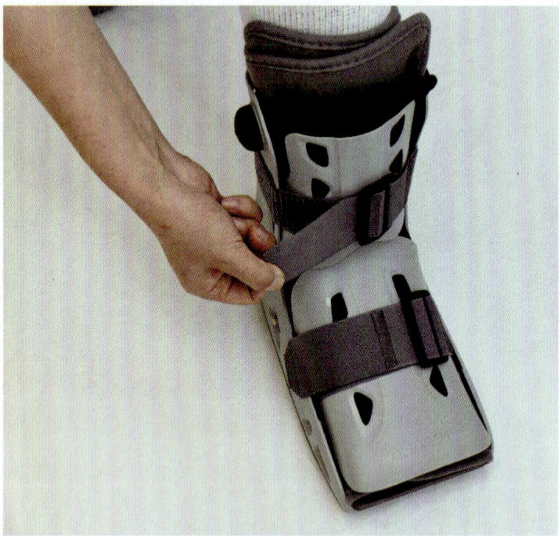

图7-7-8　覆盖前面板

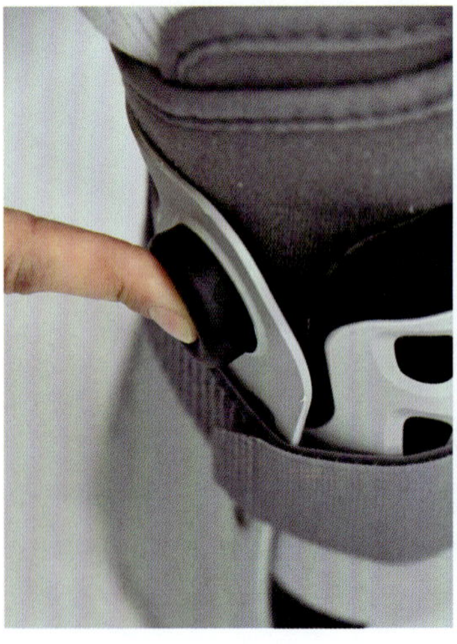

图7-7-9　充气按钮

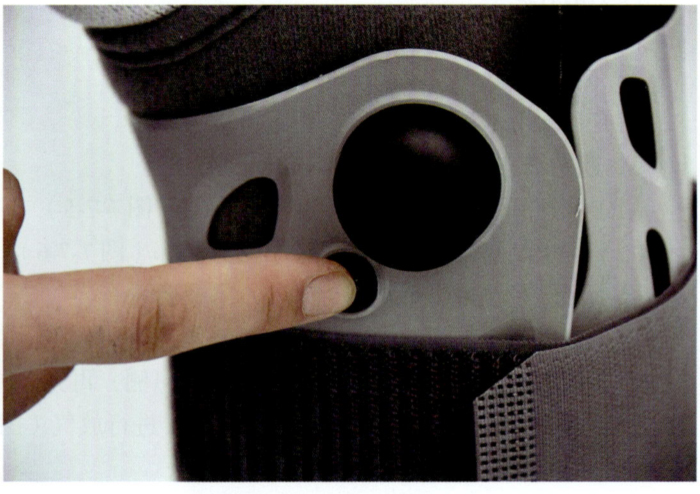

图7-7-10　放气按钮

（2）调节气囊压力：支具上具有调节器，以数字的形式对应不同的充气部位，先从患侧开始填充气囊。充气完成后，将调节器旋钮调至锁定位置，防止意外放气（图 7-7-11）。

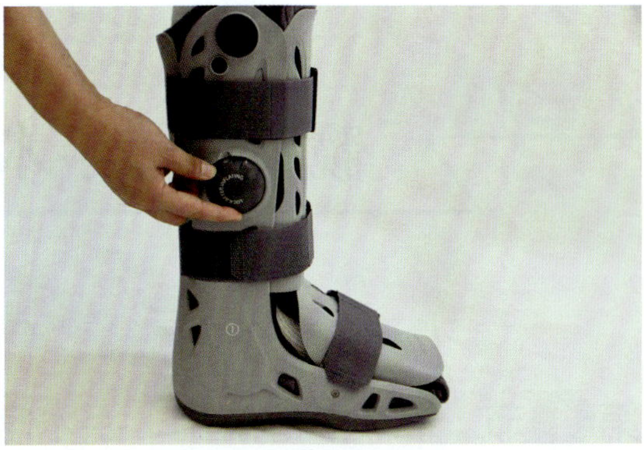

图 7-7-11　调节气囊压力

5. 踝关节行走支具使用注意事项

（1）如需取下支具，需先将气囊放气。

（2）佩戴踝关节行走支具时，较高压力在行走时提供更好的支持，较低压力在坐卧时更舒适。

附录：解放军总医院护理经验分享（三）

床夹反向固定法：踝关节牵引架使用中，将床夹固定旋钮调至手术床轨道上方，可使操作便捷，利于保持无菌，减少污染（附图 5、附图 6）。

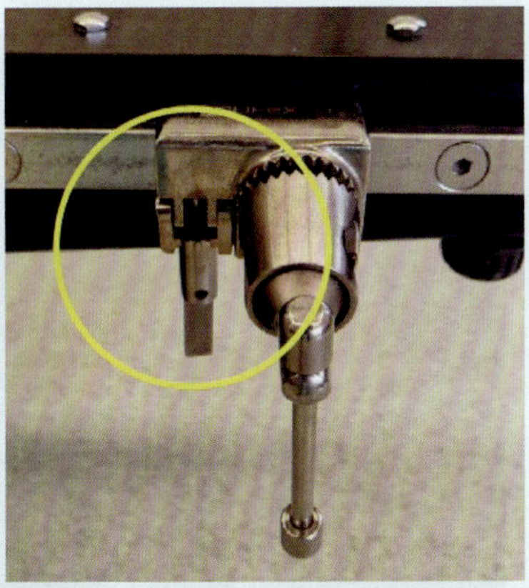

附图 5　正向固定

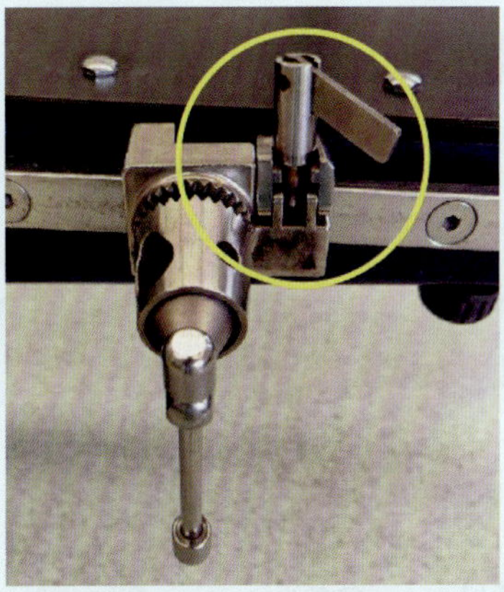

附图 6　反向固定

（弓亚会　朱娟丽　吕坤芳）

第8章 髋关节镜手术护理配合

第1节 髋关节的解剖、手术常用体位及麻醉方式

一、髋关节解剖

髋关节是由股骨头和髋臼组成的杵臼关节，髋臼除中央部分以外均由透明软骨覆盖，其外缘有盂唇附着并环绕。髋关节局部解剖复杂（图8-1-1）、周围有丰富的神经、血管包绕（图8-1-2），手术难度大，近十余年来，在众多髋关节镜先驱们研究的基础上建立基本理论和手术经验，扩展了对髋关节疾病的认识，使得髋关节镜技术得到了快速发展。

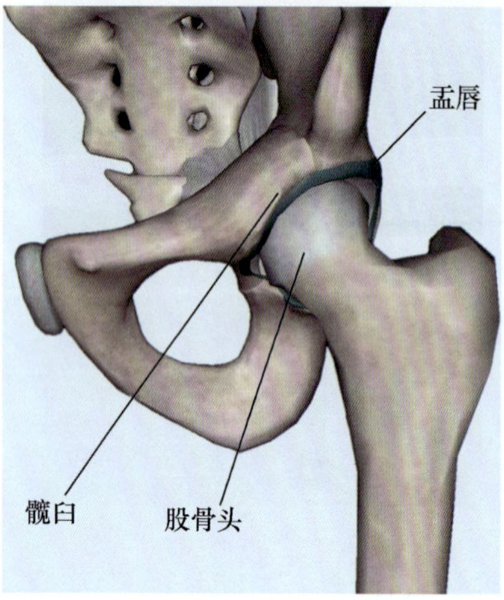

图8-1-1 髋关节骨性结构示意图

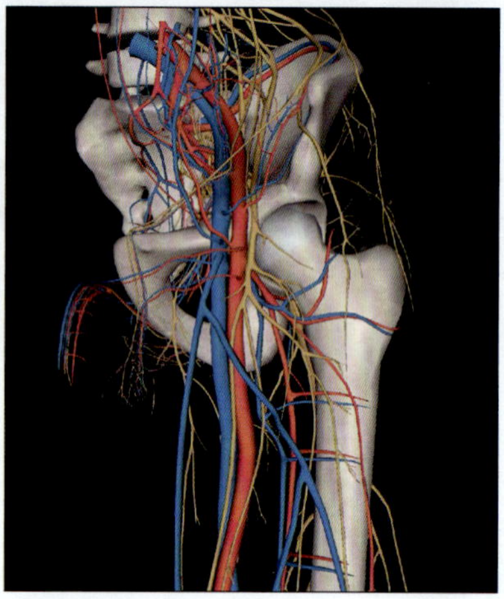
图8-1-2 髋关节周围血管与神经

二、髋关节镜常用手术体位

髋关节镜手术体位采用牵引床体位，分为仰卧位和侧卧位，常用仰卧位。髋关节镜手术体位的摆放需要髋关节牵引架为其提供髋关节牵引和操作的平台。

（一）仰卧位摆放方法

1. 物品准备

手术床1张、枕头或头圈1个、支臂板1个、头架1个、约束带1个、髋关节牵引床

1套（图2-5-5）。

2. 摆放方法

（1）将手术床完全复位（图8-1-3），头侧完全降下，分解手术床（图8-1-4）。

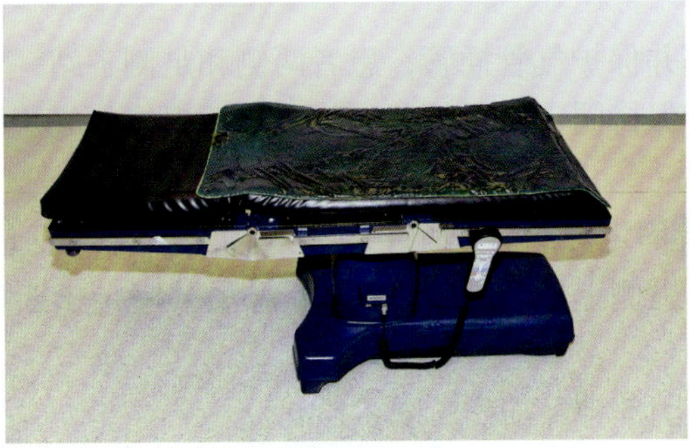
图8-1-3 复位手术床

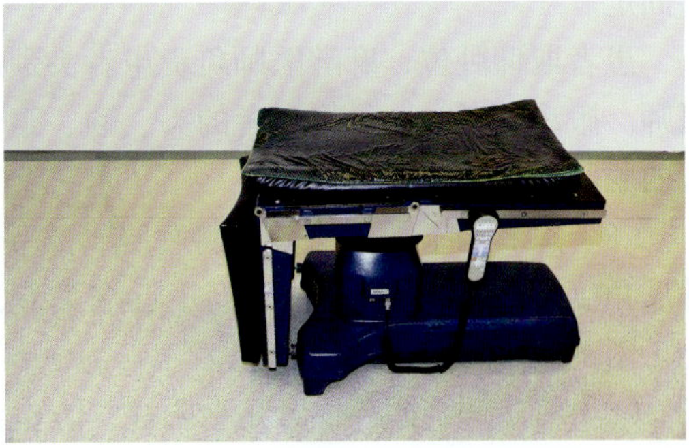
图8-1-4 分解手术床

（2）连接手术床延伸段。分别将旋钮滑入手术床两侧滑轨，拧紧滑轨上的旋钮（图8-1-5），直到手术床延伸段牢固地固定到手术床上（图8-1-6）。

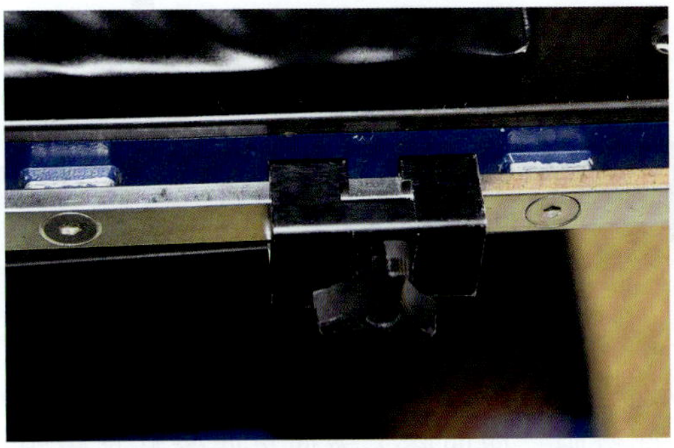
图8-1-5 拧紧旋钮

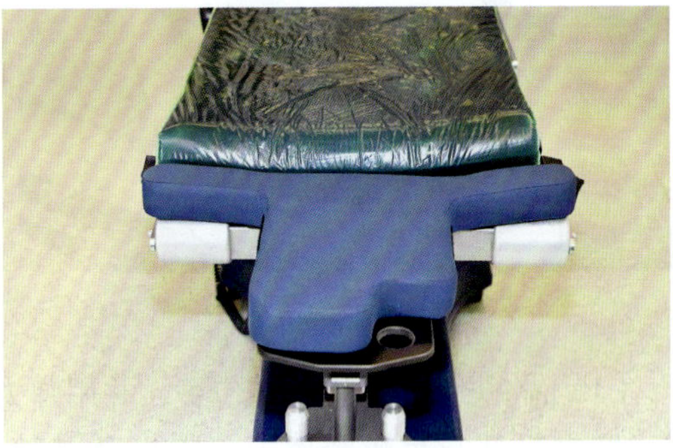
图8-1-6 连接手术床延伸段

（3）将患侧牵引器柱连接到手术床延伸段上（图8-1-7），确保其完全插入插孔内并拧紧固定器旋钮。

（4）连接健肢固定器（图8-1-8），确保其完全插入插孔内并拧紧健肢固定器旋钮。

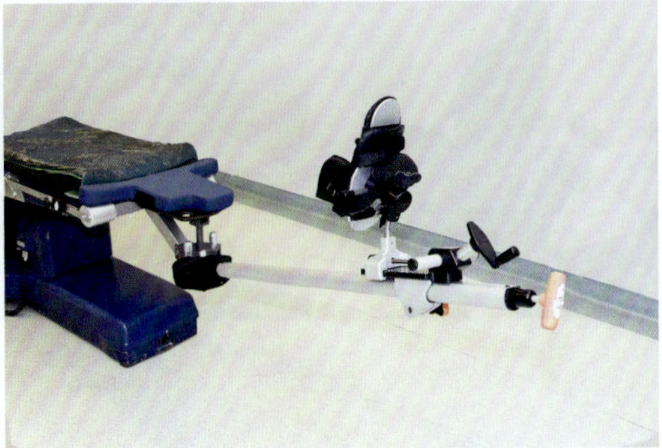
图8-1-7 连接患侧牵引器柱

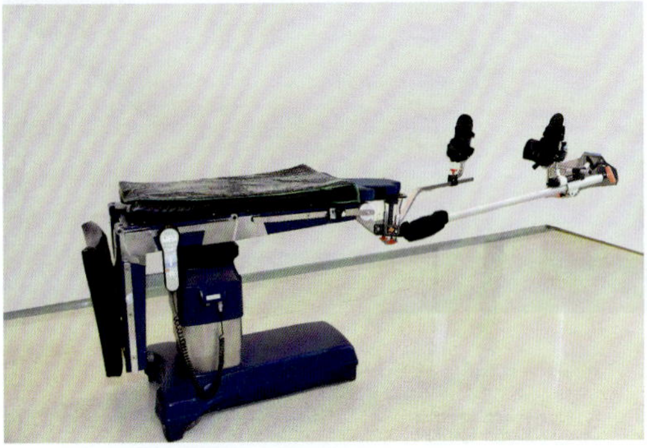
图8-1-8 连接健肢固定器

（5）通过会阴柱孔将会阴柱固定到手术床延伸段上。将会阴柱置于患者手术侧孔内。

（6）准备完毕。

（7）全身麻醉完成后，由巡回护士、麻醉医师、手术医师一同将患者移至牵引床并妥善固定。

患者取仰卧位，麻醉医师负责患者头颈部并保护气管插管，患者两侧和足侧各站一名医师。搬动患者时，须将患者的头、颈、躯干保持同一水平位置，防止脊柱损伤与气管导管的脱落。

（8）患者头下放置头圈并将呼吸管路妥善固定。患者健侧上肢外展固定于支臂板上，外展角度小于90°，远端关节高于近端关节，患侧上肢屈曲内收呈90°悬吊并固定于头架上（图8-1-9）。

（9）将患侧会阴部位紧贴会阴柱，防止会阴部神经损伤（图8-1-10）。

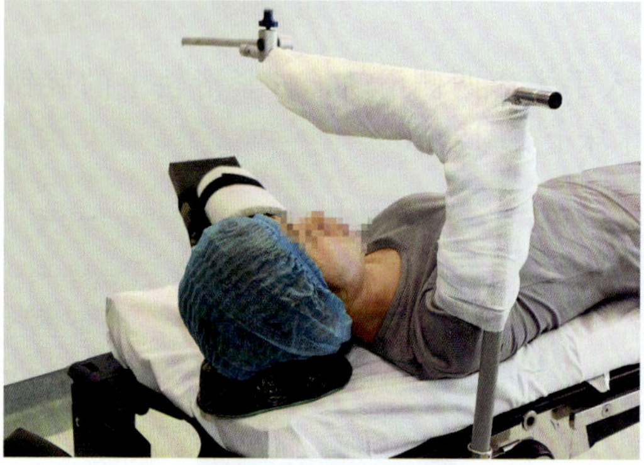

图8-1-9　悬吊患侧手臂

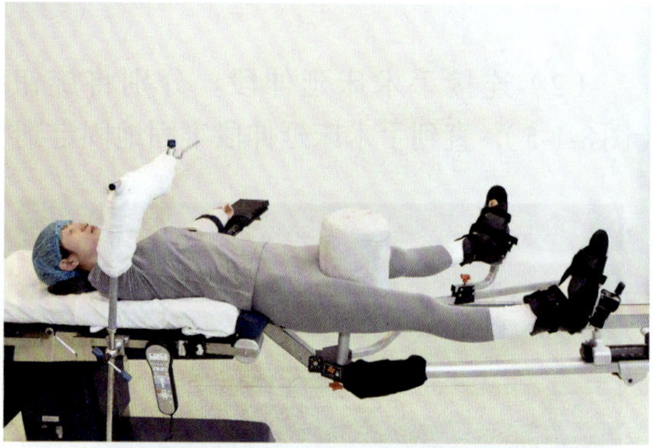

图8-1-10　安置会阴柱

（10）将患者双足用软垫包裹，并用弹力绷带缠绕固定（图8-1-11）。

增大足部与足靴摩擦力，防止牵引时足部滑脱。屈曲膝关节使足底紧贴足靴跟部（图8-1-12），露出足趾以便观察血运。调节纽扣使患侧下肢呈内收15°、内旋15°，健侧下肢外展45°。

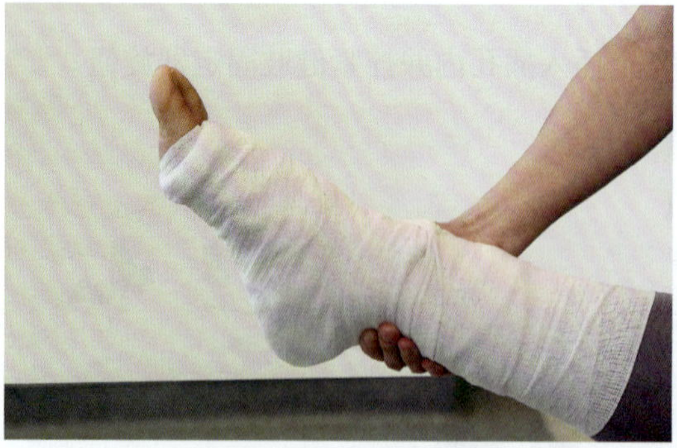

图8-1-11　包裹患足

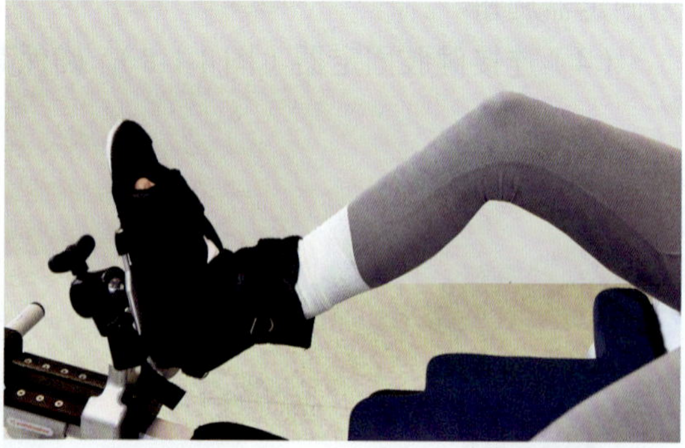

图8-1-12　足底紧贴足靴跟部

3. 注意事项

（1）术中注意各类管道及头架是否固定安全。

（2）注意电极片粘贴位置应避开术区及皮肤受压部位。

（3）术后观察患者踇指远端血运（足背动脉）。

（4）男性患者应避免压迫外生殖器。

（5）注意观察牵引时间和牵引力量，应做到间歇牵引，每1小时放松一次。

（6）注意患者体温变化，可用暖风机辅助取暖。

（二）侧卧位摆放方法

1. 物品准备

手术床1张、头圈1个、支臂板1个、头架1个、约束带1个、牵引器柱1个、会阴垫外侧支架1个、足部支架1个。

2. 摆放方法

（1）调整手术床使手术床底座最长部分位于髋关节侧卧位牵引器所在位置的下方。

（2）将滑轨旋转夹夹在侧滑轨上，确保两个旋转夹在两侧对齐。

（3）将会阴垫固定在外侧支架的同心圆形横梁上。

（4）全身麻醉完成后，由巡回护士、麻醉医师、手术医师一同将患者移至手术床上，使患者呈健侧卧位。

（5）将外侧支架滑入侧滑轨旋转夹中，直到完全就位，打开的方形插孔朝向患者足部。

（6）将会阴垫放置在患者的腹股沟内侧，通过绕滑轨夹旋转垂直抬高外侧支架。

（7）将牵引器柱固定在外侧支架上（图8-1-13）。

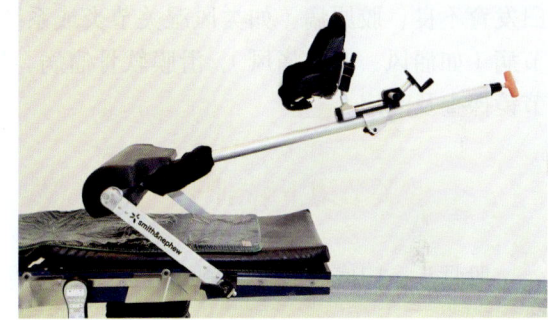

图8-1-13 固定牵引器柱

（8）拧紧牵引器，锁定旋钮。

（9）用精细牵引曲柄定位操作足部支架，使之尽可能靠近患者，以确保在手术过程中提供最大限度的牵引。

（10）包裹患肢足部。

（11）将患肢足部置于牵引脚部支架中。

（12）固定患肢足部（图8-1-14、图8-1-15）。

3. 注意事项

（1）确保会阴垫的平面部分朝下，保证患肢安全。

（2）确保牵引器柱完全咬合并锁定，避免从轨道脱出。

（3）调节牵引张力时，取出所有手术操作器械。

三、髋关节镜手术常用麻醉方式

全身麻醉。

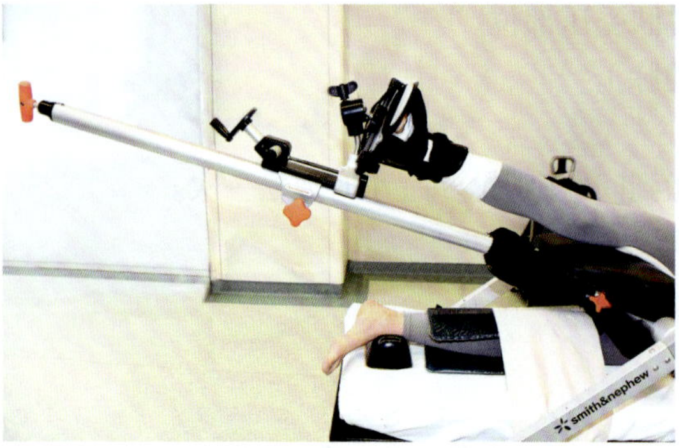

图8-1-14　足部固定

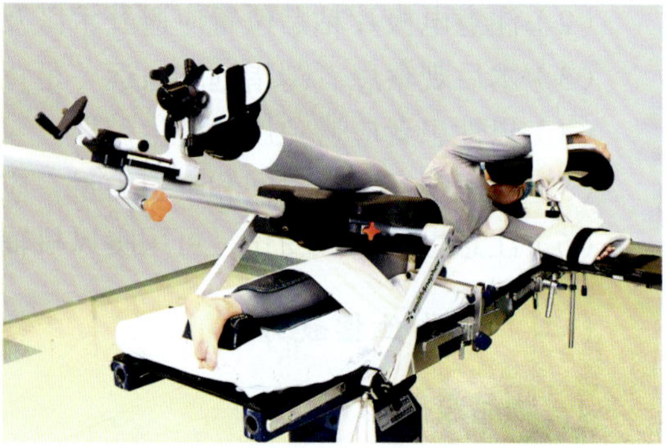

图8-1-15　髋关节侧卧牵引位整体观

第2节　髋关节镜检查、关节腔清理的手术护理配合

随着髋关节镜技术的快速发展，其手术适应证也逐步扩大。髋关节内疾病，如髋关节撞击症、游离体、盂唇撕裂、滑膜疾病、髋臼或股骨头软骨病变、股骨头缺血性坏死、髋臼发育不良、胶原病（如类风湿关节炎或系统性红斑狼疮伴撞击性滑膜炎）、结晶性髋关节病（如痛风、假性痛风）、滑膜软骨瘤病、骨性关节炎和顽固性髋关节痛等均可进行关节镜探查及治疗。

一、髋关节镜下解剖

股骨头、臼底、股骨头颈交界区、盂唇镜下解剖见图8-2-1～图8-2-4。

二、麻醉方式

全身麻醉。

三、手术体位

采取仰卧位、侧卧位。

四、物品准备

（1）手术器械：髋关节仰卧位牵引设备、髋关节镜基础器械、关节镜专科基础器械、髋关节镜器械。

（2）普通耗材：见表8-2-1。

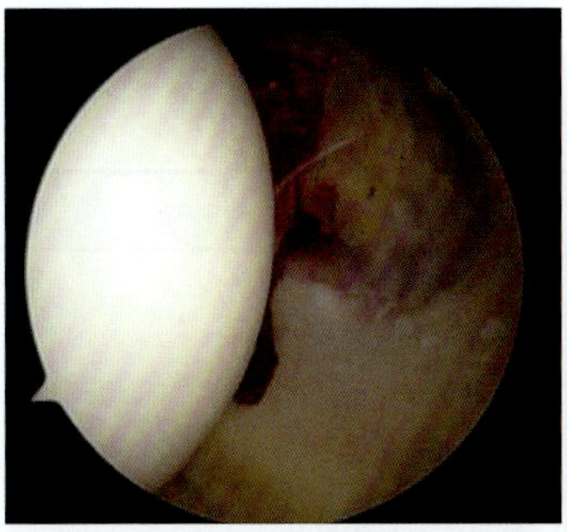

图 8-2-1　股骨头

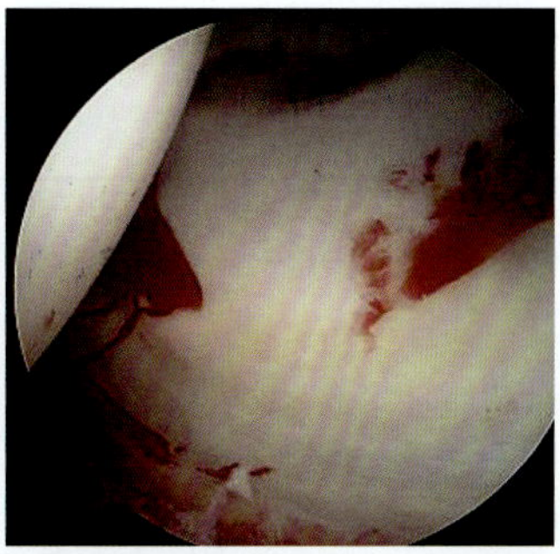

图 8-2-2　臼底

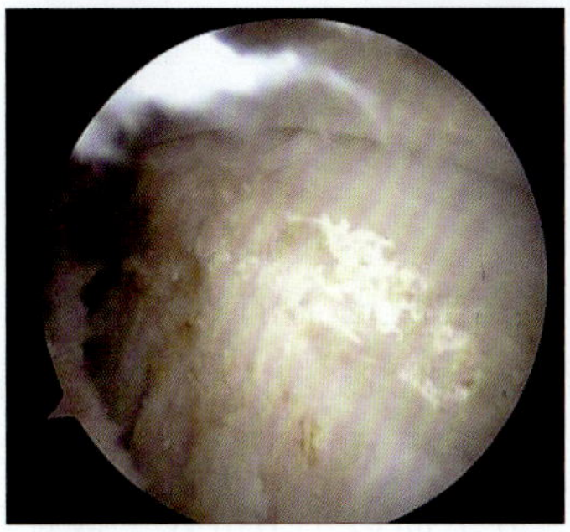

图 8-2-3　股骨头颈交界区

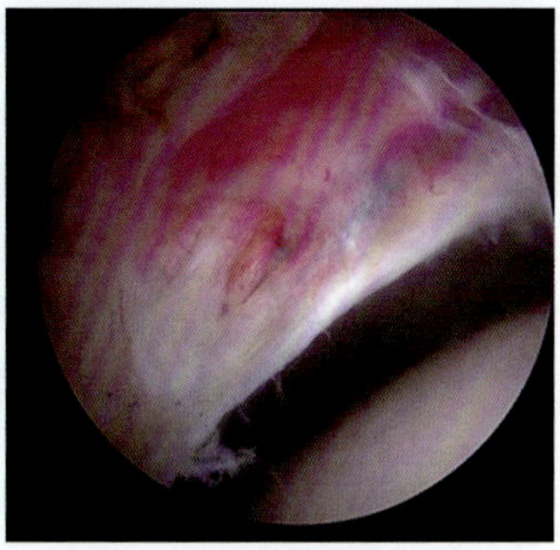

图 8-2-4　盂唇

表 8-2-1　髋关节镜检查及关节腔清理手术普通耗材

耗材名称	规格	数量	耗材名称	规格	数量
刀片	11#	1个	显影纱布	—	3包
一次性吸引器管	—	4个	显影纱垫	—	1包
一次性Y型管	—	1个	注射器	20 mL	1个
无菌手套	—	若干	医用手术薄膜	60 cm×45 cm	1个
无菌手术衣	—	若干	导尿包	—	1个
无菌画线笔	—	1支	导尿管	—	1根

（3）高值耗材：见表 8-2-2。

表 8-2-2　髋关节镜检查及关节腔清理手术高值耗材

耗材名称	规格	数量
一次性等离子刀头	ASC4730-01	1个
	AC2340-01	1个
一次性刨削刀头	4.5 mm加长直型	1个
	4.5 mm加长折弯型	1个
	4.0 mm加长型	1个
	5.5 mm加长型	1个
手术缝合线	VCP442（3/0）	1包
Orthcord缝合线	—	若干

（4）手术敷料：见表8-2-3。

表8-2-3　髋关节镜检查及关节腔清理手术敷料

敷料名称	数量	敷料名称	数量
足部单	1个	洞巾（含积液袋）	1个
头部单	1个	治疗巾	4个
U形单	2个	保护套	1个
中单	2个	自粘胶条	若干
侧单	2个		

五、灌注系统的准备

关节腔的灌注和扩张在关节镜手术操作过程中是必需的。通常采用的是3000 mL生理盐水＋1%盐酸肾上腺素注射液1 mL进行灌注冲洗，加入盐酸肾上腺素可起到止血、改善手术视野的作用，可将液体袋置于关节平面以上1 m处，或使用加压水泵维持灌注压力。

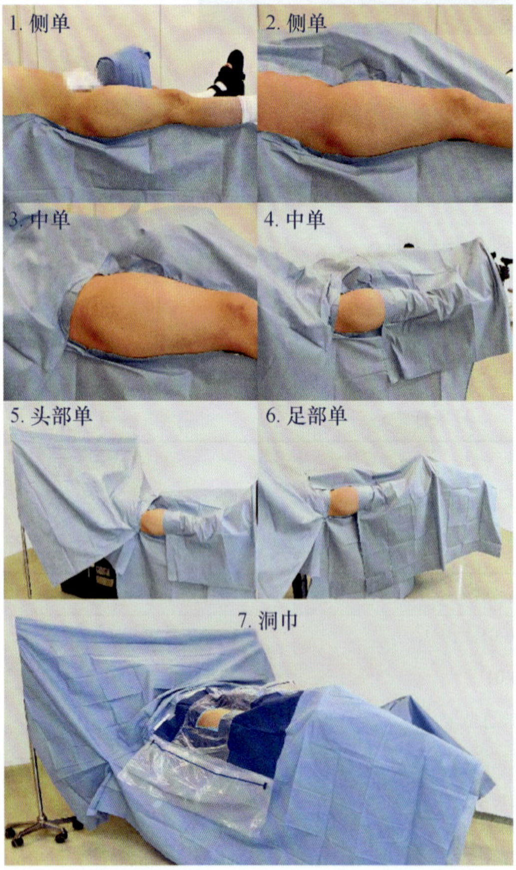

图8-2-5　铺单顺序

六、消毒铺单及手术护理配合

1. 消毒（以仰卧位为例）

以手术切口为中心，由内向外、从上到下。消毒范围为前后过正中线，上至剑突、患肢远端至踝关节上方。注意保护脐部和会阴部皮肤，避免灼伤。

2. 铺单顺序

侧单→侧单→中单→中单→头部单→足部单→洞巾（图8-2-5）。

3. 连接关节镜导线

（1）术者左手侧为观察侧。耦合器螺纹顺滑旋入摄像头后，连接关节镜镜头、光导纤维，所有导线与进水管（一根吸引器管连接Y型管）固定于手术单上。进水管Y型端连接灌注液，另一端连接6.0 mm穿刺锥进水阀。

（2）术者右手侧为操作侧。刨削刀手

柄、一次性等离子刀头及6.0 mm穿刺锥出水阀各连接一根吸引器管，并固定于手术单上。三根出水管可以利用两个三通与一个负压吸引器连接。

（3）导线长度：长短适宜，便于操作。

（4）洗手护士将4根导线的主机连接端交给巡回护士，巡回护士连接时要将导线顺直并分别与各主机准确连接，点对点直插直拔，确保设备处于功能状态。

4. 牵引双下肢

（1）健侧牵引：健侧外展45°，牵引力量为徒手最大牵引。

（2）患侧牵引：患肢内收15°，内旋15°，前屈15°，牵引力量一般不超过34.05 kg，在没有牵引重量指示的情况下，膝关节可完全伸直，术者通过托举腘窝区，体会松紧程度来判断髋关节牵引力量的大小，如牵引状态下，膝关节略有弹性活动度即可。

（3）先牵引健侧后牵引患侧。

（4）记录牵引时间，每牵引1 h放松一次，防止神经损伤。

（5）放松牵引：先放松患侧牵引，后放松健侧牵引。

5. 关节镜探查髋关节

髋关节镜探查手术护理配合流程：见表8-2-4。

表8-2-4 髋关节镜探查手术护理配合流程

手术步骤		传递物品	操作目的
1. 画手术标记		无菌画线笔	将股骨大粗降、髂前上棘、血管及神经走行、关节镜观察入路与操作入路标示清楚
2. 建立前内侧入路	切皮	11#刀片	建立观察入路，关节镜进入髋关节内（图8-2-6）
	剥离组织	中弯血管钳	
	置入关节镜	滑槽、髋关节穿刺针、导丝、空心交换棒、6.0 mm穿刺锥、关节镜	
3. 建立后外侧入路	确定穿刺位置	髋关节穿刺针	建立操作入路，对存在的病变进行处理（图8-2-7）
	固定穿刺位置	导丝	
	切皮	11#刀片	
	剥离组织	中弯血管钳	
	建立操作通路	5.5 mm穿刺锥	
4. 切开关节囊		香蕉刀或钩状等离子刀头	开放术野，方便操作
5. 交换观察与操作入路	观察入路	撤出关节镜	切开两侧关节囊暴露视野（图8-2-8）
		置入交换棒	
	操作入路	撤出香蕉刀	
		置入交换棒	
	交换入路	6.0 mm穿刺锥插入操作入路的交换棒，撤出交换棒，置入关节镜，观察入路侧置入滑槽，拔出交换棒，置入香蕉刀	
6. 交换入路		同5中的交换入路	清理滑膜组织，使视野清晰。检查关节滑膜、盂唇、臼底、股骨头、骨赘增生等情况，发现问题进行处理

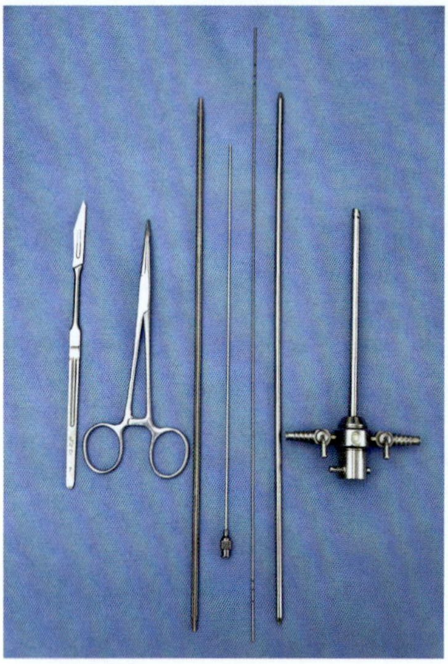

图8-2-6 建立入路器械

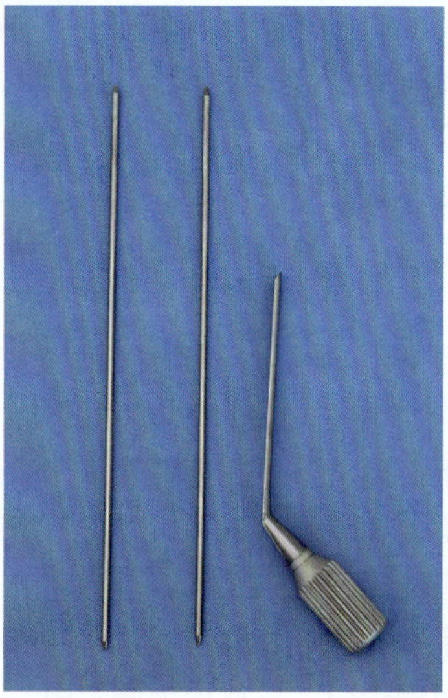

图8-2-7 交换入路器械

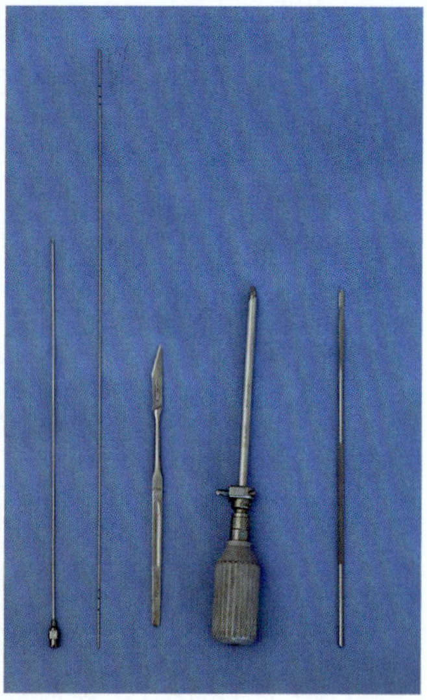

图8-2-8 关节囊切开器械

七、髋关节常见疾病

1. 髋关节色素沉着绒毛结节性滑膜炎

色素沉着绒毛结节性滑膜炎包括结节性和弥漫性两种类型。髋关节是这种疾病第二大好发部位，两种类型病变均可见到。

（1）病因：其病因尚不明确，可能与遗传、创伤、细菌或病毒感染、变态反应等有关。

（2）发病机制：滑膜组织出血有大量含铁血黄素沉着，外观呈黄褐铁锈色，有侵蚀性，可侵蚀关节软骨和骨组织，术后复发率高。

（3）临床表现：本病隐匿，以单关节肿胀伴关节腔积液为主要表现，受累的关节呈慢性肿胀疼痛，局部皮温增高。

（4）治疗原则：关节镜下滑膜切除术。

2. 髋关节滑膜软骨瘤病

原发性髋关节滑膜软骨瘤病是一种少见的关节、肌腱、滑囊等处的滑膜组织化生性疾病。

（1）分型：①游离体型；②滑膜游离体型；③髋臼窝嵌压型；④混合型。

（2）临床表现：典型症状包括关节隐痛、酸痛、交锁及活动受限。

（3）治疗原则：关节镜下检查清理术。

3. 髋关节撞击综合征

髋关节撞击综合征是由于股骨近端和（或）髋臼解剖异常，在髋关节运动时发生股骨近端和髋臼边缘的异常碰撞，导致髋臼盂唇和（或）相邻髋臼软骨的退行性改变，引起髋关节慢性疼痛，尤其在髋关节屈曲内旋时明显疼痛和关节屈曲内旋受限等一系列症状。

（1）发病机制

① 髋臼侧解剖异常：发育畸形、髋臼过深、髋臼内陷、髋臼后倾、髋内翻或外翻。

② 股骨侧解剖异常：股骨头颈连接处骨性突起、股骨头形态不规则、头颈偏心距缩短、股骨颈前倾角减小。

（2）临床分型：凸轮型（Cam型）、钳夹型（Pincer型）、混合型（图8-2-9）。

① Cam型是指股骨头颈交界处不是正常的弧形凹陷，而是形成了异常的骨性隆起，隆起部位与髋臼边缘撞击产生症状；

② Pincer型是指髋臼边缘增生，对股骨头覆盖过多，导致了与股骨颈的撞击；

③ 混合型就是Cam型和Pincer型同时存在，大部分髋关节撞击综合征患者属于混合型。

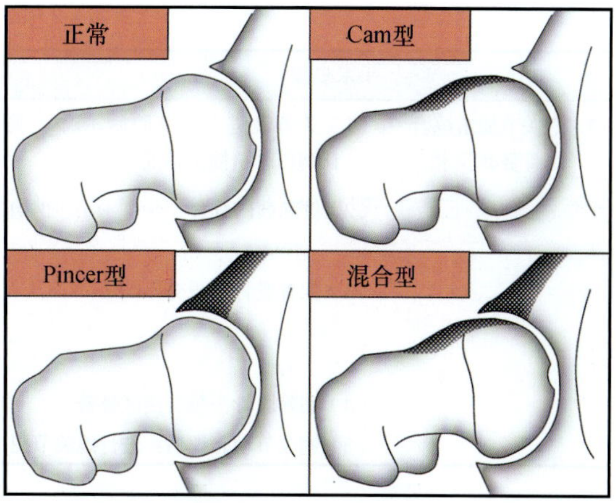

图8-2-9 髋关节撞击综合征临床分型

（3）病因：病因分为先天性和后天性因素。先天性是指先天发育问题，这类患者在很长时间内没有症状，长大后因剧烈活动或其他因素，导致撞击加重，出现疼痛。后天性因素包括婴幼儿时期外伤造成轻微股骨头骺滑脱；训练量大的运动员、军人、经常深蹲的人，会因长期反复髋关节周围骨性组织和软组织相互挤压，造成髋臼边缘或者股骨颈的骨质增生，导致撞击。

（4）临床表现：关节周围疼痛，尤其腹股沟处疼痛，活动锻炼或长时间行走后疼痛，下蹲时加重。屈髋内收内旋诱发疼痛，这些动作引起撞击导致疼痛。

（5）治疗原则：对于疼痛症状轻，发病时间短的患者，可先行保守治疗，如应用非甾体抗炎药，配合物理治疗，改变运动生活方式，避免引起撞击动作，进行髋关节周围肌肉力量针对性锻炼，保守治疗2～3个月没有明显效果的考虑手术治疗。

八、髋关节腔清理手术护理配合

髋关节腔清理手术护理配合流程：见表8-2-5。

表8-2-5 髋关节腔清理手术护理配合流程

手术步骤		传递物品	操作目的
1. 髋关节色素沉着绒毛结节性滑膜炎滑膜切除术	（1）关节镜进入关节腔，探查增生滑膜	关节镜	检查滑膜增生情况
	（2）切除增生滑膜	加长型刨削刀头、等离子刀头、髓核钳	电动刨削滑膜，等离子刀头汽化止血处理创面。肥厚的滑膜和结节状增生也可用髓核钳夹除，留取标本
	（3）对于累及关节外者，必要时切开手术		
2. 髋关节滑膜软骨瘤取出术	（1）关节镜进入关节腔，探查滑膜软骨瘤的情况	关节镜	检查滑膜软骨瘤的情况
	（2）取出滑膜软骨瘤	髓核钳、加长型刨削刀头、等离子刀头	取出游离体，切除滑膜，等离子刀头汽化止血

续表

手术步骤		传递物品	操作目的
3. 髋关节撞击综合征骨赘磨除术	（1）关节镜进入关节腔后，确认髋臼骨赘撞击情况	关节镜	磨除髋臼骨赘（图8-2-10）
	（2）磨除髋臼骨赘	直径4.0 mm或5.0 mm加长型磨钻	
	（3）探查股骨头颈交界区		去除下肢牵引，屈曲髋关节约45°磨除股骨头颈交界区骨赘，重建股骨头球度（图8-2-11）
	（4）磨除股骨头颈交接区骨赘		
	（5）髋关节动态评估：进行髋关节屈曲和内外旋活动，确定无残余撞击		

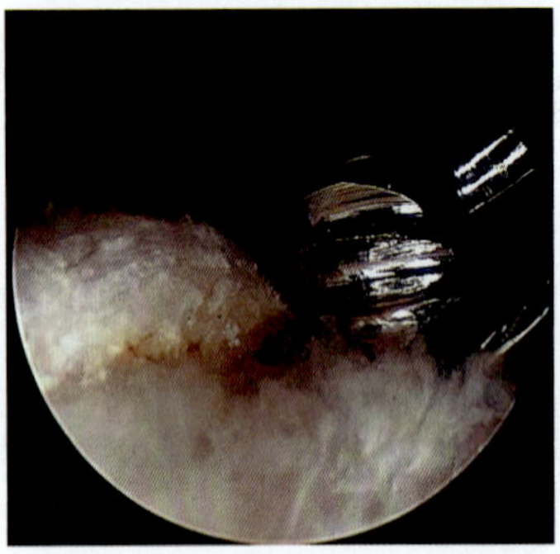

图8-2-10　磨除髋臼骨赘

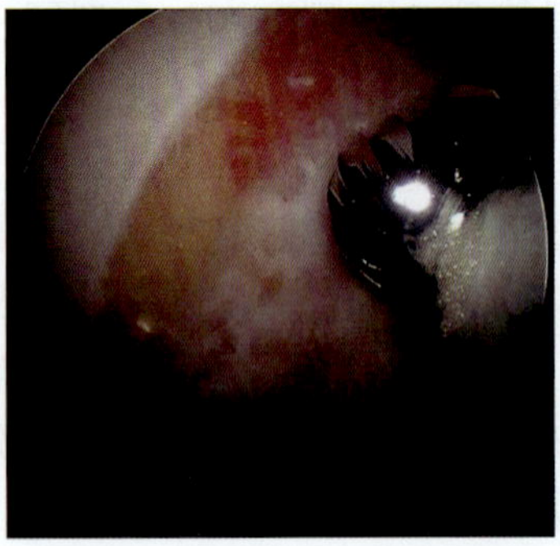

图8-2-11　磨除股骨头颈交界区骨赘

第3节　髋关节盂唇损伤缝合的手术护理配合

髋关节盂唇是纤维软骨结构，包绕在髋臼周围，止于髋臼横韧带。髋关节血供主要来源于闭孔动脉、臀上动脉和臀下动脉。盂唇的神经支配较丰富，包括本体感受器和痛觉感受器，因此盂唇撕裂患者常述疼痛剧烈。

一、髋关节盂唇的功能

（1）加深髋臼杯使髋臼形成一个大于半球形的臼杯，以包绕股骨头增加关节稳定性。

（2）密封髋关节，避免关节液外漏，维持髋关节内呈负压状态。

二、髋关节盂唇损伤的病因

（1）运动损伤、创伤、髋关节退行性变、髋关节结构及发育异常，髋臼发育不良、运动损伤和训练伤最为常见。

（2）髋臼发育不良合并髋关节退行性关节炎，也常常造成盂唇磨损，撕裂的盂唇可嵌入髋臼内，发生交锁症状。

三、髋关节盂唇损伤的机制

股骨头过度地向前、外、上方活动导致盂唇损伤（图8-3-1），如大劈叉、一字马等。

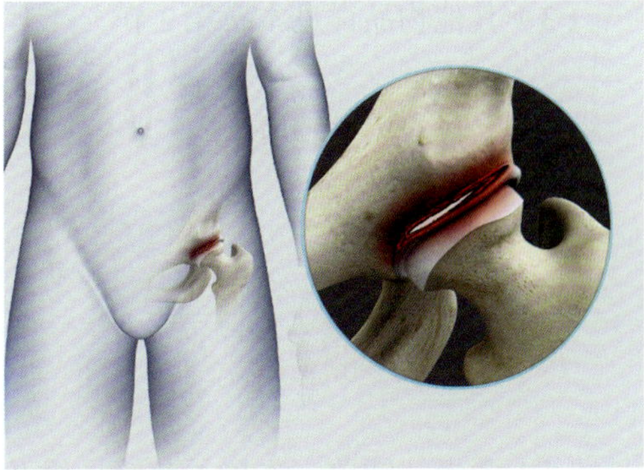

图8-3-1 髋关节盂唇损伤示意图

四、髋关节盂唇损伤的临床表现

（1）活动后腹股沟区或大转子附近疼痛、髋关节后方疼痛，疼痛位置相对固定。

（2）盂唇磨损游离时，可出现关节弹响或交锁。

（3）髋关节活动度均可出现不同程度受限，以屈曲和内旋受限为主。

五、髋关节盂唇损伤的治疗原则

（1）初期治疗通常为非手术治疗，包括休息、抗炎药物应用及物理治疗。

（2）对于非手术治疗无效者，采取关节镜下盂唇缝合或修复治疗。

六、髋关节盂唇损伤缝合手术的物品准备

（1）手术器械：髋关节仰卧位牵引设备、髋关节镜基础器械、关节镜专科基础器械、髋关节镜器械、锚钉定位器械（2.3 mm锚钉、2.9 mm锚钉、3.0 mm Gryphon锚钉等）、手枪钻器械。

（2）高值耗材：见表8-3-1。

表8-3-1 髋关节盂唇损伤缝合手术高值耗材

耗材名称	规格	数量
一次性等离子刀头	ASC4730-01	1个
	AC2340-01	1个
一次性刨削刀头	4.5 mm加长直型	1个
	4.5 mm加长折弯型	1个
	4.0 mm加长型	1个
	5.5 mm加长型	1个
手术缝合线	VCP442（3/0）	1包
Orthcord缝合线	—	若干
锚钉	2.3 mm HA 可折弯	若干
	2.3 mm HA 不可折弯	若干
	2.3 mm PK	若干
	2.9 mm HA	若干
	3.0 mm Gryphon	若干

（3）其他物品详见本章第2节。

七、灌注系统的准备

详见本章第2节。

八、手术护理配合

（1）消毒、铺单、连接关节镜导线及牵引双下肢、探查关节腔：详见本章第2节。
（2）关节镜下髋关节盂唇损伤缝合手术护理配合流程：见表8-3-2。

表8-3-2　髋关节盂唇损伤缝合手术护理配合流程

手术步骤	传递物品	操作目的
1.常规建立前方、前外侧和后外侧入路（详见本章第2节）		
2.探查盂唇	探钩	探查盂唇损伤情况
3.清理撕裂盂唇	加长型刨削刀头	使用刨削刀头切除撕裂部分（图8-3-2）
4.打磨髋臼	加长型4.0 mm/加长型5.0 mm磨钻	打磨髋臼，使其新鲜化，促进愈合（图8-3-3）
5.锚钉定位	锚钉定位器	置入锚钉（图8-3-4）
	拔出阻塞器	
	电钻预制孔道	
6.置入带线锚钉	带线锚钉、骨锤	缝合盂唇（图8-3-5）
7.缝合盂唇	盂唇缝合器	将损伤的盂唇固定于髋臼缘上（图8-3-6）
	抓线钳	
	推结器	
	剪线器	

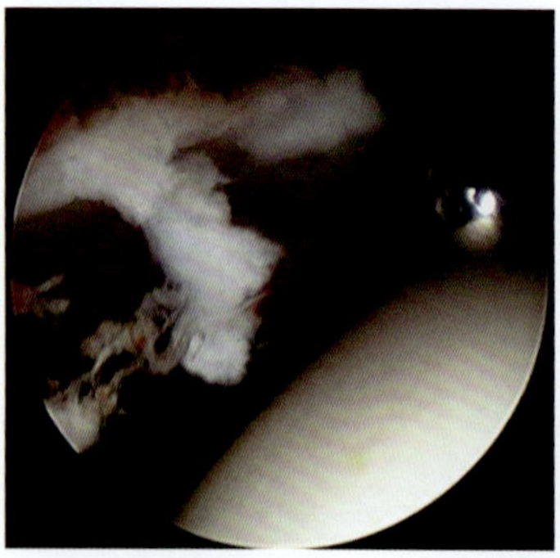
图8-3-2　清理盂唇

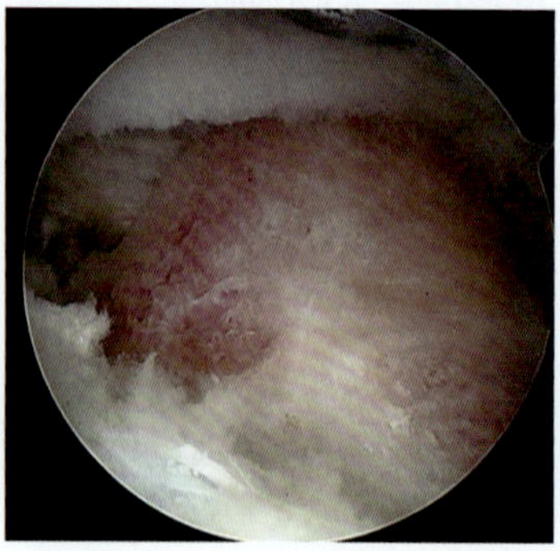
图8-3-3　髋臼新鲜化

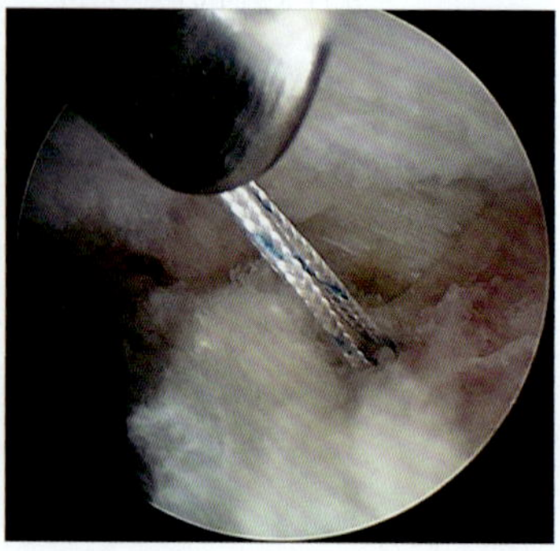
图8-3-4　置入带线锚钉

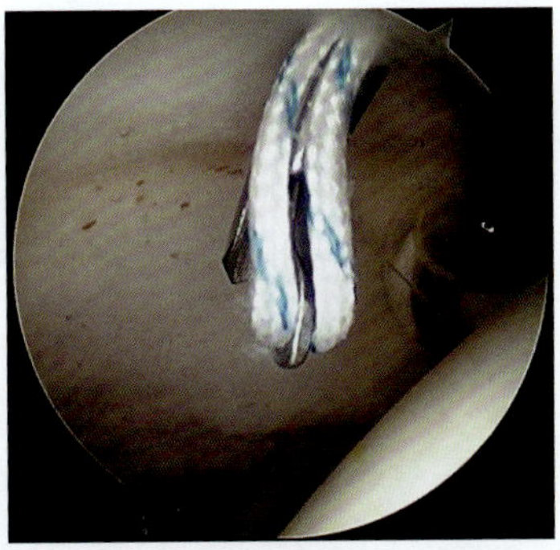
图8-3-5 缝合盂唇

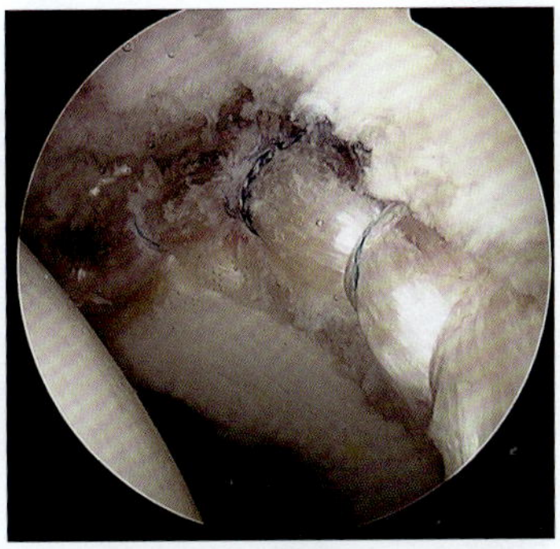
图8-3-6 盂唇缝合后效果

第4节 髋关节支具的使用

一、使用目的

（1）限制髋关节活动范围，防止过度外旋、后伸、屈曲，从而保护与稳定髋关节。

（2）支具模拟关节，简单设置髋关节屈伸与内收、外展角度。

（3）腰部压力带为患者术后提供背部支持。

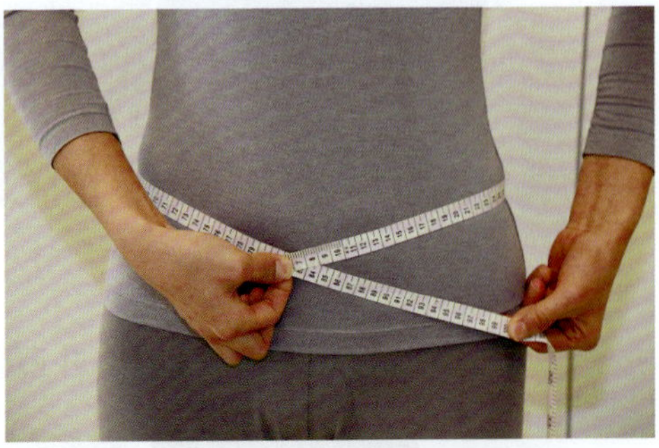
图8-4-1 髂前上棘上缘测腰围

二、使用范围

（1）髋关节盂唇缝合修复术后。

（2）微创髋关节镜术后。

三、使用方法

（1）固定背部矫形器（步骤见图8-4-1～图8-4-5）。

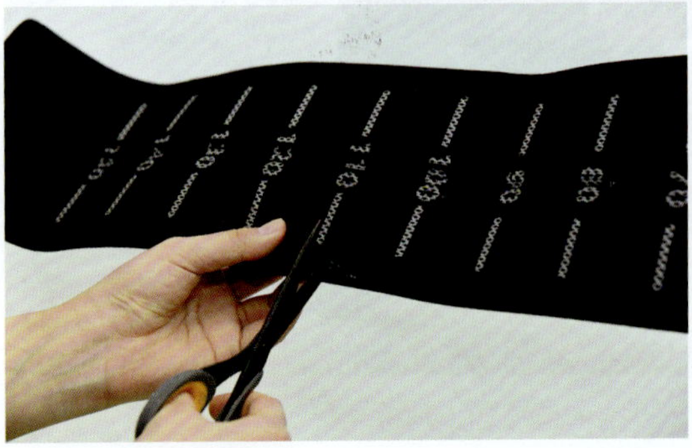
图8-4-2 裁剪腰部固定带至合适腰围

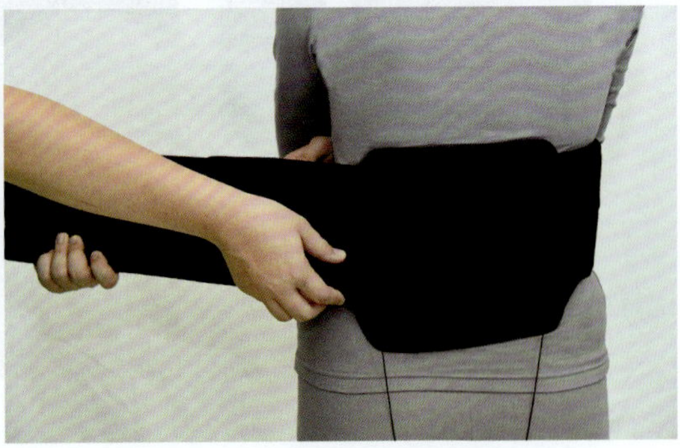
图8-4-3 面板放在背侧腰部中间

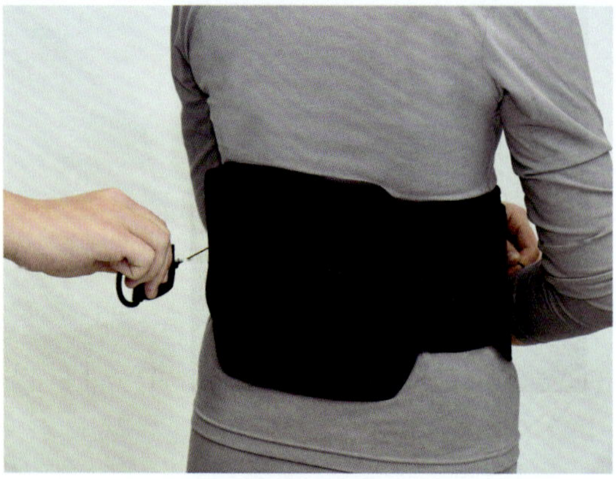

图8-4-4　裁剪后绕腰部安装固定带

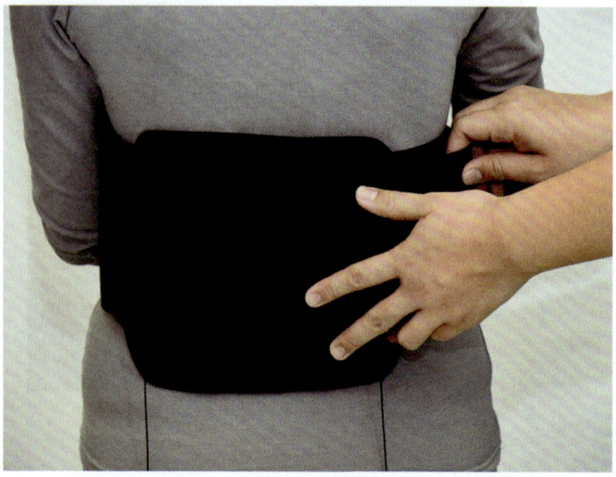

图8-4-5　将两侧拉片拉紧并固定

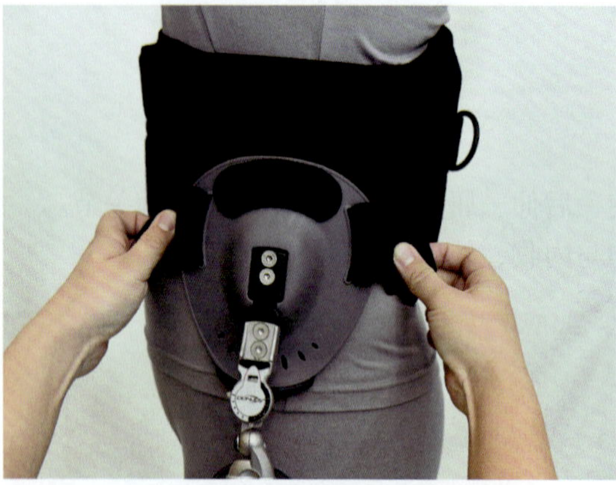

图8-4-6　将髋部组件粘贴至股骨大转子位置

（2）佩戴髋关节组件（图8-4-6）。

（3）佩戴大腿固定带：大腿护垫应位于大腿侧面中心位置，顶部边缘应位于大转子下方，紧贴大腿侧面，避免顶部与大转子相撞（图8-4-7、图8-4-8）。

（4）调节角度（图8-4-9、图8-4-10）

四、使用注意事项

（1）必须按照说明正确佩戴支具，否则可能会使矫形器无法提供保护，不能获得理想的功能及稳定性。

（2）按照解剖位置佩戴支具，并遵医嘱调节角度。

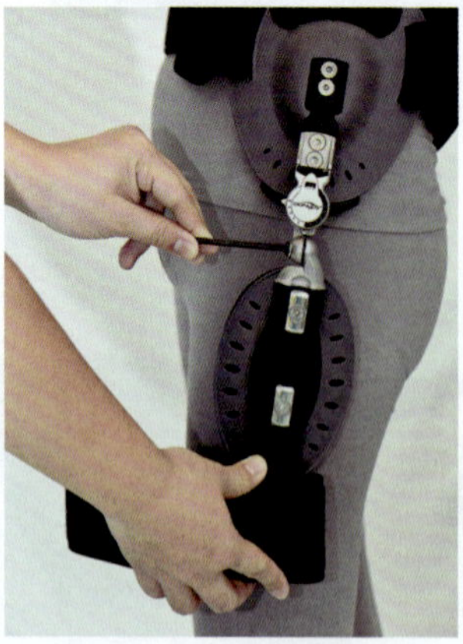

图8-4-7　调节护垫与股骨的贴合度

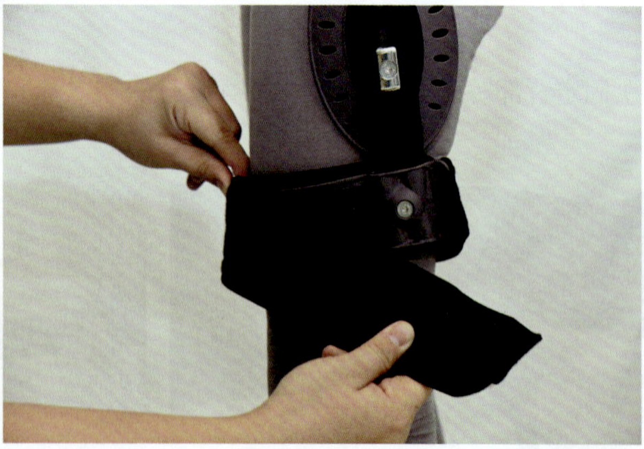

图8-4-8　固定绑带

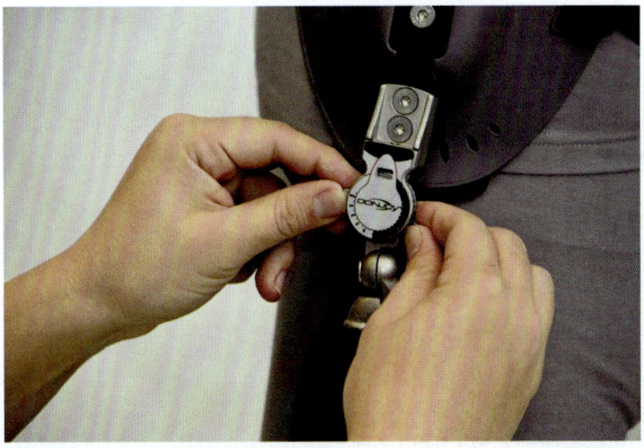

图 8-4-9　调节铰链（前屈角度 0°～90°）

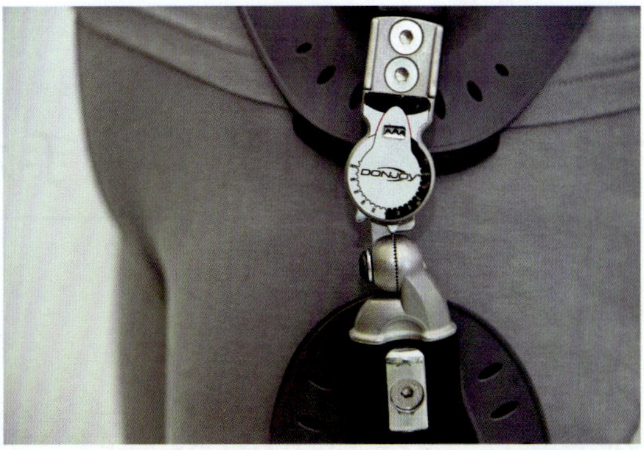

图 8-4-10　螺丝刀锁定后伸 0°～30°

附录：解放军总医院护理经验分享（四）

牵引时间定时提醒法：在牵引时间达到 1 h 时，巡回护士应提醒手术医师，放松牵引，减少牵引并发症的发生，保证手术的安全。

（任浩伟　朱娟丽　王姝南）

第9章 肘关节镜手术护理配合

第1节 肘关节的解剖、手术常用体位及麻醉方式

一、肘关节解剖

肘关节由桡骨、尺骨、肱骨、关节囊及韧带组成，有肱尺、肱桡、尺桡3个关节和6个相应的关节面。肘关节的前后韧带组成关节囊部分，后面上起自肱骨软骨及鹰嘴窝的上缘，前面起自冠状窝上缘，下止于尺骨及桡骨的关节软骨缘（图9-1-1）。

肘关节两侧有侧副韧带加强（图9-1-2）。肱骨内上髁为前臂屈肌（屈指、屈腕、旋前圆肌等）的附着点，外上髁为前臂伸肌群的附着点，尺骨鹰嘴是肱三头肌的止点。

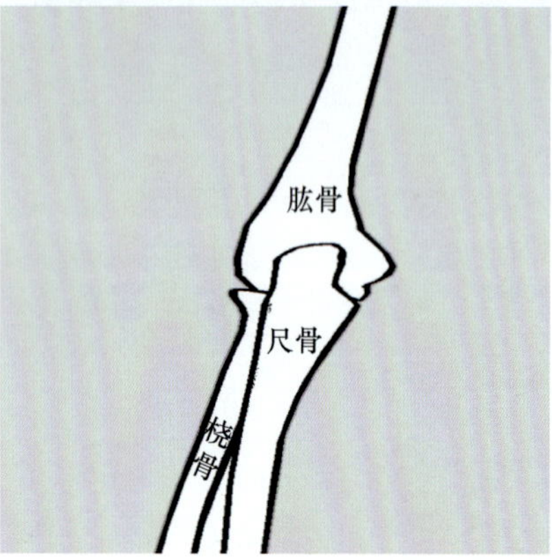

图9-1-1 肘关节骨性结构示意图

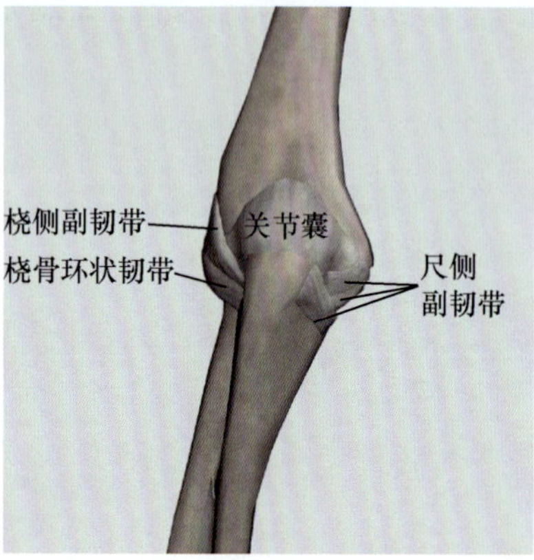

图9-1-2 肘关节韧带示意图

二、肘关节的功能

肘关节具有屈伸及旋转运动的功能。屈伸范围为0°～150°，提携角15°，肱骨小头前倾角为30°～50°。

三、肘关节镜常用手术体位

肘关节镜手术体位有仰卧位、俯卧位和侧卧位三种体位。

仰卧位为肘关节前方关节镜手术提供了一个良好的通道，并为其提供简单的解剖学定位，仰卧位允许自由旋前和旋后，降低神经血管束上方的张力，从而降低了医源性神经血管损伤的风险。为此，患肢可采用牵引的方式，使肩关节外展90°，肘关节屈曲90°，手臂也可以直接放在身体上。

俯卧位为肘关节后方关节镜手术提供了一个良好的通道，其优点在于肘部的固有稳定性，缺点为解剖定位复杂。为此，患肢需置于肘部支撑架上，肩关节外展90°，肘关节屈曲90°。

侧卧位可采用塑形体位垫来稳定患者，并使用肘部支撑架将患肢固定于身体前面，使肩关节和肘关节屈曲呈90°。

（一）仰卧位摆放方法

仰卧位可分为仰卧患肢牵引位和仰卧患肢自由位。

1. 仰卧患肢牵引位

1）物品准备（图9-1-3）

手术床1张、支臂板1个、体位垫2个、约束带2个、头圈1个、上肢阻挡架1个、足跟保护垫2个、牵引指套、牵引架。

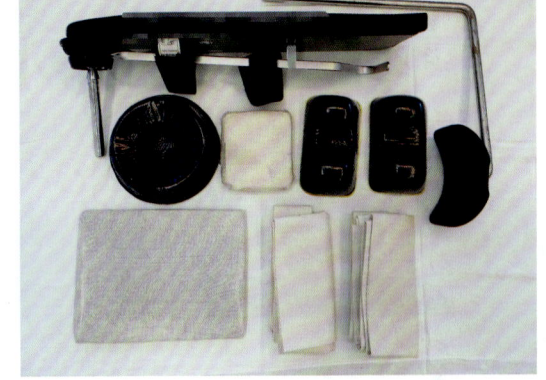

图9-1-3　仰卧患肢牵引位物品准备

2）摆放方法

（1）协助患者仰卧于手术床上。

（2）头下垫头圈。

（3）健侧手术床前缘安装牵引架。

（4）健侧上肢外展于支臂板上，外展角度小于90°，远端关节高于近端关节。

（5）患侧上肢安放阻挡架，对抗牵引（图9-1-4）。

（6）双侧踝关节处垫足跟保护垫，双下肢及胸部用约束带固定。

（7）铺单完成后，手指戴牵引指套与牵引架连接，并达到牵引效果（图9-1-5）。

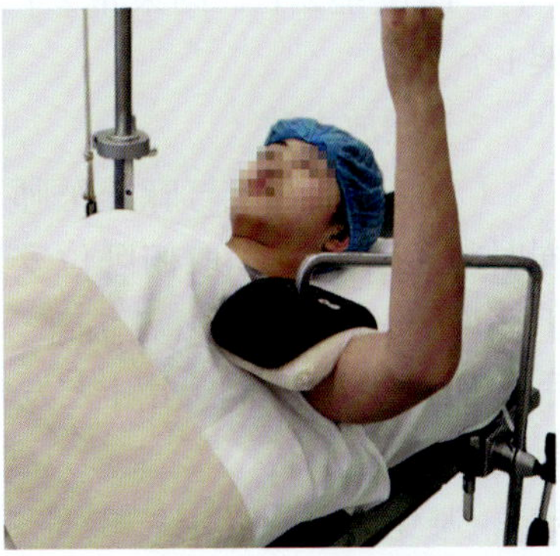

图9-1-4　安放阻挡架

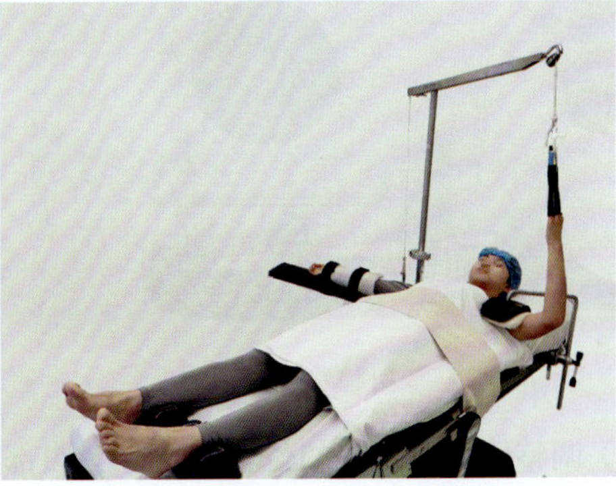

图9-1-5　患肢牵引

3）注意事项

（1）患肢上臂阻挡架处注意皮肤有无压红。

（2）注意观察牵引时间和牵引力量，应做到间歇牵引，每1小时放松一次。

2. 仰卧患肢自由位

1）物品准备（图9-1-6）

手术床1张、头圈1个、支臂板1个、体位垫1个、约束带2个、足跟保护垫2个。

2）摆放方法

（1）（2）同“仰卧患肢牵引位”。

（3）健侧上肢外展于支臂板上，外展角度小于90°，远端关节高于近端关节。

（4）双侧踝关节处垫足跟保护垫，双下肢及胸部用约束带固定。

（5）患肢自然放于胸前（图9-1-7）。

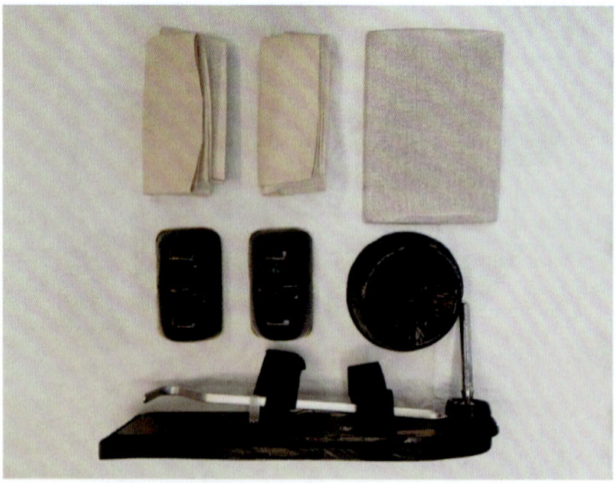

图9-1-6 仰卧患肢自由位物品准备

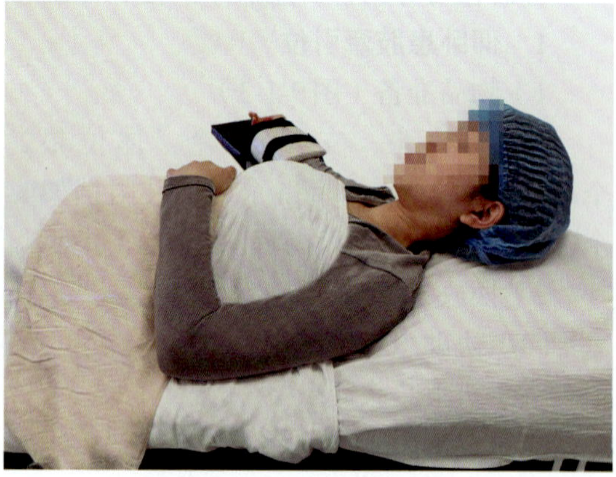

图9-1-7 患肢放于胸前（左侧患肢）

（二）俯卧位摆放方法

1）物品准备（图9-1-8）

俯卧位体位垫1个、头圈1个、支臂板1个、体位垫2个、约束带2个、肘部支撑架1个。

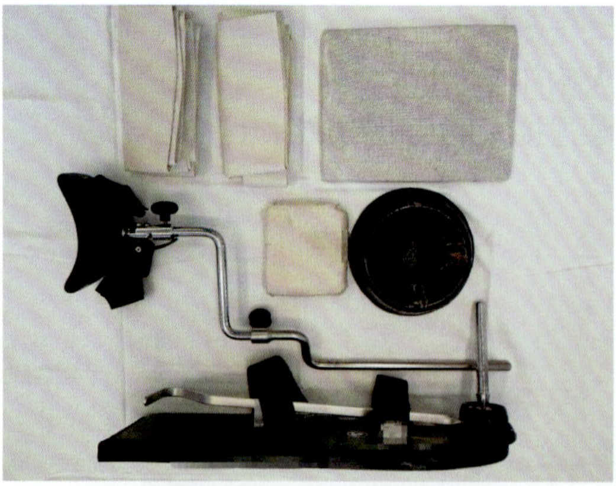

图9-1-8 俯卧位物品准备

2）摆放方法

（1）巡回护士与麻醉医师、手术医师同时将患者从平车取俯卧位安置于手术床上。麻醉医师站在患者头部，保护患者，手术医师站在两侧，由1人发出口令，同时进行翻身俯卧。

（2）调整俯卧体位垫的位置，使患者腹部悬空，避免大血管受压。

（3）将健侧上肢放置于支臂板上，垫体位垫，用约束带固定。

（4）患侧上肢安放肘部支撑架，屈肘90°，体位垫保护患肢并固定，充分暴露肘关节（图9-1-9）。

（5）调整患者下肢的位置，垫高双下肢股骨处，使双髋双膝屈曲20°，双下肢远端关节低于近端关节平放于手术床上，固定双下肢，使双足自然下垂、足跟分离、足尖离开床面。

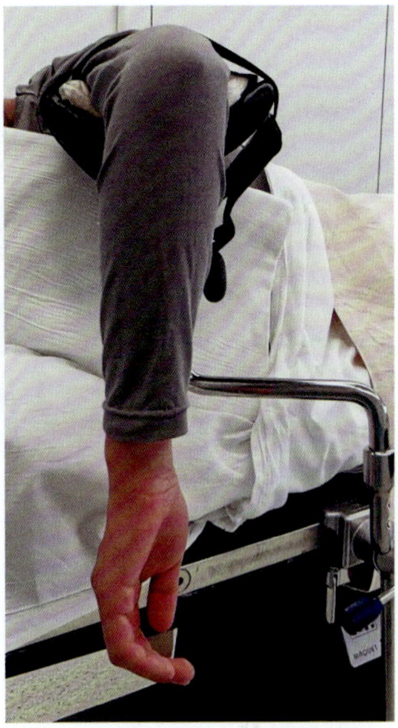

图9-1-9　安放肘部支撑架

（三）侧卧位摆放方法

1）物品准备

手术床1张、支臂板1个、约束带2个、上肢体位架1个、足跟保护垫2个、塑形体位垫1个、肘部支撑架1个（图9-1-10）。

2）摆放方法

（1）将塑形体位垫摆放成“U”形，置于手术床上，将塑形体位垫抽气管接于吸引器上，并少量抽气，使垫内颗粒不移动，将凝胶垫放于塑形体位垫上，凝胶垫上放置治疗巾。

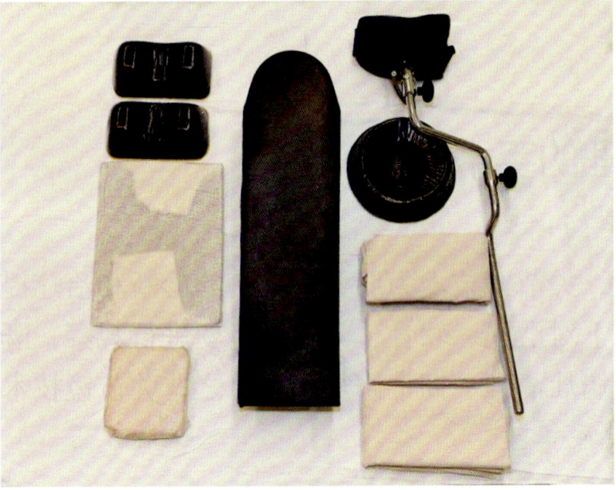

图9-1-10　侧卧位物品准备

（2）协助患者仰卧于手术床。

（3）患者健侧卧位，患肩在上方。手术团队4人，麻醉医师站患者头侧负责扶托头颈部，保护气管导管，两人在手术床两侧，一人搬肩，一人搬髋，一人在足侧，步调一致将患者的头、颈、躯干保持同一水平旋转，防止脊柱损伤与气管导管的脱落，使患者取侧卧位90°。

（4）头下放置头圈，且头偏向健侧，将患者耳郭抚平，防止耳郭压伤。腋下垫腋垫，利于呼吸并防止腋窝神经和血管受压。

（5）健侧上肢外展固定，上臂外展置于支臂板上，外展小于90°，远端关节高于近端关节。

（6）患侧上肢安放肘部支撑架，屈肘90°（图9-1-11），体位垫保护患肢并固定，暴露肘部关节（图9-1-12）。

（7）用手前后推塑形垫呈梯形，再次抽气至塑形垫变硬成型。

（8）两腿之间垫海绵垫，下腿屈曲，上腿伸直。踝关节处垫足跟保护垫，防止压疮，腰以下盖被子，约束带固定（图9-1-13）。

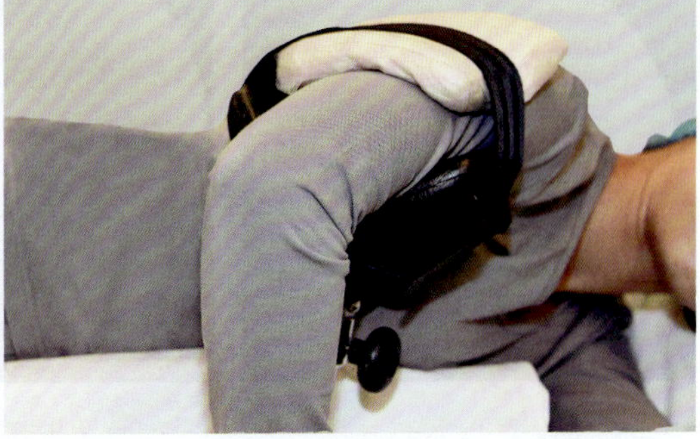

图9-1-11　安放肘部支撑架

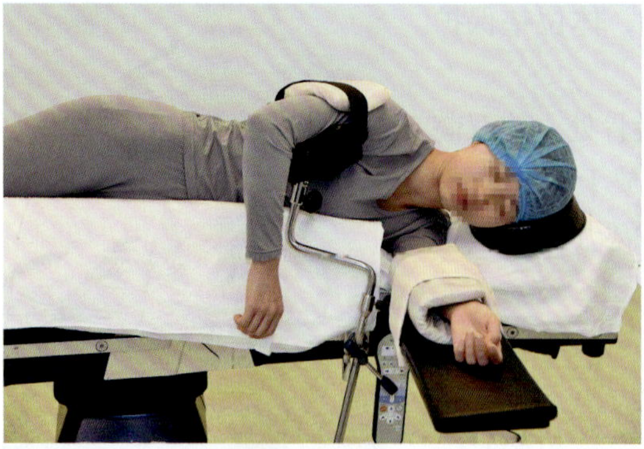

图 9-1-12　体位垫保护固定

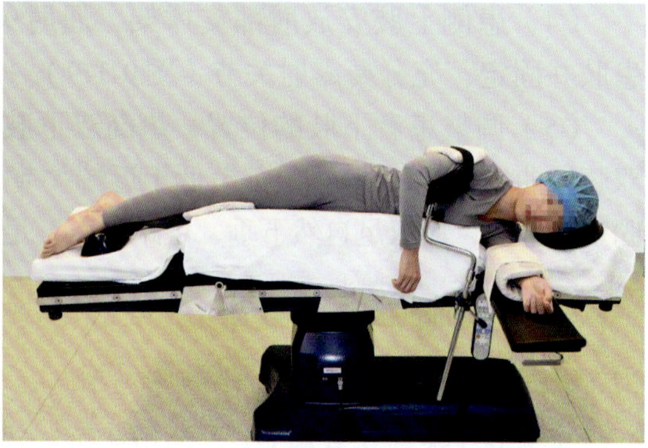

图 9-1-13　肘关节侧卧位整体观

四、肘关节手术常用麻醉方式

臂丛神经阻滞麻醉、全身麻醉。

第 2 节　肘关节检查、关节腔清理的手术护理配合

肘关节疾病的诊断一直是较为棘手的问题，关节镜技术为肘关节疾病的诊断和治疗提供了一个新颖、有效的手段，通过关节镜直视下对滑膜、软骨、关节内病变进行观察，既可明确诊断，又可在关节镜下进行骨关节软骨病灶清理、韧带修复等。总之，关节镜技术为诊断和治疗肘关节病变提供了更优化的途径。

一、肘关节镜下解剖

冠状突、鹰嘴窝、桡骨小头镜下解剖见图 9-2-1～图 9-2-3。

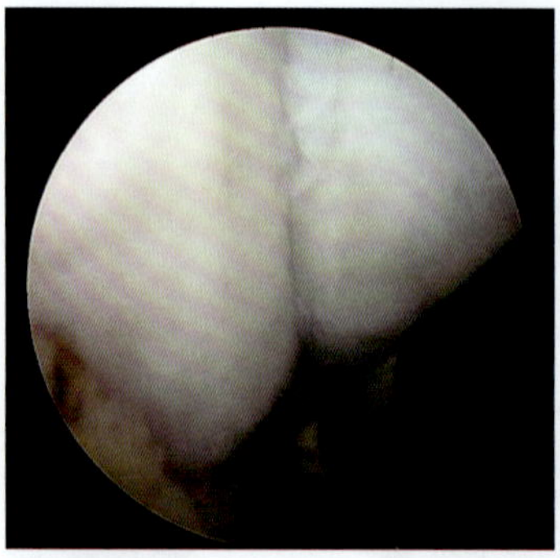

图 9-2-1　冠状突

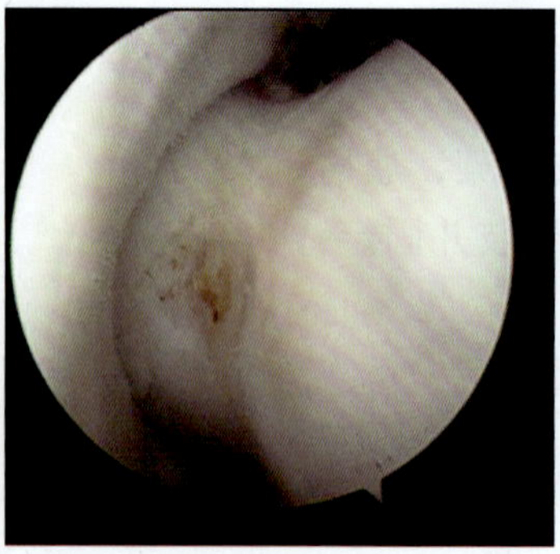

图 9-2-2　鹰嘴窝

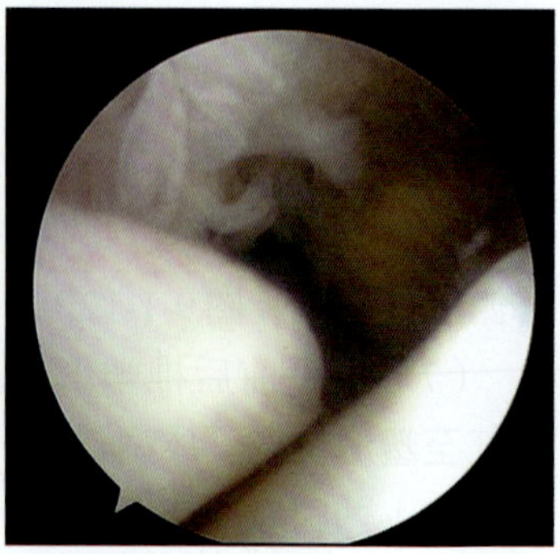

图 9-2-3　桡骨小头

二、物品准备

（1）手术器械：肘关节镜基础器械、关节镜专科基础器械（4.0 mm穿刺锥）、游离体取出器械。

（2）普通耗材：见表9-2-1。

表9-2-1 肘关节检查及关节腔清理手术普通耗材

耗材名称	规格	数量	耗材名称	规格	数量
刀片	11#	1个	显影纱垫	—	1包
一次性吸引器管	—	4个	注射器	10 mL	1个
一次性Y型管	—	1个	医用手术薄膜	60 cm×45 cm	1个
一次性无菌手术衣	—	若干	导尿包	—	1包
一次性无菌手套	—	若干	导尿管	—	1根
显影纱布	—	3包			

（3）高值耗材：见表9-2-2。

表9-2-2 肘关节检查及关节腔清理手术高值耗材

耗材名称	规格	数量
一次性等离子刀头	AC2823-01（2.3 mm）	1个
	ASC4830-01	1个
一次性刨削刀头	2.9 mm/3.5 mm	各1个
	2.9 mm/3.5 mm	各1个

（4）手术敷料：见表9-2-3。

表9-2-3 肘关节检查及关节腔清理手术敷料

敷料名称	数量	敷料名称	数量
大单	1个	头部单	1个
U形单	1个	足部单	1个
洞巾（含积液袋）	1个	侧单	2个
保护套	1个	中单	4个
弹力绷带	2卷	治疗巾	4个
自粘胶条	若干		

（5）灌注系统

关节腔的灌注和扩张在关节镜手术操作过程中是必需的。通常采用的是3000 mL生理盐水+1%盐酸肾上腺素注射液1 mL进行灌注冲洗，加入盐酸肾上腺素可起到止血、改善手术视野的作用，可将液体袋置于关节平面以上1 m处，或使用加压水泵维持灌注压力。

三、消毒铺单

（1）消毒：以手术切口为中心，由内向外、从上到下，消毒范围为上至腋下、下至手指末端。

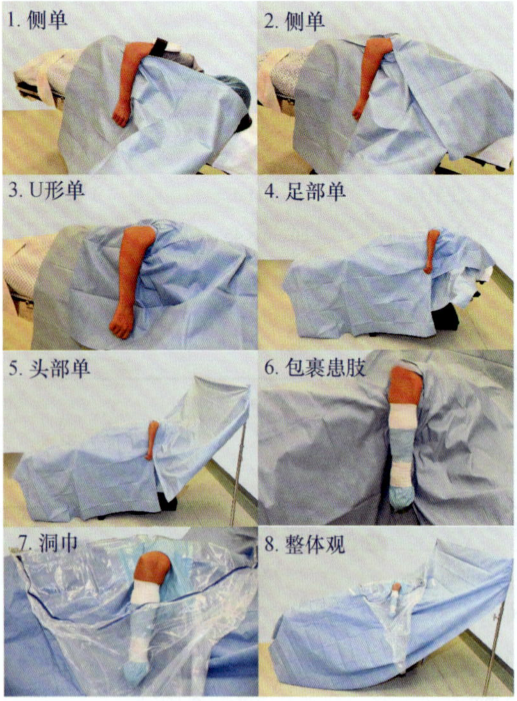

图 9-2-4 铺单顺序

（2）铺单顺序（以侧卧位为例）：侧单→侧单→U形单→足部单→头部单→包裹患肢→洞巾（图 9-2-4）。

（3）连接关节镜系统

① 术者左手侧为观察侧。耦合器螺纹顺滑旋入摄像头后，连接关节镜镜头、光导纤维，所有导线与进水管（一根吸引器管连接Y型管）固定于手术单上。进水管Y型端连接灌注液，另一端连接4.0 mm穿刺锥进水阀。

② 术者右手侧为操作侧。刨削刀手柄、一次性等离子刀头及4.0 mm穿刺锥出水阀各连接一根吸引器管，并固定于手术单上。三根出水管可以利用两个三通与一个负压吸引器连接。

③ 导线长度：长短适宜，便于操作。

④ 洗手护士将4根导线的主机连接端交给巡回护士，巡回护士连接时要将导线顺直并分别与各主机准确连接，点对点直插直拔，确保设备处于功能状态。

四、手术护理配合

肘关节检查及关节腔清理手术护理配合流程：见表 9-2-4。

表 9-2-4 肘关节检查及关节腔清理手术护理配合流程

手术步骤		传递物品	操作目的
1. 将关节腔及肘关节内外侧入路部位注入含1%盐酸肾上腺素注射液的生理盐水25～30 mL（每10 mL生理盐水＋肾上腺素1滴）		10 mL注射器、含1%盐酸肾上腺素注射液的生理盐水25～30 mL	扩张关节腔、止血、改善关节镜视野
2. 建立观察入路（图 9-2-5）	切皮、扩张切口 插入关节镜	11# 刀片、直血管钳 关节镜	常规按顺序检查肘关节
3. 建立工作入路	切皮、扩张切口 插入手术器械	11# 刀片、4.5 mm穿刺锥、交换棒 刨削刀头、等离子刀头、磨钻、探钩、髓核钳等	清理滑膜、软骨等组织

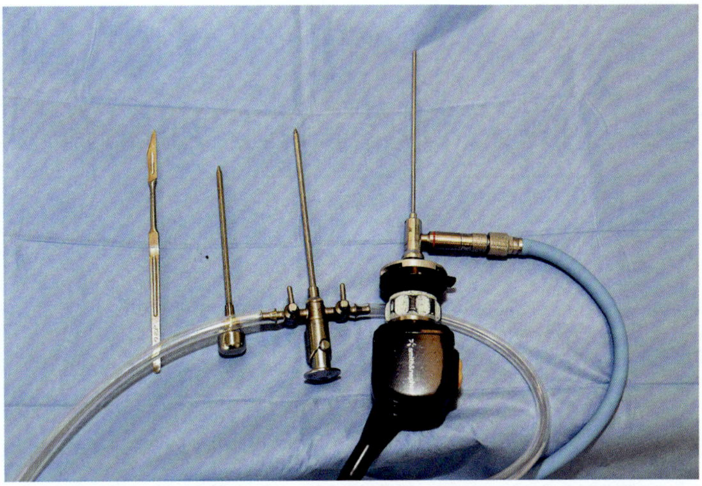

图9-2-5　建立观察入路器械

（梁宝富　张建平　王姝南）

第10章 腕关节镜手术护理配合

第1节 腕关节的解剖、手术常用体位及麻醉方式

腕关节解剖复杂，临床诊断困难，腕关节造影在某种程度上为诊断提供了间接征象，但假阴性率达33%，假阳性率达70%，可靠性低。腕关节镜技术的开展为腕关节疾病诊断提供了新颖、有效的手段，可通过关节镜直视下对关节滑膜、关节软骨、关节内韧带及三角软骨盘进行观察，以明确诊断。随着关节镜技术的发展及手术器械的优化，腕关节镜手术适应证所覆盖的范围越来越广泛，与膝关节镜手术发展一样，腕关节镜经历了单纯检查、镜下清理、镜下修复和重建的发展过程。

腕关节镜手术的开展已经越来越广泛，特别是长期腕关节原因不明的疼痛、腕骨骨囊肿、慢性滑膜炎、类风湿关节炎、退行性骨关节炎和月骨缺血坏死、三角纤维软骨复合体损伤、关节内游离体等腕关节内疾患均可以在关节镜下进行诊断和治疗，充分展现了关节镜微创手术的优越性。

一、腕关节解剖

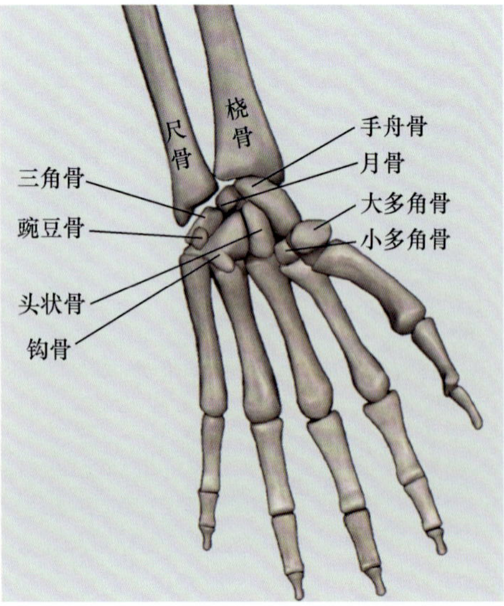

图10-1-1　腕关节骨性结构示意图

腕关节是由桡腕关节、远侧尺桡关节、腕骨间关节、腕掌关节四部分共15块骨骼组成（图10-1-1）。各组骨与骨之间依靠骨间韧带和软骨盘连接。

三角纤维软骨复合体（triangular fibrocartilage complex，TFCC）是指腕关节尺侧的一组重要结构，包括关节软骨盘、掌侧和背侧尺桡韧带、尺侧伸腕肌腱鞘深层、尺侧关节囊、尺月韧带和尺三角韧带。掌侧和背侧远尺桡韧带的浅层和深层纤维，在桡骨附着处汇合。TFCC复杂的解剖和多重的功能，使其易于损伤和退变。

腕关节镜是诊断TFCC损伤的金标准，关节镜下可以准确地诊断撕裂的类型、程度，可以关节镜下缝合和清理损伤的组织结构。

二、TFCC的功能

TFCC的功能主要有：桡骨远端关节面的尺侧延伸，覆盖尺骨头；传导尺腕关节间的轴向应力，吸收部分负荷；形成桡骨、尺骨远端牢固的弹性连接，提供旋转稳定性；对腕关节尺侧部提供支撑。

三、腕关节常用手术体位

腕关节手术体位通常采用仰卧位。

1. 物品准备

手术床1张、蜘蛛臂装置1套、支臂板1个、体位垫1个、约束带2个、上肢阻挡架1个、足跟保护垫2个、头圈1个（图10-1-2）。

2. 摆放方法

（1）协助患者仰卧于手术床上。

（2）头下垫头圈。

（3）患侧床尾安装蜘蛛臂（图10-1-3）。

（4）健侧上肢外展于支臂板上，外展角度小于90°，远端高于近端。

（5）患肢安放阻挡架，对抗牵引（图10-1-4）。

（6）双侧踝关节处垫足跟保护垫，双下肢及胸部用约束带固定。

（7）铺单完成后，连接蜘蛛臂装置，使其起到牵引的作用。

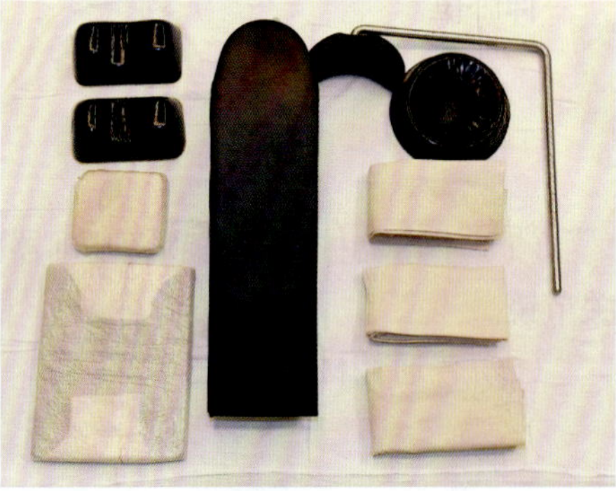

图10-1-2 物品准备

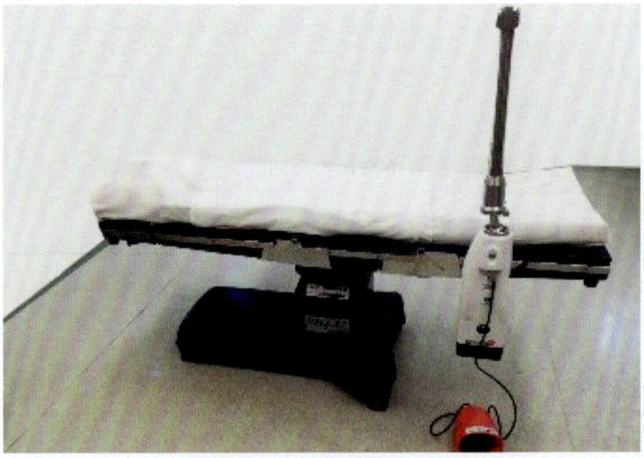

图10-1-3 安装蜘蛛臂

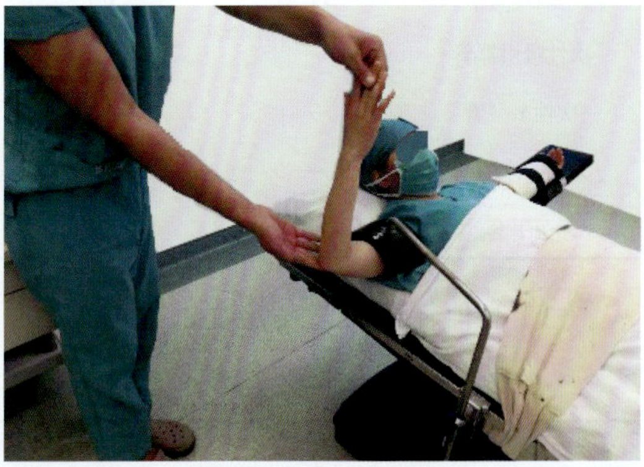

图10-1-4 患肢安放阻挡架

3. 注意事项

（1）患肢阻挡架处注意皮肤有无压红。

（2）注意观察骶尾部、骨突处有无皮肤压红。

四、腕关节手术常用麻醉方式

臂丛神经阻滞麻醉、全身麻醉。

第2节 腕关节镜检查、关节腔清理的手术护理配合

一、麻醉方式

全身麻醉或臂丛神经阻滞麻醉。

二、手术体位

仰卧位。

三、物品准备

（1）手术器械：腕关节镜基础器械、关节镜专科基础器械（3.5 mm穿刺锥）、2.5 mm关节镜。

（2）普通耗材：见表10-2-1。

表10-2-1 腕关节镜检查及关节腔清理手术普通耗材

耗材名称	规格	数量	耗材名称	规格	数量
刀片	11#	1个	显影纱布	—	3包
一次性吸引器管	—	4个	显影纱垫	—	1包
一次性Y型管	—	1个	注射器	10 mL	1个
无菌手术衣	—	若干	医用手术薄膜	60 cm×45 cm	1个
无菌手套	—	若干	电钻保护罩	—	1个

（3）高值耗材：见表10-2-2。

表10-2-2 腕关节镜检查及关节腔清理手术高值耗材

耗材名称	规格	数量/个
一次性等离子刀头	AC2823-01（2.3 mm）	1
一次性刨削刀头	2.0 mm/2.9 mm	各1

（4）手术敷料：见表10-2-3。

表 10-2-3　腕关节镜检查及关节腔清理手术敷料

敷料名称	数量	敷料名称	数量
大单	1个	头部单	1个
U形单	1个	足部单	1个
洞巾（含积液袋）	1个	侧单	2个
保护套	1个	中单	4个
弹力绷带	2卷	治疗巾	4个
自粘胶条	若干		

（5）灌注系统

关节腔的灌注和扩张在关节镜手术操作过程中是必需的。通常采用的是3000 mL生理盐水＋1%盐酸肾上腺素注射液1 mL进行灌注冲洗，加入盐酸肾上腺素可起到止血、改善手术视野的作用，可将液体袋置于关节平面以上1 m处，或使用加压水泵维持灌注压力。

四、消毒铺单及手术护理配合

（1）消毒：以手术切口为中心，由内向外、从上到下，消毒范围为从肘关节上10 cm至手指末端。

（2）铺单顺序：侧单→U形单→足部单→头部单→洞巾→连接蜘蛛臂牵引设备（图10-2-1）。

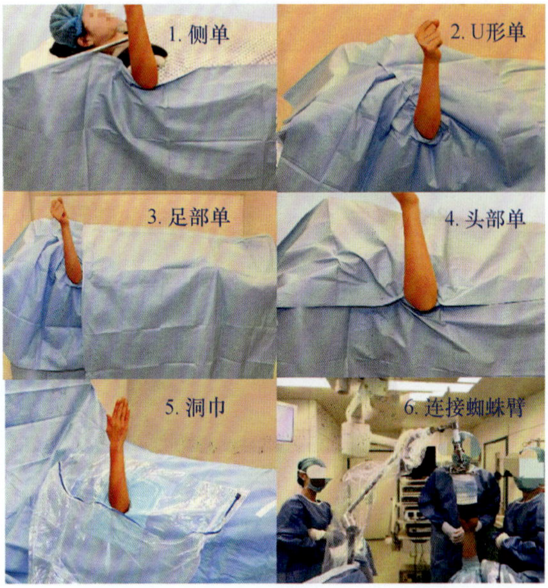

图 10-2-1　铺单顺序

（3）连接关节镜系统

① 术者左手侧为观察侧。耦合器螺纹顺滑旋入摄像头后，连接关节镜镜头、光导纤维，所有导线与进水管（一根吸引器管连接Y型管）固定于手术单上。进水管Y型端连接灌注液，另一端连接3.5 mm穿刺锥进水阀。

② 术者右手侧为操作侧。刨削刀手柄、3.5 mm穿刺锥出水阀各连接一根吸引器管，并固定于手术单上。两根出水管可以利用一个三通与一个负压吸引器连接。

③ 导线长度：长短适宜，便于操作。

④ 洗手护士将4根导线的主机连接端交给巡回护士，巡回护士连接时要将导线顺直并分别与各主机准确连接，点对点直插直拔，确保设备处于功能状态。

（4）手术护理配合：见表10-2-4。

表10-2-4 腕关节镜检查及关节腔清理手术护理配合流程

手术步骤	传递物品	操作目的
1. 注射含1%盐酸肾上腺素注射液的生理盐水40～60 mL（每10 mL生理盐水＋肾上腺素1滴）	10 mL注射器、含1%盐酸肾上腺素注射液的生理盐水40～60 mL	止血，改善关节镜视野，充盈关节
2. 建立观察入路（图10-2-2）	11#刀片 直血管钳	
3. 建立工作入路，刨削滑膜等组织	注射器针头 11#刀片 直血管钳	清理滑膜组织，充分止血、建立工作腔隙
4. 处理相关病变	刨削刀头、等离子刀头	

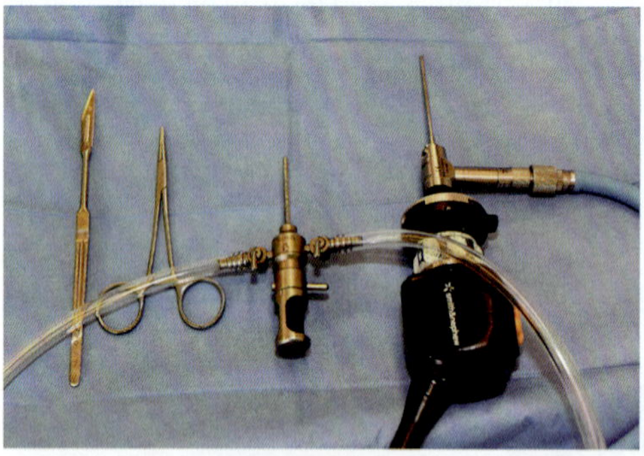

图10-2-2 建立观察入路器械

关节镜下确定TFCC损伤类型（图10-2-3），如需行TFCC损伤缝合修复术（图10-2-4），先用刨削刀清理撕裂的边缘以新鲜化促进愈合，然后进行缝合，在关节囊外拉紧打结固定，术后支具保护腕关节4周。

如行TFCC损伤缝合修复术，需准备两个硬膜外针或Outside-In缝合套管以及关节镜下缝合所用抓线钳、推结器、剪线器、缝合线等。

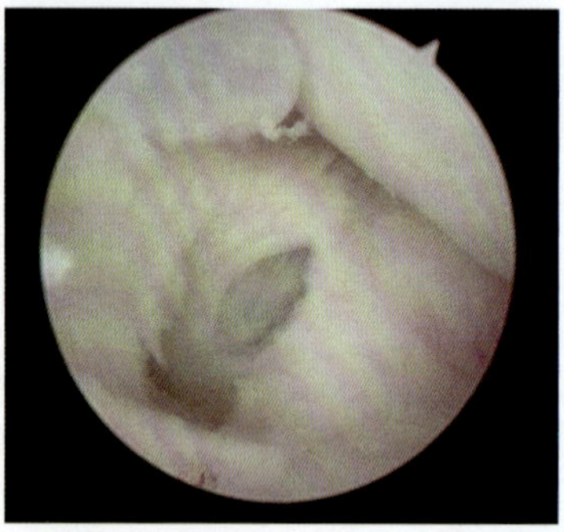

图10-2-3 TFCC损伤

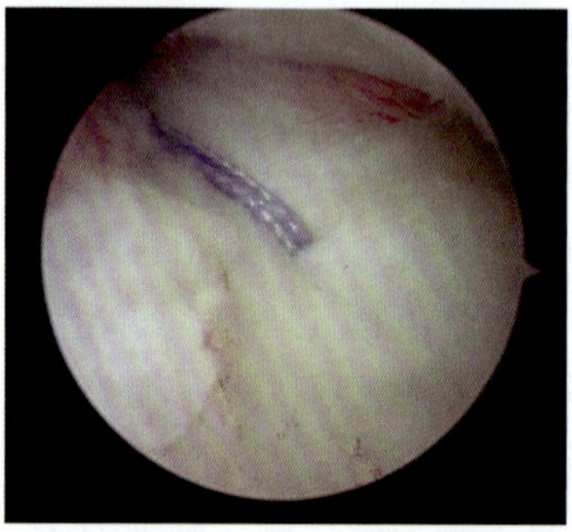

图10-2-4 TFCC损伤缝合后

（梁宝富 朱娟丽 任浩伟）

第11章 关节镜在关节外手术的护理配合

第1节 关节镜下臀肌挛缩带松解术的手术护理配合

一、臀肌挛缩症定义

臀肌挛缩症（gluteal muscle contracture，GMC）是一种多因素引起的臀部肌肉及其筋膜组织变性、坏死及纤维化，继发髋关节外展、外旋畸形及内收、内旋功能障碍，进而表现为步态、姿势和形体异常的临床病症，臀肌挛缩症病因复杂，普遍认为该病与反复的肌内注射有关。

二、临床表现

臀肌挛缩症临床主要表现为臀部注射部位的皮肤与浅筋膜粘连呈“酒窝样”，有条索状纤维束带，这些纤维瘢痕束带限制臀肌的发育，影响下蹲功能。坐位时髋关节不能达到90°，臀部与脊柱不能与坐椅背靠近。下蹲时髋关节屈曲、外展、外旋呈蛙式体位，髋关节分开，活动时大粗隆弹响和触及弹跳感。侧卧位时两膝关节不能靠近。坐位翘“二郎腿”时两膝关节不能搭在一起。行走时下肢外展外旋呈外“八”字步态，查体时患侧奥伯（Ober）试验阳性。综上可归纳为站姿不正、坐姿不端、蹲姿不雅、卧姿不适、形体不美和功能不全。

三、治疗原则

过去臀肌挛缩症的治疗以开放手术为主要手段。但是，开放手术创伤大、切口长，术后组织反应重、渗出多，并发感染和切口裂开时有发生。术后以手术部位为中心形成新的瘢痕束带，功能改善不明显，下蹲活动仍然受限，自2000年以来，笔者科室自行设计并开展了关节镜下等离子刀臀肌挛缩带松解术治疗患者1500余例，均取得了良好疗效。

四、麻醉方式

硬膜外麻醉或全身麻醉。

五、手术体位

采用侧卧位。

（一）物品准备

塑形体位垫1个、头圈1个、腋垫1个、支臂板2个、海绵垫2个、足跟保护垫1个、约束带3个（图11-1-1）。

（二）摆放方法

（1）将塑形体位垫摆放成“U”形置于手术床上，将塑形体位垫抽气管接于吸引器上，并少量抽气，使垫内颗粒不移动，将凝胶垫放于塑形体位垫之上，凝胶垫上放置中单（图11-1-2）。

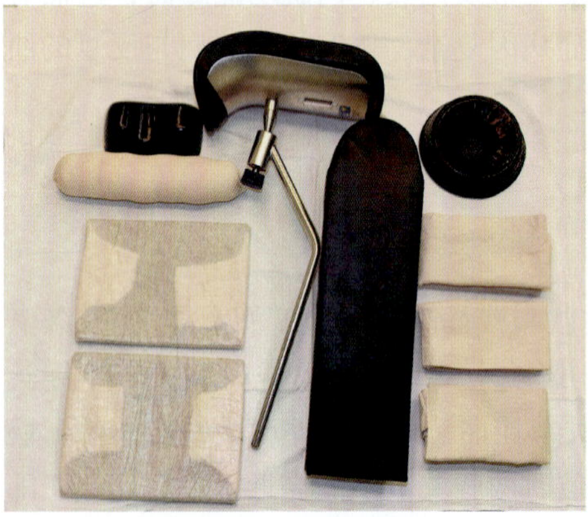

图11-1-1　物品准备

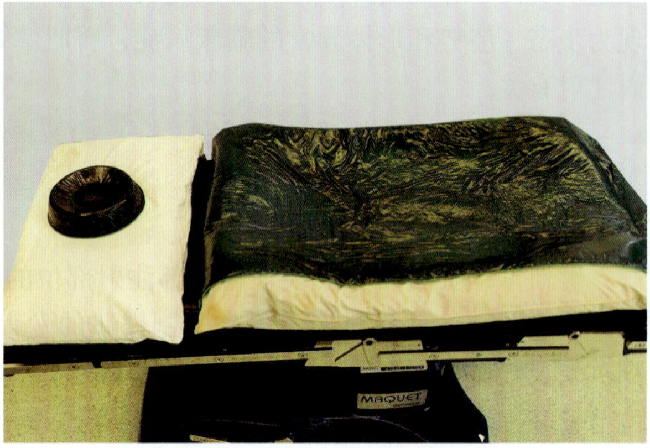

图11-1-2　手术床准备

（2）协助患者移至手术床，取仰卧位。

（3）麻醉完成后，患者取侧卧位。手术团队4人，麻醉医师站患者头侧负责扶托头颈部，两人在手术床两侧，一人搬肩、一人搬髋，一人在足侧，搬动患者时步调一致将患者的头、颈、躯干保持同一水平旋转，使患者取侧卧位。

（4）头下放置头圈，且头偏向一侧，将患者耳郭抚平，防止耳郭压伤。腋下垫腋垫，防止腋窝神经受压。

（5）患者侧卧后，将双上肢固定，其中下面的肢体外展置于支臂板上，外展小于90°，远端关节高于近端关节；上方的肢体放于高支臂板上处于功能位（图11-1-3）。

（6）松塑形体位垫，用手前后推塑形体位垫呈梯形，再次抽气至塑形体位垫变硬成形，上腿伸直，下腿屈曲，踝关节垫足跟保护垫，防止压疮，约束带固定（图11-1-4～图11-1-6）。

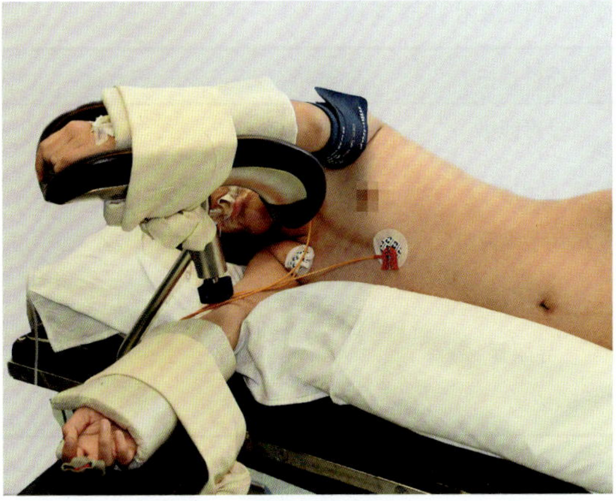

图 11-1-3　约束带固定双上肢

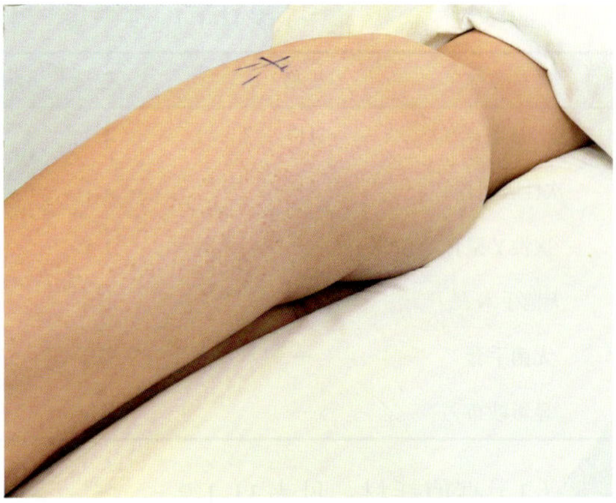

图 11-1-4　塑形

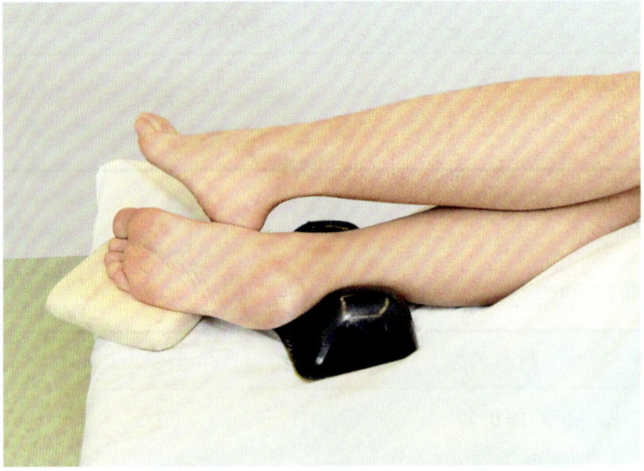

图 11-1-5　安放足跟保护垫

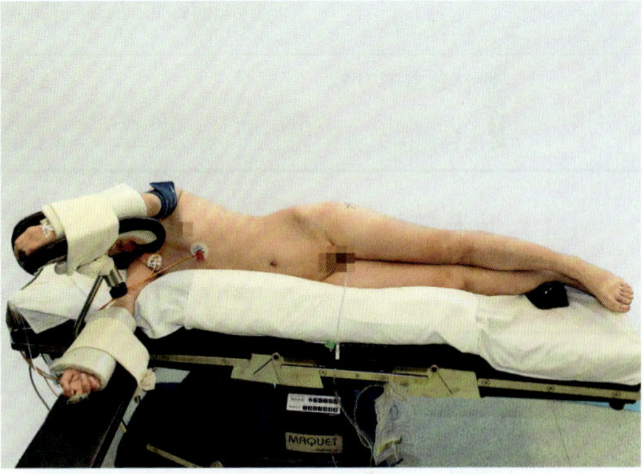

图 11-1-6　关节镜下臀肌挛缩带松解术侧卧位整体观

（三）注意事项

（1）塑形体位垫顶部颗粒要多，两侧颗粒均匀。
（2）中单包裹塑形体位垫要平整。
（3）注意电极片粘贴位置应避开术区及皮肤受压部位。
（4）术后观察患者双侧手臂有无麻木与青紫。
（5）男性患者应避免压迫外生殖器，女性患者应避免压迫乳房。
（6）重点观察踝关节骨突处有无压红、压疮等。

六、物品准备

（1）手术器械：关节外基础器械、关节镜专科基础器械。
（2）普通耗材：见表 11-1-1。

表 11-1-1　关节镜下臀肌挛缩带松解术普通耗材

耗材名称	规格	数量	耗材名称	规格	数量
刀片	11#	1个	显影纱垫	—	1包
一次性吸引器管	—	4个	注射器	20 mL	1个
一次性Y型管	—	1个	医用手术薄膜	60 cm×45 cm	2个
无菌手术衣	—	若干	导尿包	—	1包
无菌手套	—	若干	导尿管	—	1根
显影纱布	—	4包			

（3）高值耗材：见表11-1-2。

表 11-1-2　关节镜下臀肌挛缩带松解术高值耗材

耗材名称	规格	数量/个
一次性等离子刀头	ASC4830-01	1
一次性刨削刀头	4.5 mm/5.5 mm	1

（4）手术敷料：见表11-1-3。

表 11-1-3　关节镜下臀肌挛缩带松解术敷料

敷料名称	数量	敷料名称	数量
大单	1个	保护套	1个
U形单	2个	弹力绷带	2卷
洞巾（含积液袋）	1个	自粘胶条	若干

（5）灌注系统

关节腔的灌注和扩张在关节镜手术操作过程中是必需的。通常采用的是3000 mL生理盐水＋1%盐酸肾上腺素注射液1 mL进行灌注冲洗，加入盐酸肾上腺素可起到止血、改善手术视野的作用，可将液体袋置于关节平面以上1 m处，或使用加压水泵灌注压力。

七、消毒铺单及手术护理配合

（1）消毒：以手术切口为中心，由内向外、从上到下，消毒范围为前后过正中线、上至剑突、下至踝关节上方并消毒会阴区。

（2）铺单顺序：大单→U形单（下部）→U形单（上部）→包裹患肢→洞巾→连接关节镜（图11-1-7）。

（3）连接关节镜系统

① 术者左手侧为观察侧。耦合器螺纹顺滑旋入摄像头后，连接关节镜镜头、光导纤维，所有导线与进水管（一根吸引器管连接Y型管）固定于手术单上。进水管Y型端连

接灌注液，另一端连接6.0 mm穿刺锥进水阀。

② 术者右手侧为操作侧。刨削刀手柄、一次性等离子刀头及6.0 mm穿刺锥出水阀各连接一根吸引器管，并固定于手术单上。3根出水管可以利用2个三通与一个负压吸引器连接。

③ 导线长度：长短适宜，便于操作。

④ 洗手护士将4根导线的主机连接端交给巡回护士，巡回护士连接时要将导线顺直并分别与各主机准确连接，点对点直插直拔，确保设备处于功能状态。

（4）手术护理配合：见表11-1-4。

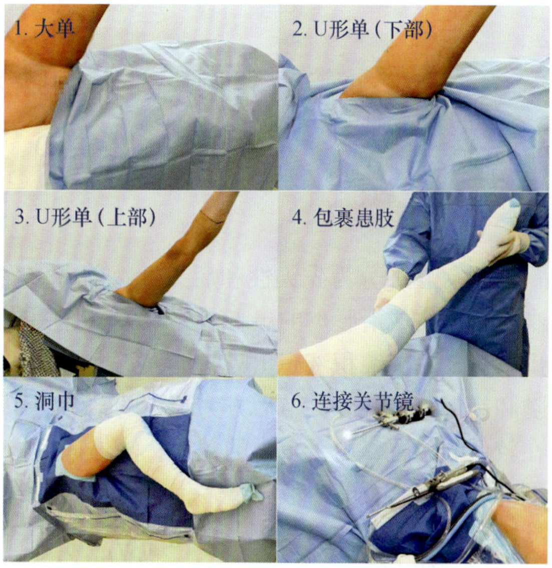

图11-1-7　铺单顺序

表11-1-4　关节镜下臀肌挛缩带松解术护理配合流程

手术步骤	传递物品	操作目的
1. 注射含1%盐酸肾上腺素注射液的生理盐水100 mL（每10 mL生理盐水+肾上腺素1滴）（图11-1-8）	20 mL注射器、18#硬膜外针、含1%盐酸肾上腺素注射液的生理盐水100 mL	止血，改善关节镜视野，确定操作间隙
2. 建立观察入路，浅筋膜和臀肌挛缩带的表面之间进行钝性分离（图11-1-9）	11#刀片 4.5 mm穿刺锥、骨膜剥离子 6.0 mm穿刺锥 关节镜	制作浅筋膜和臀肌挛缩带之间腔隙，建立观察入路
3. 建立操作入路	同“观察入路”	
4. 清理臀肌挛缩带表面的纤维、脂肪组织	刨削刀头、等离子刀头	清理脂肪组织，充分止血
5. 等离子刀头松解臀肌挛缩带及髂胫束挛缩带（图11-1-10）	等离子刀头	松解挛缩带
6. 检查松解效果，注意保护关节镜		

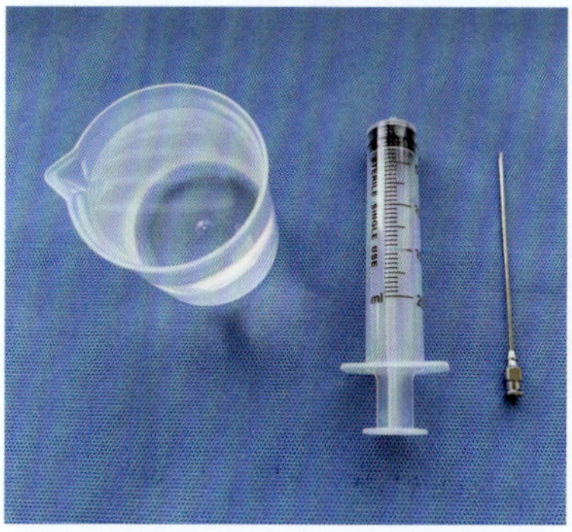

图11-1-8　注射用物

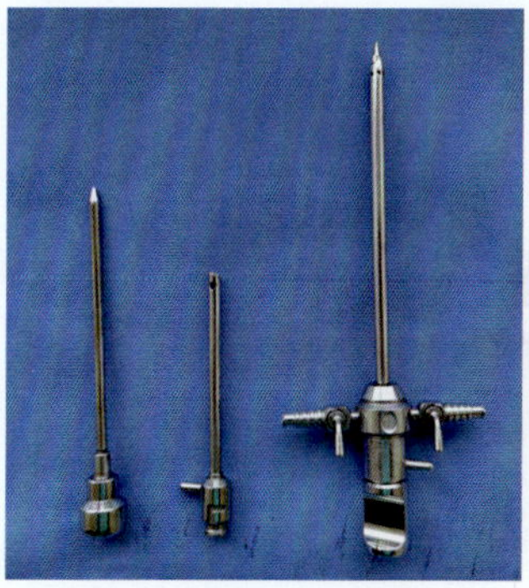

图11-1-9　穿刺器械

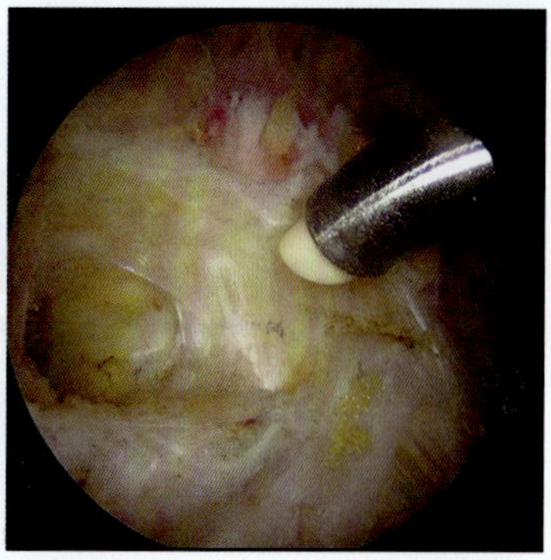

图11-1-10　等离子刀头松解

第2节 关节镜下腘窝囊肿切除术的手术护理配合

一、发病机制

腘窝囊肿分为先天性和后天性，前者多发生于儿童，后者多发生于中老年骨关节炎、半月板损伤或滑膜炎的患者。当膝关节骨关节炎、滑膜炎或半月板损伤时，关节内滑膜渗出增多，关节腔积液超出吸收能力，由于膝关节前方为髌腱，内、外侧为致密而坚韧的肌腱和韧带结构，膝关节后方为疏松的结缔组织，相对比较薄弱。当患者仰卧位时，腘窝处在较低的位置，由于重力的关系，液体向后方沉积，关节腔内的积液通过交通的孔道流入腘窝区。当膝关节内液体增多，压力增高，通过孔道引流到腘窝时，形成腘窝囊肿。

二、临床表现

膝关节后方肿物，站立活动后囊肿逐渐增大，膝关节积液时囊肿也会变大，关节内积液减少后，囊肿也随之消失。

三、治疗原则

传统的腘窝囊肿治疗多采用开放手术。由于腘窝区血管、神经比较丰富，位置深在，手术显露广、创伤大、术后瘢痕影响膝关节功能和美观，术后复发率高。自2000年以来，笔者科室自行设计并开展了关节镜下腘窝囊肿切除联合膝关节清理术，取得了良好的疗效。

四、麻醉方式

局部麻醉。

五、手术体位

采用俯卧位。

（一）物品准备

俯卧体位垫1个、头圈1个、支臂板2个、海绵垫2个、足跟保护垫1个、约束带2个（图11-2-1）。

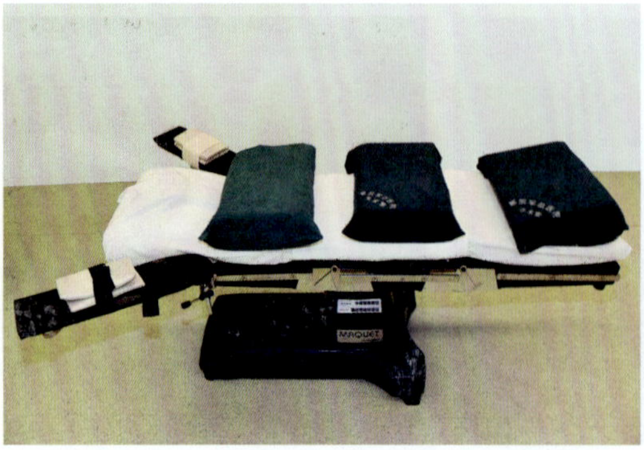

图11-2-1 物品准备

（二）摆放方法

（1）将患者俯卧位安置于手术床上。

（2）调整俯卧位垫的位置，使患者腹部悬空，避免大血管受压。

（3）调整支臂板，将患者手臂放于支臂板上，垫以海绵垫，系好束手带（图 11-2-2）。

（4）调整患者下肢的位置，垫高健肢股骨处，膝下垫凝胶垫，固定健肢，足尖悬空（图 11-2-3）。

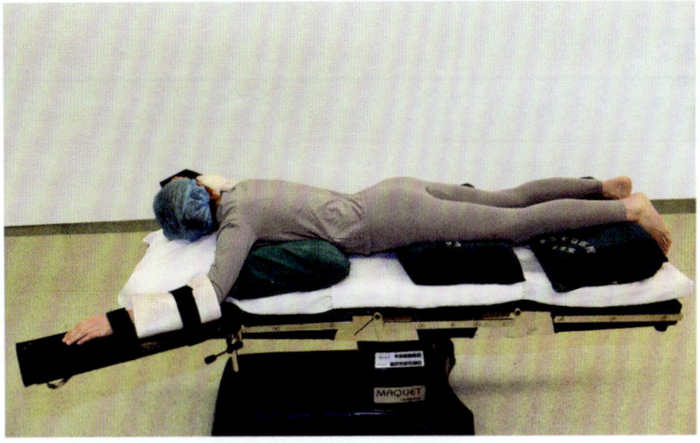

图 11-2-2 安置患者

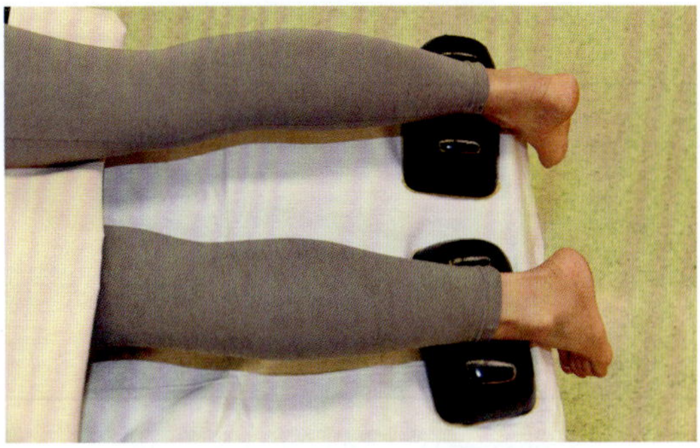

图 11-2-3 固定健肢

（三）注意事项

（1）俯卧位时女性患者注意保护胸部，男性患者注意保护会阴。

（2）患者头部摆放合适后，应处于中立位，避免颈部过伸或过屈；下颌部支撑应避开口唇部，并防止舌外伸后造成舌损伤；头面部支撑应避开两侧颧骨。

（3）摆放双上肢时，应遵循远端关节低于近端关节的原则；约束腿部时应避开腘窝部。

（4）妥善固定各类导管，粘贴心电监护电极片的位置应避开俯卧位时的受压部位。

（5）摆放体位后，应逐一检查受压部位及各重要器官，尽量分散各部位承受的压力，并妥善固定。

六、物品准备

（1）手术器械：关节外基础器械、关节镜专科基础器械。

（2）普通耗材：见表 11-2-1。

表 11-2-1 关节镜下腘窝囊肿切除术普通耗材

耗材名称	规格	数量	耗材名称	规格	数量
刀片	11#	1个	显影纱布	—	3包
一次性吸引器管	—	4个	显影纱垫	—	1包
一次性Y型管	—	1个	注射器	10 mL	1个
无菌手术衣	—	若干	医用手术薄膜	60 cm×45 cm	1个
无菌手套	—	若干			

（3）高值耗材：见表11-2-2。

表11-2-2　关节镜下腘窝囊肿切除术高值耗材

耗材名称	规格	数量/个
一次性等离子刀头	ASC4830-01	1
一次性刨削刀头	4.2 mm/4.5 mm	1

（4）手术敷料：见表11-2-3。

表11-2-3　关节镜下腘窝囊肿切除术敷料

敷料名称	数量	敷料名称	数量
大单	1个	保护套	1个
U形单	1个	弹力绷带	2卷
中单	2个	自粘胶条	若干
洞巾（含积液袋）	1个		

（5）灌注系统：详见本章第1节。

七、消毒铺单及手术护理配合

（1）消毒：以手术切口为中心，由内向外、从上到下，消毒范围近端至大腿根部，远端至足尖。

（2）铺单顺序：大单→U形单→中单→包裹患肢→中单→洞巾。

（3）连接关节镜系统：详见本章第1节。

（4）手术护理配合：见表11-2-4。

表11-2-4　关节镜下腘窝囊肿切除术护理配合流程

手术步骤	传递物品	操作目的
1. 注射局麻药物	10 mL注射器、局麻药	局部麻醉，局麻药配置（40 mL生理盐水＋20 mL盐酸利多卡因注射液＋6滴1%盐酸肾上腺素注射液）
2. 在腘窝囊肿的远端选择两个关节镜入路，分别作为关节镜和手术器械入路	11#刀片 4.5 mm穿刺锥或直血管钳	建立工作入路
3. 置入关节镜，探查囊肿，刨削刀刨削囊壁，释放囊液，等离子刀头修整、止血	6.0 mm穿刺锥 关节镜 探钩、刨削刀头、等离子刀头	切除囊肿、止血

第3节　先天性肌性斜颈关节镜下胸锁乳突肌松解术的手术护理配合

一、发病机制

先天性肌性斜颈多见于青少年，有人认为可能是围生期胸锁乳突肌筋膜间室综合征的后遗症，也可能与宫内胎位异常，分娩时产钳夹挤颈部使胸锁乳突肌损伤后局部出血、粘连、肌纤维变性发生挛缩有关；有的先天性肌性斜颈患者并不是难产儿，也没有用产钳的经历，不支持上述理论。肌性斜颈的病因至今并非十分清楚，还有待进一步研究。

二、临床表现

先天性肌性斜颈由于胸锁乳突肌单侧挛缩，头颈长期偏向一侧。临床表现为两侧口角与眼裂之间的距离不对称，健侧距离长于患侧；颜面与头颈发生继发性变形，健侧的颧骨高；患侧的锁骨抬高，与健侧的锁骨不在同一平面上。随着患者年龄增长，颜面部不对称性越加明显，部分患者可出现心理障碍。

三、治疗原则

传统的治疗方法多采用创伤大的开放手术，如果患者为瘢痕体质，颈部皮肤遗留增生的瘢痕，不但会影响美观，而且新的瘢痕纤维挛缩束带也会影响术后疗效。关节镜下胸锁乳突肌松解术创伤小、对外观影响小。

四、麻醉方式

局部麻醉。

五、手术体位

采用中凹卧位。

（一）物品准备

头圈1个、约束带1个、足跟保护垫2个、肩垫1个（图11-3-1）。

（二）摆放方法

（1）协助患者仰卧于手术床上。

（2）调节手术床：头侧抬高20°、足部抬高15°，安置患者呈中凹卧位，双上肢使用中单固定于身体两侧（图11-3-2）。

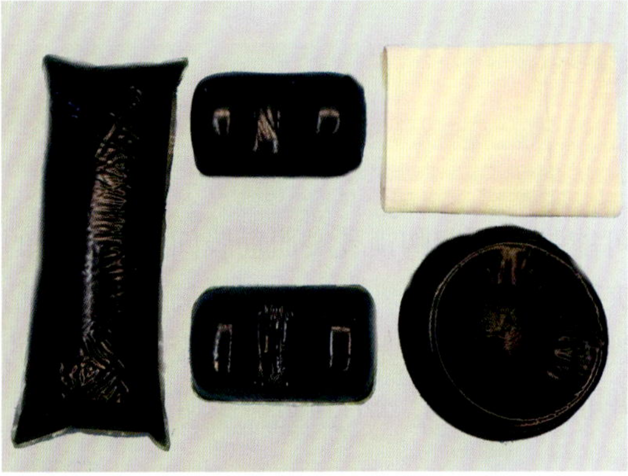

图11-3-1　物品准备

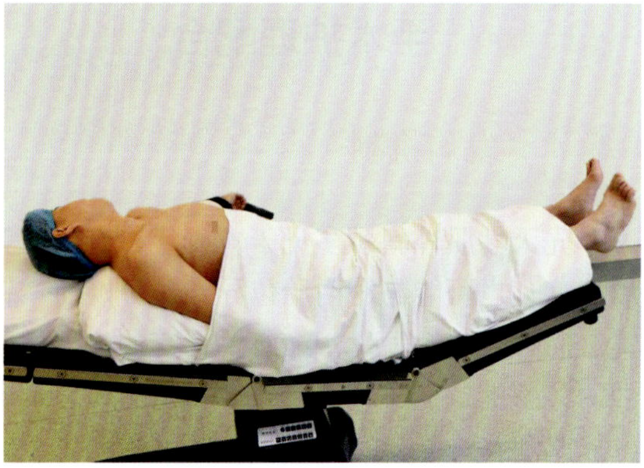

图11-3-2　安置患者呈中凹卧位

（3）肩部垫肩垫（图11-3-3），头部垫头圈，使患者头部后仰，偏向健侧（图11-3-4），充分暴露术区。

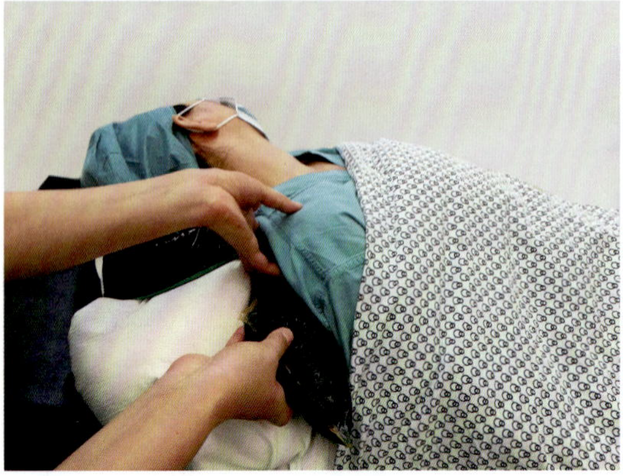

图11-3-3　肩部垫肩垫

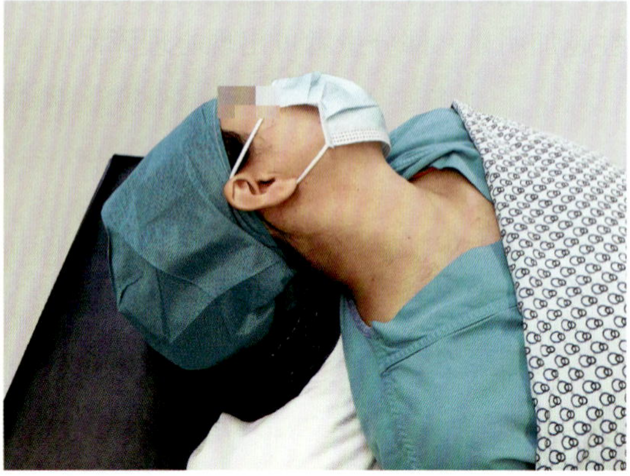

图11-3-4　头后仰，偏向健侧

（4）双踝部安置足跟保护垫。

（5）使用约束带妥善固定患者。

（三）注意事项

（1）术区邻近患者气管，术中会用生理盐水作为灌注液进行冲洗，术区会有肿胀，术中应注意观察和询问患者的呼吸状态。

（2）术后观察患者颈部皮肤与骶尾部皮肤情况。

（3）检查电极片粘贴处皮肤情况。

（4）使用手术皮肤贴膜粘贴于术区周围，防止消毒液外流至非手术区域，灼伤皮肤。

六、物品准备

（1）手术器械：关节外基础器械、关节镜专科基础器械。
（2）普通耗材：见表11-3-1。

表 11-3-1　关节镜下胸锁乳突肌松解术普通耗材

耗材名称	规格	数量	耗材名称	规格	数量
刀片	11#	1个	显影纱布	—	3包
一次性吸引器管	—	4个	显影纱垫	—	1包
一次性Y型管	—	1个	注射器	10 mL	1个
无菌手术衣	—	若干	医用手术薄膜	60 cm×45 cm	1个
无菌手套	—	若干			

（3）高值耗材：见表11-3-2。

表 11-3-2　关节镜下胸锁乳突肌松解术高值耗材

耗材名称	规格	数量/个
一次性等离子刀头	ASC4830-01	1
一次性刨削刀头	4.2 mm/4.5 mm	1

（4）手术敷料：见表11-3-3。

表 11-3-3　关节镜下胸锁乳突肌松解术敷料

敷料名称	数量/个	敷料名称	数量/个
头部单	1	中单	4
足部单	1	治疗巾	4
侧单	2	托盘袋	1

（5）灌注系统：详见本章第1节。

七、消毒铺单及手术护理配合

（1）消毒：以手术切口为中心，由内向外、从上到下，消毒范围上至颈部上缘、下至上臂上1/3处和乳头上缘，两侧过腋中线。

（2）铺单顺序：中单→中单→中单→中单→头部单→足部单→侧单→侧单（图11-3-5）。

（3）连接关节镜系统：详见本章第1节。

（4）手术护理配合：见表11-3-4。

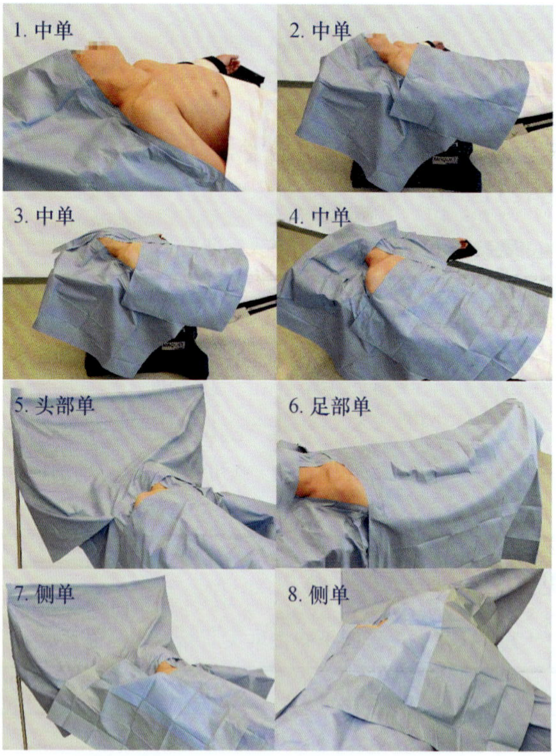

图11-3-5 铺单顺序

表11-3-4 关节镜下胸锁乳突肌松解术护理配合流程

手术步骤	传递物品	操作目的
1. 注射局麻药物	10 mL注射器、局麻药（40 mL生理盐水+20 mL盐酸利多卡因注射液+6滴1%盐酸肾上腺素注射液）	局部麻醉
2. 将胸锁乳突肌在胸锁关节和锁骨附着处进行潜行剥离	11#刀片 4.5 mm穿刺锥	建立工作入路、制作腔隙
3. 置入关节镜，刨削刀清理皮下脂肪和纤维组织	6.0 mm穿刺锥 关节镜 刨削刀头	
4. 切断挛缩的纤维束带露出肌肉组织，止血（图11-3-6）	等离子刀头	切断挛缩带，充分止血

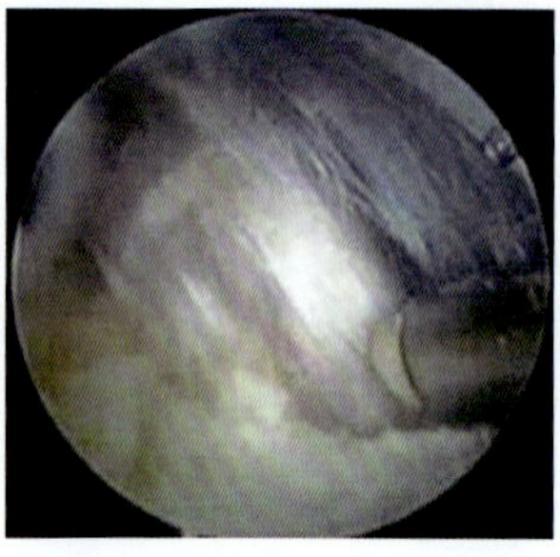

图11-3-6 切断挛缩带

第 4 节　关节镜下腕横韧带松解术的手术护理配合

一、腕管综合征定义

腕管综合征是指腕管内容物增多或腕管容积减小，造成腕管内压力增加，使正中神经在腕管内受压，而导致的手指麻木、疼痛、拇指外展、对掌无力等。

二、腕管综合征的发病机制

腕管是由腕横韧带与腕骨共同构成的纤维性隧道，正中神经、屈指深、浅肌腱和拇长屈肌腱在腕管内通行。腕部外伤、骨折、脱位、出血、劳损和内分泌功能失调等原因均可造成腕横韧带增厚，腕管内的肌腱充血水肿，组织变性或腕骨退变增生，使腕管内的空间变小，诱发腕管综合征。

三、腕管综合征的临床表现

腕管综合征的临床主要表现为手掌桡侧及拇指、示指和中指麻木、灼痛、刺痛，有的患者手掌、手指、腕关节和前臂僵硬、酸痛不适。手内肌肉萎缩者手的精细和协同动作能力降低，拇指对掌功能障碍。

四、腕管综合征的治疗原则

传统的治疗方法是非手术治疗，无效者常采用开放手术，腕横韧带切开、正中神经松解减压术治疗，切口长约 10 cm。开放手术常并发掌皮支神经损伤、掌浅弓血管损伤、血肿形成。关节镜下腕横韧带切开减压治疗腕管综合征，创伤小、切口小，疗效满意。

五、麻醉方式

局部麻醉。

六、手术体位

采用仰卧位。

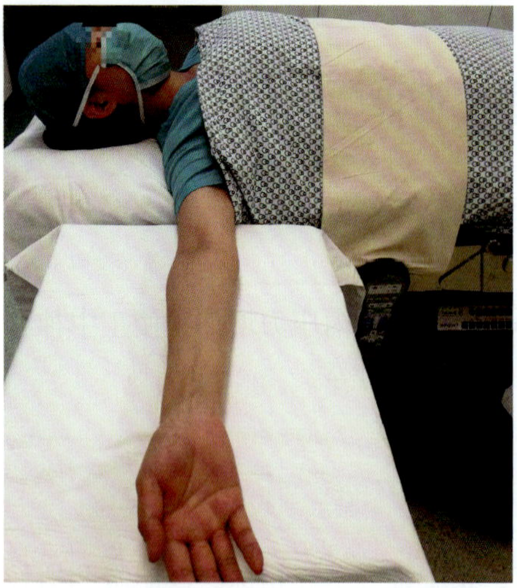

图11-4-1 患肢外展，掌心向上

（一）物品准备

枕头或头圈1个、约束带1个、足跟保护垫2个、支撑桌1个。

（二）摆放方法

（1）协助患者仰卧于手术床上，头下垫头圈。
（2）患肢外展安置于支撑桌上，掌心朝上（图11-4-1）。
（3）健肢放置于体侧，治疗巾固定。
（4）双踝部安置足跟保护垫。
（5）使用约束带妥善固定患者。

（三）注意事项

（1）术后观察骶尾部及患肢皮肤情况。
（2）观察患肢末梢循环情况并询问患者患肢感觉。

七、物品准备

（1）手术器械：关节外基础器械、关节镜专科基础器械、腕横韧带松解器械。
（2）普通耗材：见表11-4-1。

表11-4-1 关节镜下腕横韧带松解术普通耗材

耗材名称	规格	数量	耗材名称	规格	数量
刀片	11#	1个	显影纱垫	—	1包
无菌手术衣	—	若干	注射器	10 mL	1个
无菌手套	—	若干	医用手术薄膜	60 cm×45 cm	1个
显影纱布	—	3包			

（3）手术敷料：见表11-4-2。

表11-4-2 关节镜下腕横韧带松解术敷料

敷料名称	数量/个	敷料名称	数量/个
头部单	1	中单	2
足部单	1	治疗巾	4
侧单	2	托盘袋	1

（4）灌注系统：详见本章第1节。

八、消毒铺单及手术护理配合

（1）消毒：以手术切口为中心，由内向外、从上到下，消毒范围为从手指远端至肘关节上 10 cm。

（2）铺单顺序：中单→中单→侧单→侧单→头部单→足部单。

（3）连接关节镜系统：详见本章第 1 节。

（4）手术护理配合：见表 11-4-3。

表 11-4-3 关节镜下腕横韧带松解术护理配合流程

手术步骤	传递物品	操作目的
1. 注射局麻药物	10 mL 注射器、局麻药（40 mL 生理盐水＋20 mL 盐酸利多卡因注射液＋6 滴 1% 盐酸肾上腺素注射液）	局部麻醉
2. 插入剥离器分离皮下组织及腕管内粘连组织	11# 刀片 4.5 mm 穿刺锥、钩刀	建立工作入路
3. 将带槽的套管槽沟朝向掌侧，将关节镜从套管的远端置入，松解腕横韧带（图 11-4-2、图 11-4-3）	关节镜 腕横韧带松解器械（图 11-4-4）	关节镜下松解

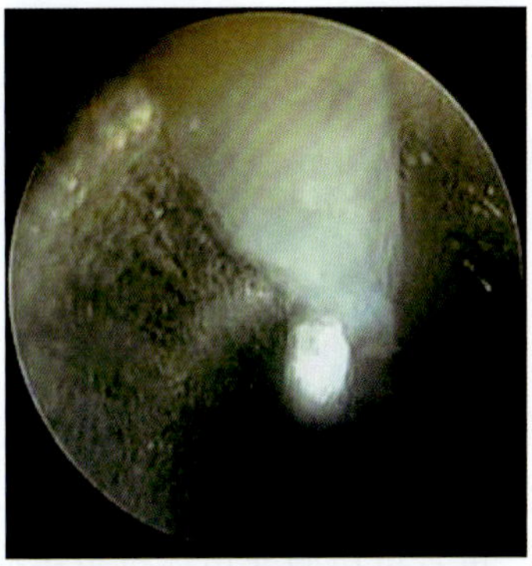

图 11-4-2 镜下显示腕横韧带

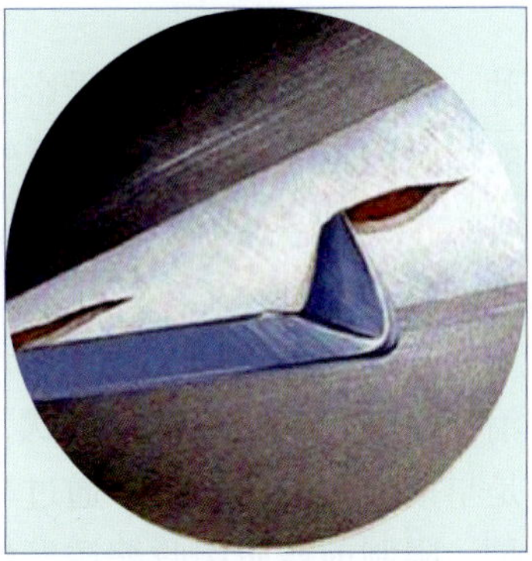

图 11-4-3 钩刀松解腕横韧带示意图

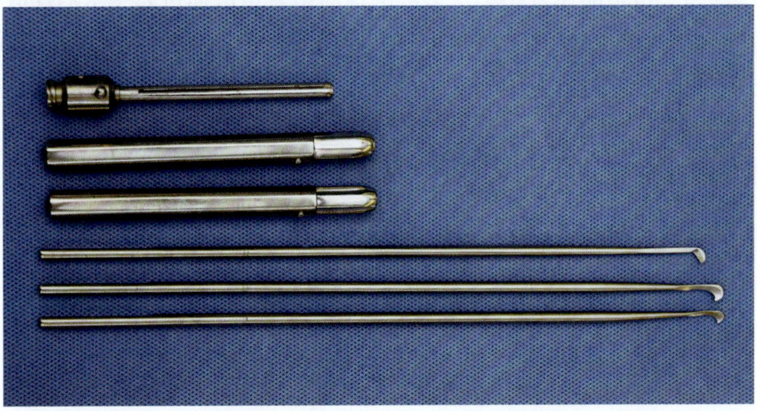

图 11-4-4 腕横韧带松解器械

第5节 网球肘肌腱松解术的手术护理配合

一、网球肘定义

网球肘又称肱骨外上髁炎，因网球运动员好发本病而得名。其他职业或运动项目，如高尔夫球选手、水管工、油漆工、园丁、家庭主妇、砖瓦工、土木工等肘部长期反复用力者也易患网球肘。

二、网球肘发病机制

网球肘的发病机制目前尚无确切的定论。多年来一直认为是肌腱无菌性炎症，故称为肌腱炎，但其实并不是炎性病变，而是肌腱慢性劳损。

三、网球肘临床表现

局部无红肿，肘关节伸屈活动不受影响，但前臂旋转活动时疼痛。严重者伸指、伸腕可诱发疼痛。前臂肌肉萎缩，肘关节肱骨外上髁处压痛，可放射至前臂。

四、网球肘治疗原则

网球肘的治疗目的是减轻或消除症状，避免复发。休息也是治疗手段，避免过度活动和劳累，尤其是早期或初发的患者，通过非手术治疗可以消除症状，避免复发。早期还可以使用护具保护，限制前臂肌肉收缩诱发疼痛。严重者可口服非甾体抗炎镇痛药，也可以采用体外冲击波等物理疗法。封闭是最常用的治疗方法，但是反复注射可能造成局部肌腱变性或肌腱纤维断裂，也可能诱发感染。多数网球肘患者可以通过非手术治疗取得满意疗效。

顽固性网球肘、经非手术正规治疗无效、严重影响生活和工作的可以采取手术治疗。手术方法为关节镜下微创手术。

五、麻醉方式

局部麻醉。

六、手术体位

采用仰卧位。

（一）物品准备

枕头或头圈1个、约束带1个、足跟保护垫2个、支撑桌1个。

（二）摆放方法

（1）协助患者仰卧于手术床上。
（2）头下垫头圈。
（3）患肢外展安置于支撑桌上，掌心朝下。
（4）双踝部安置足跟保护垫。
（5）使用约束带妥善固定患者。

（三）注意事项

（1）术后观察骶尾部及患肢皮肤情况。
（2）观察患肢末梢循环情况并询问患者患肢感觉。

七、物品准备

（1）手术器械：关节外基础器械。
（2）普通耗材：见表11-5-1。

表 11-5-1　网球肘肌腱松解术普通耗材

耗材名称	规格	数量	耗材名称	规格	数量
刀片	11#	1个	显影纱布	—	2包
一次性吸引器管	—	1个	显影纱垫	—	1包
一次性Y型管	—	1个	注射器	10 mL	1个
无菌手术衣	—	若干	医用手术薄膜	60 cm×45 cm	1个
无菌手套	—	若干			

（3）高值耗材：一次性等离子刀头AC4040-01（TOPAZ-0.8 mm）。
（4）手术敷料：见表11-5-2。

表 11-5-2　网球肘肌腱松解术敷料

敷料名称	数量	敷料名称	数量
中单	4个	自粘胶条	若干
U形单	1个	头部单	1个
洞巾（含积液袋）	1个	足部单	1个
保护套	1个	侧单	2个
弹力绷带	2卷	治疗巾	4个

八、消毒铺单及手术护理配合

（1）消毒：以手术切口为中心，由内向外、从上到下，消毒范围为上至腋下，下至手指末端。

（2）铺单顺序：侧单→侧单→U形单→足部单→头部单→包裹手掌至腕关节以上，缠绷带固定→洞巾。

（3）连接关节镜系统：详见本章第1节。

（4）手术护理配合：见表11-5-3。

表11-5-3　网球肘肌腱松解术护理配合流程

手术步骤	传递物品	操作目的
1. 注射局麻药物	10 mL注射器、局麻药（40 mL生理盐水＋20 mL盐酸利多卡因注射液＋6滴1%盐酸肾上腺素注射液）	局部麻醉
2. 沿皮下组织与伸肌群之间进行分离，制作人工工作腔隙	11#刀片 4.5 mm穿刺锥	建立工作入路，制作工作腔隙
3. 关节镜下，将等离子刀垂直刺入肱骨外上髁痛点即桡侧伸腕肌深层及骨膜，每3 mm为一个治疗点	关节镜 等离子刀头	网球肘肌腱松解

（梁宝富　朱娟丽　王姝南）

参考文献

阿扎，贝帝，卡内尔．坎贝尔骨科手术学［M］．唐佩福，王岩，卢世璧，译．北京：北京大学医学出版社，2018．

曹世华，张笠中，许美芳．护理信息学［M］．杭州：浙江大学出版社，2012．

曾武，朱俊锋，林曙峰．腕关节镜技术治疗三角纤维软骨复合体损伤的应用研究［J］．中医正骨，2019，31（4）：43-47．

陈连旭，余家阔，敖英芳，等．后交叉韧带止点形态学测量及其重建骨道直径探讨［J］．中国运动医学杂志，2013，30（10）：911-915．

陈世益，洪国威，陈疾忤，等．LARS 人工韧带与自体腘绳肌腱重建前交叉韧带早期临床疗效比较［J］．中国运动医学杂志，2007，26（5）：530-533．

陈星佐，林朋．髋关节镜在髋关节疾患治疗中的应用［J］．骨科临床与研究杂志，2019，4（4）：56-59．

董文哲．介入手术室“智能柜 +SPD”耗材管理模式的构建及应用［J］．现代医院，2020，20（10）：1490-1492．

范华强，黄长明．关节镜下 Remplissage 技术治疗 Hill-Sachs 损伤的研究进展［J］．中华肩肘外科电子杂志，2014，2（1）：49-52．

范慧霞．骨科手术体位的摆放和舒适护理的应用［J］．临床合理用药，2011，4（8A）：69-70．

高芳．浅谈关节镜下治疗股骨髋臼撞击症 15 例护理经验［J］．心血管病防治知识，2017（9）：106-107．

高兴莲，田莳．手术室专科护士培训与考核［M］．北京：人民卫生出版社，2018．

郭莉，钱蒨健，陈肖敏．手术室护理实践指南［M］．北京：人民卫生出版社，2019．

郭明权．精益管理在手术室腹腔镜设备管理中的应用［J］．临床合理用药杂志，2016，9（29）：115-116．

何丽，董薪，许多朵．手术器械识别与优化组配［M］．北京：人民军医出版社，2015．

何丽，李丽霞，李冉．手术体位安置及铺巾标准流程［M］．北京：人民军医出版社，2014．

洪少妮．体位摆放在手术中的重要性［J］．中西医结合心血管病杂志，2018，6（7）：11-12．

洪晓彤，丁梅．自助式骨科功能锻炼辅助器在提高患者功能锻炼依从性中的应用［J］．赣南医学院学报，2020，40（5）：496-498．

黄华丽．精准管理在手术室腔镜设备管理中的应用探讨［J］．中国医疗设备，2018，33（5）：170-173，176．

黄天雯，肖萍，陈晓玲，等．骨科护理质量敏感指标的构建［J］．中华护理杂志，2018，53（8）：945-949．

黄一凡．手术室护理［M］．北京：人民卫生出版社，2017．

黄彰，殷浩，谢杰．髋关节镜外科的研究进展［J］．中国矫形外科杂志，2009，17（9）：684-687．

黄长明，董辉详，范华强，等. 双监视法解剖等长重建结合 RigidFix 和 Intrafifix 固定技术重建前交叉韧带［J］. 临床骨科杂志，2009，12（6）：626-629.

乐霄，郭月，赵体玉. 国内外术前访视模式研究进展［J］. 护理学报，2015，22（13）：13-17.

李春宝，刘玉杰. 关节镜手术治疗强直性脊柱炎髋关节早期病变的中期临床效果分析［J］. 中国骨伤，2017，30（3）：236-240.

李春宝，张柏青，刘洋，等. 骨科关节镜影像临床教学系统在住院医师规范化培训中的应用［J］. 中国医学教育技术，2018，32（6）：638-641.

李红梅，黄素兰，顾林娟. 精细化护理在超高龄患者髋部骨折中的应用［J］. 护理实践与研究，2013，10（23）：18-19.

李冀，李众利，廖伟雄，等. 关节镜下带线锚钉固定治疗胫骨髁间嵴撕脱骨折的临床研究［J］. 中国骨伤，2017，11：1023-1028.

李乐之，赵丽萍. 围手术期管理护士临床工作手册［M］. 北京：人民卫生出版社，2018.

李六亿，刘玉村. 医院感染管理学［M］. 北京：北京大学医学出版社，2016.

李秀华，孙红. 专科护理导论［M］. 北京：人民卫生出版社，2018.

刘芳. 手术室护理技术规范与手术配合［M］. 北京：科学技术文献出版社，2011.

刘梅芳，张兰梅，刘婕婷，等. 护理质量综合评价指标在手术室持续质量改进中的应用［J］. 护理实践与研究，2018，15（9）：113-114.

刘玉杰，黄长明，薛静. 肩关节镜手术图谱［M］. 北京：北京大学医学出版社，2020.

刘玉杰. 实用关节镜手术学［M］. 北京：化学工业出版社，2016.

马建中，陆海霞，李风光. 手术室护理手册［M］. 北京：军事医学科学出版社，2014.

穆燕，沈爱宗，刘王飞，等. 手术耗材管理系统的设计及应用［J］. 中华护理杂志，2016，51（9）：1098-1101.

钱文静，刘佳，王维，等. 基于结构—过程—结果的三维质量评价模式构建手术室护理质量评价指标体系［J］. 中国医学装备，2020，17（9）：165-171.

任伍爱，张青. 硬式内镜清洗消毒及灭菌技术操作指南［M］. 北京：北京科学技术出版社，2012.

沈洁群，吴荷玉，毕秋良，等. 牵引床辅助下髋关节镜的手术护理配合［J］. 全科护理，2017，15（14）：1755-1756.

宋烽，王建荣. 手术室护理管理学［M］. 北京：人民军医出版社，2005.

WHO 咨询专家组，WHO 顾问委员会，手卫生项目起草组. 世界卫生组织：医疗活动中手卫生指南［S］.［2005-10-10］.

王立德，张羽飞，王福生，等. 关节镜下治疗踝关节软组织撞击综合征［J］. 中华骨科杂志，2000（20）：230-233.

王琪，李众利，刘玉杰，等. 关节镜下两种方法治疗胫骨髁间嵴骨折的疗效对比［J］. 中华关节外科杂志（电子版），2019（2）：161-167.

王淑艳，张述萍，周正红，等. 不耐热骨科手术器械采用低温过氧化氢等离子灭菌的应用探讨［J］. 中华医院感染学杂志，2006，16（3）：303-304.

王正义，张建中，俞光荣. 足踝外科学［M］. 北京：人民卫生出版社，2006.

魏民，朱娟丽，刘玉杰，等. 关节镜模具教学与传统教学的比较研究［J］. 中国卫生产业，2014（13）：28-29.

吴欣娟，徐梅. 北京协和医院手术室护理工作指南［M］. 北京：人民卫生出版社，2017.

杨小蓉，裴福兴，黄俊华. 图谱骨科手术配合［M］. 北京：科学出版社，2019.

张晋，王雪松. 髋关节镜并发症的原因分析［J］. 骨科临床与研究杂志，2019，4（4）：205-207.

张莉. 规范化管理在手术室设备管理中的效果观察［J］. 中国继续医学教育，2020，12（14）：176-178.

张庆祥，潘海乐. 105 例髋关节镜手术牵引相关并发症的回顾研究［J］. 中华骨与关节外科杂志，2019，12（2）：131-134.

张辛，徐雁，鞠晓东，等. 50 岁以上髋关节撞击综合征患者关节镜治疗效果临床研究［J］. 中国运动医学杂志，2018，37（2）：97-103.

赵艳婷，宁光辉. “5S” 在手术室仪器设备管理中的应用效果评价［J］. 当代护士（下旬刊），2018，25（8）：174-177.

中国国家标准化管理委员会. 中华人民共和国国家标准：CB 27950—2011，手消毒剂卫生要求［S］.［2012-05-01］.

中华人民共和国国家卫生和计划生育委员会. 中华人民共和国卫生行业标准：GB 50333—2013，医院洁净手术部建筑技术规范［S］.［2013-11-29］.

中华人民共和国国家卫生健康委员会. 中华人民共和国卫生行业标准：WS/T 512—2016，医疗机构环境表面清洁与消毒管理规范［S］.［2016-12-27］.

中华人民共和国卫生部. 中华人民共和国卫生行业标准：WS/T 313—2009，医务人员手卫生规范［S］.［2009-04-01］

中华人民共和国卫生部. 中华人民共和国卫生行业标准：外科手术部位感染预防和控制技术指南（试行）［S］.［2010-11-29］.

朱娟丽，金莉，张明学，等. 髋关节镜手术配合与护理［J］. 军医进修学院学报，2010，31（10）：974-975.

朱娟丽，谢志，董晓艳，等. 改良负压吸引装置在关节镜手术中的应用［J］. 中国矫形外科杂志，2016，24（4）：325-327.

朱娟丽，张明学，邢玉斌，等. 低温等离子体灭菌机的使用对关节镜灭菌效果的评价［J］. 中华医院感染学杂志，2008，18（5）：667-668.

ALEXANDER E, WEBER J D H, SHANE J. Complications in hip arthroscopy a systematic review and strategies for prevention [J]. Sports Med Arthrosc Rev, 2015 (23): 187-193.

ANDREAS B, IMHOFF M, FEUCHT J. Surgical atlas of sports orthopaedics and sports traumatology [M]. Munich: Springer-Verlag, 2015.

BAI L, WANG J, FU Y. Anterior crucial ligament reconstruction with allograft hamstring fixed by Rigidfix and Intrafix anchorages [J]. Zhongguo Xiu Fu Chong Jian Wai Ke Za Zhi, 2007, 21 (8): 882-885.

BALL C M, MEUNIER M, GALATZ L M, et al. Arthroscopic treatment of post-traumatic elbow contracture [J]. J Should Elb Surg, 2002, 11 (6): 624-629.

BOILEAY P, O'SHEA K, VARGAS P, et al. Anatomical and functional result after arthroscopic Hill-Sachs remplissage [J]. J Bone Joint Surg Am, 2012, 94 (7): 618-626.

BOLLIER M J, ARCIERO R. Management of glenoid and humeral bone loss [J]. Sports Med Arthrosc Rev, 2010, 18 (3): 140-148.

BOZIC K J, CHAN V, VALONE F H, et al. Trends in hip arthroscopy utilization in the United States [J]. J Arthroplasty, 2013, 28 (8 Suppl): 140-143.

BROOKS-HILL A L, FORSTER B B, VAN WYNQUAARDEN C, et al. Weber osteotomy for large Hill-Sachs Defects: clinical and CT assessments [J]. Clin Orthop Relat Res, 2013, 471 (8): 2548-2555.

BURKHART S S, DE BEER J F. Traumatic glenohumeral bone defects and their relationship to failure of arthroscopic bankart repairs: significance of the inverted-pear glenoid and the humeral engaging Hill-Sachs lesion [J]. Arthroscopy, 2000, 16 (7): 677-694.

CHEUNG E V, ADAMS R, MORREY B F. Primary osteoarthritis of the elbow: current treatment options [J]. J Am Acad Orthop Surg, 2008, 16 (2): 77-87.

DIPPMANN C, THORBORG K, KRAEMER O, et al. Symptoms of nerve dysfunction after hip arthroscopy: an under-reported complication [J]. Arthroscopy, 2014, 30 (2) 202-207.

DISEGNI E, MARTINOT P, DARTUS J, et al. Hip arthroscopy in france: an epidemiological study of postoperative care and outcomes involving 3699 patients [J]. Orthop Traumatol Surg Res, 2021, 107 (1): 102767.

EKHTIARI S, HALDANE C E, DE SA D, et al. Fluid extravasation in hip arthroscopy: a systematic review [J]. Arthroscopy, 2017, 33 (4): 873-880.

ELKINSON I, GILES J W, BOONS H W, et al. The shoulder remplissage procedure for Hill-Sachs defects: does technique matter? [J]. J Shoulder Elbow Surg, 2013, 22 (6): 835-841.

EYGENDAAL D, SAFRAN M R. Postero-medial elbow problems in the adult athlete [J]. Br J Sports Med, 2006, 40 (5): 430-434.

FLINKKILA T, HYVONEN P, OHTONEN P, et al. Arthroscopic Bankart repair: results and risk factors of recurrence of instability [J]. Knee Surg Sports Traumatol Arthrosc, 2010, 18 (12): 1752-1758.

GAO F, ZHANG B Q, HU B, et al. Outcomes of hip arthroscopy for femoroacetabular impingement in Chinese patients aged 50 years or older [J]. Oryhopaedic Surgery, 2020, 3 (12): 843-851.

GILES J W, ELKINSON I, FERREIRA L M, et al. Moerate to large engaging Hill-Sachs defects: an vitro biomechanical comparison of the remplissage procedure, allogrft humeral head reconstruction, and partical resurfacing arthroplasty [J]. J Shoulder Elbow Surg, 2012, 21 (9): 1142-1151.

GRAY A T, DRASNER K. Safety of ultrasound-guided regional anesthesia [J]. Anesthesiology, 2010, 112 (6): 1538-1539.

JEFFERSON C, BRAND M J, ROSSI J H, et al. Hip arthroscopy complications are rare, but there is room for improvement [J]. Arthroscopy, 2019, 35 (5): 1297-1299.

KAAR S G, FENING S D, ONES M H, et al. Effect of humeral head defect size on glenohumeral stability: A cadaveric study of simulated Hill -Sachs defects [J]. Am J Sports Med, 2010, 38 (3): 594-599.

KAMINENI S, ELATTRACHE N S, O'DRISCOLL S W, et al. Medial collateral ligament strain with partial posteromedial olecranon resection a biomechanical study [J]. J Bone Joint Surg Am, 2004, 86 (6): 2424-2430.

KAMINENI S, HIRAHARA H, POMIANOWSKI S, et al. Partial posteromedial olecranon resection: a kinematic study [J]. J Bone Joint Surg Am, 2003, 85 (6): 1005-1011.

KIM D S, YOON Y S, YI C H. Prevalence comparison of accompanying lesions between primary and recurrent anterior dislocation in the shoulder [J]. Am J Sports Med, 2010, 38 (10): 2071-2076.

KOCAOGLU H, BASARIR K, AKMESE R, et al. The effect of traction force and hip abduction angle on pudendal nerve compression in hip arthroscopy: a cadaveric model [J]. Arthroscopy, 2015, 31 (10): 1974-1980.

LEGNANI C, VENTURA A, TERZAGHI C, et al. Anterior cruciate ligament reconstruction with synthetic grafts. A review of literature [J]. Int Orthop, 2010, 34 (4): 465-471.

LI J, LIAO W X, ZHANG H, et al. Clinical research of treating the avulsed fracture of humerus greater tuberosity using an arthroscopic double-row suture aanchor fixation technique [J]. Zhongguo Gu Shang, 2017, 30 (8): 695-700.

LI J, YU Y, LIU C H, et al. Arthroscopic fixation of tibial eminence fractures: a biomechanical comparative study of screw, suture, and suture anchor [J]. journal of arthroscopic & related surgery, 2018, 34 (5): 1608-1616.

LIAO W X, LI Z L, ZHANG H, et al. Arthroscopic fixation of tibial eminence fractures: a clinical comparative study of nonabsorbable sutures versus absorbable suture anchors [J]. Arthroscopy: the journal of arthroscopic & related surgery, 2016, 32 (8): 1639-1650.

LIU Y, LI J, MA N, et al. Arthroscopic treatment of synovial chondromatosis of hip joint [J]. J Orthop Surg Res, 2020, 15 (1): 405.

LUI T H, CHAN K B, NG S. Arthroscopic lapidus arthrodesis [J]. Arthroscopy, 2006, 22 (12): 1516.

LUI T H, CHAN K B. Endoscopic distal soft-tissue release in the treatment of hallux valgus: a cadaveric study [J]. Arthroscopy, 2010, 26 (8): 1111-1116.

LUI T H. Arthroscopy and endoscopy of the foot and ankle indications for new techniques [J]. Arthroscopy: The Journal of Arthroscopic and Related Surgery, 2007, 23 (8): 889-902.

LUI T H. Arthroscopy-assisted correction of hallux valgus deformity [J]. Arthroscopy, 2008, 24 (8): 875-880.

LUI T H. First metatarsophalangeal joint arthroscopy in patients with hallux valgus [J]. Arthroscopy, 2008, 24 (10): 1122-1129.

MAGRILL A C L, NAKANO N, KHANDUJA V. Historical review of arthroscopic surgery of the hip [J]. Int Orthop, 2017, 41 (10): 1983-1994.

MALDONADO D R, ROSINSKY P J, SHAPIRA J, et al. Stepwise safe access in hip arthroscopy in the supine position: tips and pearls from A to Z [J]. J Am Acad Orthop Surg, 2020, 28 (16): 651-659.

MARWAN, YOUSEF, KULKARNI, et al. Anterolateral ligament injury in knee dislocations [J]. Arthroscopy: the journal of arthroscopic & related surgery, 2018, 34 (6): 1891-1897.

MORDECAI S C, AL-HADITHY N, WARE H E, et al. Treatment of meniscal tears: an evidence based approach [J]. World J Orthop, 2014, 5 (3): 233-241.

NG F Y, CHIU K Y, YAN C H, et al. Continuous femoral nerve block versus patientcontrolled analgesia following total knee arthroplasty [J]. J Orthop Surg, 2012, 20 (1): 23-26.

NIKHIL O M, BRYSON P, LESNIAK, et al. Complications in hip arthroscopy [J]. Sports Med Arthrosc Rev, 2013, 21: 97-105.

NOURISSAT G, KILINC A S, WERTHER J R, et al. A prospective, comparative, radiological, and clinical study of the influence of the remplissage procedure on shoulder range of motion after stabilization by arthroscopic Bankart repair [J]. Am J Sports Med, 2011, 39 (10): 2147-2152.

OBDEIJN M C, TUIJTHOF J, VAN DER HORST M, et al. Trends in wrist arthroscopy [J]. J Wrist Surg, 2013, 2 (3): 239-246.

PARK M J, GARCIA G, MALHORTRA A, et al. The evaluation of arthroscopic remplissage by high-resolution magnetic resonance imaging [J]. Am J Sports Med, 2012, 40 (10): 2331-2336.

POTTER H G. Imaging of posttraumatic and soft tissue dysfunction of the elbow [J]. ClinOrthop, 2000 (370): 9-18.

PROVENCHER M, BHATIA S, GHODADRA N, et at. Recurrent shoulder instability: current concepts for evaluation and management of glenoid bone loss [J]. J Bone Joint Surg Am, 2010, 92 (Suppl 2): 133-151.

PURCHASE R J, WOLF E M, HOBGOOD E R, et al. Hill -Sachs “Remplissage” : An arthroscopic solution for the engaging Hill-Sachs lesion [J]. Arthroscopy, 2008, 24 (6): 723-726.

QI W, LIU Y, XUE J, et al. Applying cross-pin system in both femoral and tibial fixation in anterior cruciate ligament reconstruction using hamstring tendons [J]. Arthrosc Tech, 2015, 4 (5): 397-402.

ROBERTO R, FABRIZIO M. Knee ligament injuries: extraarticular surgical techniques [M]. Munich: Springer-Verlag, 2014.

ROLING, MAARTEN A, MATHIJSSEN N M, BLOM I, et al. Traction force for peroperative hip dislocation in hip arthroscopy [J]. Hip Int, 2020, 30 (3): 333-338.

ROTMAN M B, DONOVAN J P. Practical anatomy of the carpal tunnel [J]. Hand clinics, 2002, 18 (2): 219-230.

ROWE C R, ZARINS B, CIULLO J V. Recurrent anterior dislocation of the shoulder after surgical repair. Apparent causes of failure and treatment [J]. J Bone Joint Surg Am, 1984, 66 (2): 159-168.

SANDMANN G H, AHRENS P, SCHAEFFELER C, et al. Balloon osteoplasty-a new technique for minimally invasive reduction and stabilisation of Hill-Sachs lesions of the humeral head: a cadaver study [J]. Int Orthop, 2012, 35 (11): 2287-2291.

SCHINDLER O S. Surgery for anterior cruciate ligament defifi ciency: a historical perspective [J]. Knee Surg Sports Traumatol Arthrosc, 2012, 20 (1): 5-47.

SEKIYA J K, JOLLY J, DEBSKI R E. The effect of a Hill-Sachs defect on glenohumeral translations, in situ capsular forces, and bony contact forces [J]. Am J Sports Med, 2012, 40 (2): 388-394.

SEKIYA J K, WICKWIRE A C, STEHLE J H, et al. Hill -sachs defects and repair using osteoarticular allograft transplantation: biomechanical analysis using a joint compression model [J]. Am J Sports Med, 2009, 37 (12): 2459-2466.

SHELBOURNE K D, DAVIS T J, PATEL D V. The natural history of acute, isolated, nonoperatively treated posterior cruciate ligament injuries A prospective study [J]. The American journal of sports medicine, 1999, 27 (3): 276-283.

SØJBJERG J. Release of the stiff elbow followed by continuous passive motion and indomethacin treatment [J]. Journal of Shoulder and Elbow Surgery, 1995, 4: S20.

STACHOWICZ R Z, ROMANOWSKI J R, WISSMAN R, et al. Percutaneous balloon humeroplasty for Hill-Sachs lesions: a novel technique [J]. J Shoulder Elbow Surg, 2013, 22 (9): 7-13.

THOMAS M A, FAST A, SHAPIRO D. Radial nerve damage asa complication of elbow arthroscopy [J]. ClinOrthop, 1987, 215: 130-131.

UMILE G L, FRANCESCHI, MATTIALOPPINI, et al. Rating systems for evaluation of the elbow [J]. British Medical Bulletin, 2008, 87: 131-161.

WANG C L, HSIAO C K, HSU A T, et al. Biocompatibility and mechanical property of LARS artififi cial ligament with tissue ingrowth [J]. J Mech Med Bio, 2013, 12 (1): 1211-1215.

WEILER A. Biomechanical properties and vascularity of an anterior cruciate ligament graft can be predicted by contrast-enhanced magnetic resonance imaging a two-year study in sheep [J]. The American journal of sports medicine, 2001, 29 (6): 751-761.

WOO, S Y, GOMEZ M, AKESON W. The time and history-dependent viscoelastic properties of the canine medial collateral ligament [J]. Journal of Biomechanical Engineering, 1981, 103 (4): 293-298.

WRIGHT R W. Ipsilateral graft and contralateral ACL rupture at five years or more following ACL reconstruction [J]. The Journal of Bone & Joint Surgery, 2011, 93 (12): 1159-1165.

YAMAMOTO N, ITO E, ABE H, et al. Contact between the glenoid and the humeral head in abduction, external rotation, and horizontal extension: a new concept of glenoid track [J]. J Shoulder Elb Surg, 2007, 16 (5): 649-656.

YOON K H, PARK K H. Meniscal repair [J]. Knee Surg Relat Res, 2014, 26 (2): 68-76.

ZHANG S, DONG C, LI Z, et al. Endoscopic iliotibial band release during hip arthroscopy for femoroacetabular impingement syndrome and external snapping hip had better patient-reported outcomes: a retrospective comparative study [J]. Arthroscopy, 2021 (21): 57-58.